SCORPIO

Dr. med. Marlene Heckl

BAUCH Gefühl

So triffst du die beste Entscheidung
für deine Gesundheit

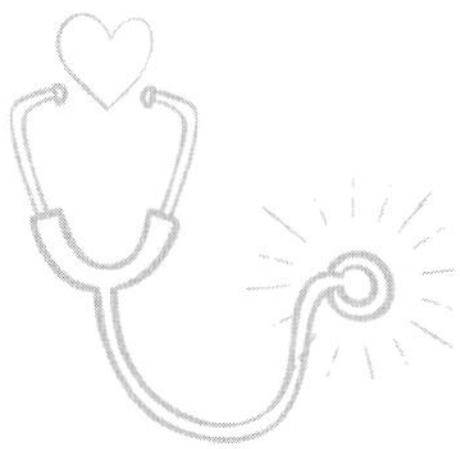

SCORPIO

FSC
www.fsc.org
MIX
Papier | Fördert gute Waldnutzung
FSC® C083411

Der Umwelt zuliebe
- produzieren wir zu über 90 % in Deutschland
- achten wir auf kurze Transportwege
- drucken wir auf Papier aus nachhaltiger Waldwirtschaft und anderen kontrollierten Quellen

1. Auflage 2026

Umschlaggestaltung: Guter Punkt, München
Umschlagmotiv: Foto: © Anna-Lena Leupelt
Die Zeichnungen auf Seite 20, 98, 212 wurden mithilfe von KI erstellt.
Lektorat: Silwen Randebrock
Layout und Satz: Margarita Maiseyeva
Druck und Bindung: CPI, Leck
ISBN 978-3-95803-656-7

Ansprechpartner für Produktsicherheit
Europa Verlage GmbH
Monika Roleff
Johannisplatz 15, 81667 München
Tel.: +49 (0)89 18 94 733-0
E-Mail: info@europa-verlag.com
www.scorpio-verlag.de

Für meine Eltern.
Danke, dass ihr mir Wurzeln gegeben habt,
damit ich mutig wachsen konnte und
besonders an meine Mama, die jede Zeile
dieses Buches mit mir durchgegangen ist.
Für Frechbär, Charliebär und Emmymaus.
Mein Zuhause, mein Lachen, mein Anker.
Und für dich, der du vielleicht gerade zweifelst.
Du darfst fühlen, fragen, entscheiden.
Du darfst dir selbst vertrauen.

Inhalt

Vorwort

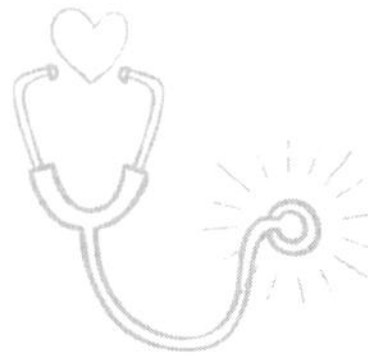

Ich erinnere mich an eine Patientin, nennen wir sie Lena. Sie war Anfang dreißig, sportlich, freundlich und auf den ersten Blick völlig gesund. Trotzdem saß sie zum vierten Mal innerhalb weniger Monate in einer ärztlichen Sprechstunde, diesmal mit Taubheitsgefühlen im linken Bein. Zuvor waren es Herzstolpern, Schwindel, Magenschmerzen. Alle bisherigen Untersuchungen waren unauffällig. MRT, EKG, Ultraschall, Blutbild – nichts brachte ein Ergebnis, das auf eine Erkrankung hinwies. Und trotzdem blieb ein hartnäckiges Gefühl bei Lena: *Irgendetwas stimmt nicht mit mir.*

Ich fragte sie, wie es ihr in den letzten Monaten ging und ob sie privat oder beruflich gerade viel um die Ohren habe. Es war das erste Mal, dass ein Arzt überhaupt danach fragte. Sie lachte – ein müdes, fast entschuldigendes Lachen – und sagte: »Na ja, zwei Kinder unter fünf, ein Job mit ständigen Nachtdiensten, die Schwiegermutter im Pflegeheim, und ich versuche irgendwie, nicht den Verstand zu verlieren. Aber das ist doch normal, oder?« Und dann: »Ich will einfach nur wissen, ob ich krank bin oder ob ich mir das alles einbilde.«

Lena hat sich nichts eingebildet. Und was ihr fehlte, war nicht ein weiterer Befund, sondern jemand, der wahrnimmt, was sich nicht in Zahlen abbildet. Ein Gespräch, das zuerst zuhört, statt sofort zu untersuchen. Ein Gegenüber, das ihre Geschichte verstehen will und nicht nur ihre Beschwerden. Ein Stück Menschlichkeit inmitten der Maschinerie moderner Medizin. Doch dazu später mehr.

Warum ich dieses Buch schreibe

Ich bin Ärztin mit Herzblut. Ich glaube an die Medizin. Ich bin fasziniert von der Präzision moderner Diagnostik, von Digitalisierung und neuen medizinischen Innovationen, von der Kraft guter Medikamente, von der Kunst, Leben zu retten. Aber ich habe in den letzten Jahren auch gelernt: Medizin kann nur dann wirklich heilen, wenn sie den Menschen nicht aus dem Blick verliert.

In meinem Alltag als Ärztin im Bereich Psychiatrie und Psychotherapie, in Gesprächen mit Kollegen, Familie, Freunden und auch als Wissenschaftsjournalistin begegne ich immer wieder einer wachsenden Unsicherheit. Nicht nur bei Betroffenen, auch bei uns Ärzten. Wir leben in einem System, das oft auf Effizienz getrimmt ist, auf Messbarkeit, auf Handlung. Und doch spüren viele: Irgendetwas fehlt.

Vertrauen. Nähe. Orientierung. Und oft auch: das eigene Bauchgefühl.

Ich habe dieses Buch geschrieben, weil ich glaube, dass wir gerade an einem Wendepunkt stehen. Immer mehr Menschen wollen wissen, was medizinische Untersuchungen und Behandlungen wirklich bringen. Und was sie auch kosten können: nicht nur finanziell, sondern emotional, körperlich, existenziell.

Immer mehr fragen sich:

- Muss ich diese Untersuchung wirklich machen lassen?
- Was bedeutet dieser Befund für mein Leben?
- Was, wenn ich mich gesund fühle, aber der Test etwas anderes sagt?

Und umgekehrt:

- Was, wenn ich mich *nicht* gesund fühle und trotzdem niemand etwas findet?
- Was, wenn ich nicht gehört werde, obwohl ich weiß, dass etwas nicht stimmt?

In dieser Grauzone zwischen Technik und Vertrauen, Wissen und Gefühl entsteht dieses Buch.

Was dich erwartet

Bauchgefühl ist kein Ratgeber im klassischen Sinne. Es ist eine Einladung, deine eigene Rolle in der Medizin neu zu entdecken. Nicht als Bittsteller, sondern als mitdenkender, selbstbewusster Mensch.

Du wirst:

- lernen, medizinische Entscheidungen besser einzuordnen.
- verstehen, was gute Diagnostik und Therapie ausmacht und was nicht.
- erfahren, woran man menschliche und kompetente Ärzte und Ärztinnen erkennt.
- und ermutigt, dich wieder auf dein inneres Gespür zu verlassen, ohne technikskeptisch, esoterisch oder romantisch zu werden.

Ich nehme dich mit durch Geschichten aus meinem ärztlichen Alltag, erkläre Zusammenhänge verständlich und gebe dir Werkzeuge in die Hand, mit denen du deine eigene Gesundheit wieder aktiver mitgestalten kannst.

Nicht im Sinne von Selbstoptimierung. Sondern im Sinne von Selbstverantwortung und echter Autonomie.

Ein persönlicher Wunsch

Wenn du beim Lesen einmal denkst: *Das kenne ich. Genau so habe ich mich auch schon mal gefühlt* – dann habe ich mein Ziel erreicht.

Denn Gesundheit beginnt nicht mit einem Laborwert. Sie beginnt mit dem Gefühl, verstanden zu werden. Mit dem Mut, der eigenen Wahrnehmung wieder zu vertrauen, ohne selbst medizinischer Experte sein zu müssen. Mit dem Mut, die richtigen ärztlichen Begleiter für den eigenen Weg zu wählen. Und mit dem Mut, Verantwortung für die eigene Gesundheit zu übernehmen.

Dieses Buch soll dir dabei helfen, diesen Mut zurückzugewinnen.

Herzlich,
Dr. med. Marlene Heckl

Einleitung

Hippokrates hätte heute ein Problem

Warum Menschlichkeit in der Medizin neu gedacht werden muss

»Es ist wichtiger, den Menschen zu kennen, der eine Krankheit hat, als die Krankheit, die ein Mensch hat.«

Hippokrates von Kos (ca. 460–370 v. Chr.)

Ich erinnere mich noch genau an mein erstes Semester im Medizinstudium. Wie ich da saß, auf den harten Bänken im Hörsaal, den Kopf voller Anatomie, Biochemie und Physiologie, den Blick auf den großen Traum gerichtet. Ich wollte Ärztin werden, nicht aus Prestigegründen, nicht wegen des sicheren Berufs oder um eines Status willen. Es mag kitschig klingen, aber ich wollte Ärztin werden, weil ich Menschen helfen wollte. Weil mich der Körper, Gesundheit und Krankheit interessierten. Ich wollte den ganzen Menschen verstehen, nicht nur seine Blutwerte, seine Organe oder seinen Befund. Ich wollte zuhören, verstehen, begleiten. Ich hatte eine naive Vorstellung davon, wie Medizin sein sollte: eine Verbindung von Körper, Geist und Gespräch.

Voller Elan bin ich in die Klinik gestartet. Die ersten Nachtdienste, die ersten Gespräche mit Patienten und Patientinnen, die ersten Entscheidungen. Und dann kam die Ernüchterung. Menschlichkeit braucht Zeit. Und Zeit ist das, was Ärzte im modernen Klinikalltag am wenigsten haben.

Es war nicht nur das Tempo, das mich irritierte. Es war auch die Haltung. Schnell, effizient, messbar. Alles, was nicht in Zahlen passt, wurde zur Nebensache. Auch wir Assistenzärzte sollten funktionieren, zwischen 26-Stunden-Diensten am Stück und Visiten an den Wochenenden keine Fragen stellen und keine Umwege gehen. Menschlichkeit war etwas für die Pausen, für die Theorie, für die Sonntagsreden. Aber nicht unbedingt für die Stationsvisite.

Ich werde eine meiner ersten Patientinnen nie vergessen. Es war eine sehr alte Dame, über 90 Jahre alt, die mit einer schweren Depression in die Klinik aufgenommen wurde. Sie hatte in ihrem Leben vieles durchgemacht. Ihr Blick war still, ihre Worte langsam, manchmal kaum zu hören. Und dann, eines Tages, trat sie in den Sterbeprozess ein. Ihre zahlreichen Vorerkrankungen, das schwache Herz, die Nieren, die nicht mehr wollten. Ihr Körper war am Ende.

Und eigentlich hätte jetzt etwas ganz Selbstverständliches geschehen müssen. Wir hätten sie in Ruhe gehen lassen sollen. In einem Einzelzimmer, im Beisein ihrer Angehörigen, mit Zeit für Gespräche. Vielleicht ein wenig Musik, vielleicht auch einfach nur Stille. Sie hätte einen Abschied verdient, wie man ihn jedem Menschen wünscht.

Doch es kam anders.

Wirtschaftliche Zwänge führten zu einer eindeutigen Vorgabe: »Wir brauchen das Bett.« Eine sterbende Patientin bringt wenig Gewinn. Sie lag in einem Zweibettzimmer. Es war niemandem zuzumuten, das andere Bett neben einer Sterbenden zu belegen. Was hieß: doppelte Bettenblockade. Und so begannen wir Assistenzärzte zu telefonieren. Hospize, Palliativstationen, Pflegeeinrichtungen. Den ganzen Abend hindurch. Nicht weil es das Beste für die Patientin war. Sondern weil wir einen Platz finden mussten, irgendwo, Hauptsache weg. »Unterbringen«, so nannten wir das. Als ginge es um ein Paket.

Die Angehörigen waren völlig überfordert. Sie wollten die alte Frau nicht mit nach Hause nehmen, denn sie wussten nicht, wie sie mit dem Sterben umgehen sollten. Und wir? Wir versuchten, irgendwie zu beruhigen, zu erklären, zu funktionieren. Ich erinnere mich an das Gefühl der Ohnmacht. Und an die Scham.

Ich schäme mich bis heute, dass wir das zugelassen haben. Dass wir nicht auf unser Bauchgefühl gehört, nicht widersprochen haben. Dass wir nicht gekämpft haben für einen würdevollen Abschied und für ein Stück Menschlichkeit inmitten der kalten Klinikflure. Ich war jung, unsicher und überfordert. Aber trotzdem: Es war falsch.

Diese Szene steht für vieles, was ich in der Klinik erlebt habe. Für ein System, das Effizienz über Empathie stellt. Für Strukturen, die Menschlichkeit nicht belohnen, sondern behindern. Für einen Alltag, in dem nicht nur Patienten verloren gehen, sondern auch junge Ärzte und Ärztinnen, die dieses System irgendwann nicht mehr mittragen wollen. Wir verlernen zu fühlen, weil es uns niemand erlaubt. Wir verlernen zu fragen, weil es niemand will. Es wird nicht belohnt, Rücksicht zu nehmen. Die Vorgaben eines Klinikbetriebs verlangen Effizienz und Gewinnsteigerung.

Zwischen Hochleistungsmedizin und Zeitdruck geht oft der Mensch verloren. Sowohl der Patient als auch der Arzt. Und genau deshalb müssen wir die Medizin neu denken. Nicht gegen den Fortschritt, nicht gegen die Technik und nicht gegen die Wissenschaft. Sondern mit ihnen. Aber mit einem anderen Blick: vom Menschen aus gedacht. Von seinem Erleben, seinem Kontext, seinem Bauchgefühl.

Dieses Buch ist mein Versuch, diesen Blick zu schärfen. Und

die moderne Medizin wieder zu dem zu machen, was sie sein sollte: menschlich, klug, zugewandt.

Doch was heißt das eigentlich – *menschlich*? Und warum scheint es gerade in einem Beruf, der sich dem Menschen verschrieben hat, so schwer zu sein, genau das zu sein: menschlich?

Wenn man heute an Medizin denkt, denkt man an Maschinen. An Algorithmen, an KI und an Bildgebung in höchster Auflösung. An Labore, die in wenigen Stunden Dutzende Parameter auswerten. An Tumorboards, an Interdisziplinarität, an Leitlinienmedizin. Das alles ist gut und notwendig. Es ist wertvoll. Es rettet Leben. Aber es ersetzt nicht das, was Hippokrates vor über zweitausend Jahren als den Kern ärztlichen Handelns verstand: *Es ist wichtiger, den Menschen zu kennen, der eine Krankheit hat, als die Krankheit, die ein Mensch hat.* Ein Satz, der so alt ist wie die abendländische Heilkunde und zugleich aktueller denn je.

Was meint Hippokrates damit? Sicher nicht, dass man nicht die Krankheit eines Menschen erforschen und verstehen soll, um ihn zu heilen. Sondern, dass man bei der Kunst des Heilens immer den Blick auf den ganzen Menschen werfen muss. Denn was passiert, wenn dieser Satz ignoriert wird?

Dann erleben wir Situationen wie die mit der alten Dame auf meiner Station. Dann schauen wir auf Lungenfunktionen, Nierenwerte und Herzfrequenzen, aber wir übersehen, dass jemand gerade stirbt und Trost braucht. Dann suchen wir mit teuren Verfahren nach Ursachen für Symptome, aber überhören, dass jemand einfach nur nicht mehr kann, weil er in einem Leben steckt, das ihn krank gemacht hat. Dann behandeln wir Körper, aber keine Menschen.

In Gesprächen mit ärztlichen Kollegen und Kolleginnen höre ich oft: »Wir würden ja gerne … aber wir haben keine Zeit.« Oder: »Das System lässt das nicht zu.« Und es stimmt: Menschlichkeit kostet Zeit. Sie ist nicht kodierbar, nicht abrechenbar, nicht effizient. Es gibt keine Abrechnungsziffer für ein einfühlsames Gespräch und keine Fallpauschale für ein Taschentuch, das man im richtigen Moment reicht.

Aber Menschlichkeit kostet nicht nur etwas, sie bringt auch etwas. Sie schafft Vertrauen. Und Vertrauen spart Zeit. Denn ein Patient, der sich gesehen fühlt, braucht oft weniger Diagnostik. Ein Angehöriger, der aufgeklärt wurde, hat weniger Angst. Ein junger Arzt, der spürt, dass seine Haltung zählt, bleibt länger im Beruf und mit mehr Freude. Es ist ein Kreislauf, der sich selbst stabilisieren kann. Wenn man ihn zulässt.

Doch dafür braucht es ein Umdenken. Nicht nur im Kleinen. Bei einzelnen Ärzten, Pflegenden oder Therapeuten, die versuchen, »menschlich« zu sein, obwohl das System es ihnen schwer macht. Sondern strukturell. Grundlegend. Von innen heraus. Wir brauchen eine Medizin, die Empathie nicht als weich, sondern als weise versteht. Die Kommunikation nicht als Luxus, sondern als therapeutisches Werkzeug begreift. Die auch das anerkennt, was nicht messbar ist – Stress, Belastungsfaktoren, individuelle Biografien und Beziehungsmuster. Kurz: Wir brauchen eine Medizin, die den Bauch mitdenkt. Nicht statt des Kopfes. Sondern gemeinsam mit ihm.

Das mag idealistisch klingen. Und vielleicht ist es das auch. Aber jede große Veränderung beginnt mit einer idealistischen Idee und mit kleinen Schritten.

Was wären solche Schritte?

Ein erster Schritt: Ärzten wieder beizubringen, zuzuhören. Und zwar in der Ausbildung, nicht erst in der Praxis. Zuhören sollte kein nettes Extra, sondern zentrale Kompetenz des Arztberufs sein. Das bedeutet auch: weniger überflüssiges Prüfungswissen, mehr Reflexion. Weniger »Bulimielernen« im Studium, mehr Verstehen. Denn wer sich selbst versteht, kann auch andere besser verstehen.

Ein zweiter Schritt: Kliniken und Praxen so zu strukturieren, dass Zeit nicht als Feind gesehen wird. Zeit für Gespräche, für Nachfragen, für Unsicherheiten. Vielleicht nicht immer viel, aber spürbar. Eine kleine Entschleunigung kann schon reichen, um das Gegenüber nicht aus dem Blick zu verlieren.

Ein dritter Schritt: Räume zu schaffen, in denen über Gefühle gesprochen werden darf, auch über die der Behandelnden. Es ist kein Zeichen von Schwäche, wenn man an einer Situation leidet und Patientenschicksale einem nahegehen. Es ist ein Zeichen von Menschlichkeit. Und nur wer sich selbst menschlich begegnen darf, kann das auch für andere tun.

Hippokrates hätte heute ein Problem. Nicht weil wir seine Medizin überholt hätten, sondern weil wir seinen Kern vergessen haben. Weil wir zwar mehr wissen als je zuvor, aber manchmal weniger verstehen. Weil wir zwar Krankheiten besser klassifizieren können, aber den Menschen dahinter oft übersehen. Es geht nicht darum, rückwärts zu denken. Es geht darum, das Alte und das Neue zu verbinden. Die Weisheit der frühen Medizin mit den Möglichkeiten der modernen. Die Präzision der Technik mit der Tiefe des Mitgefühls. Die Evidenz mit der Erfahrung. Die Leitlinie mit dem Lebenskontext.

Ich bin nicht naiv. Ich weiß, wie der Klinikalltag aussieht. Ich kenne die Fallzahlen, die Budgetvorgaben und den Personalmangel, die das Gesundheitssystem beherrschen. Ich weiß, wie oft Menschlichkeit hinten runterfällt, obwohl niemand das will. Und ich weiß, wie viel Mut es braucht, trotzdem daran festzuhalten.

Aber ich habe auch gesehen, was passiert, wenn man es tut. Wie sich der Ton im Raum verändert, wenn ein Patient sich gesehen fühlt. Wie die Augen der Angehörigen weicher werden, wenn man ihnen zuhört. Wie Kollegen aufatmen, wenn sie merken, dass es erlaubt ist, mitzufühlen. Wie viel heilsamer Medizin sein kann, wenn sie nicht nur den Körper behandelt, sondern auch die Beziehung.

Menschlichkeit ist kein Luxus. Sie ist ein Wirkfaktor. Und sie ist die Basis jeder guten Medizin – damals wie heute. Wir müssen sie nicht neu erfinden. Wir müssen uns nur wieder an sie erinnern.

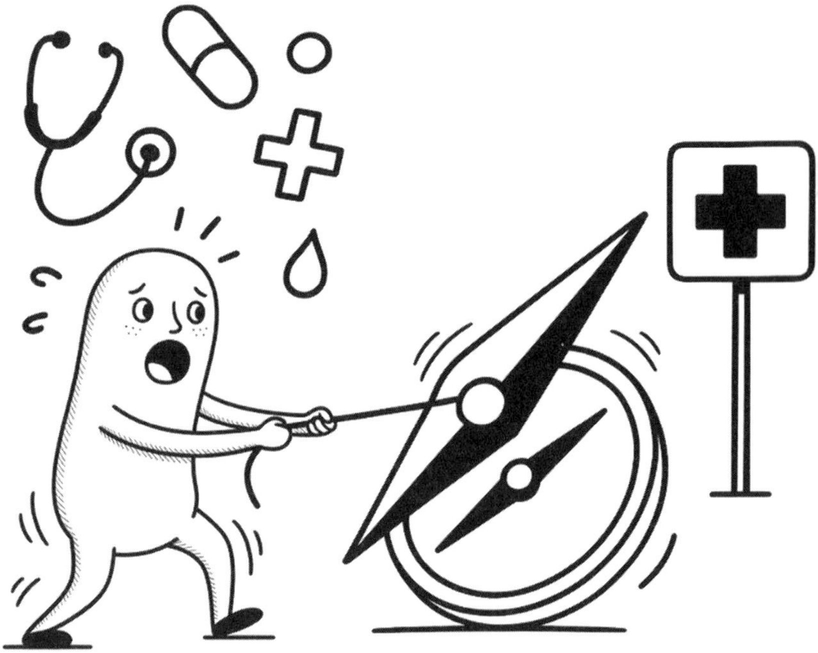

Teil I

DER VERLORENE KOMPASS

WARUM WIR DER MEDIZIN – UND UNS SELBST – NICHT (MEHR) TRAUEN

Kapitel 1

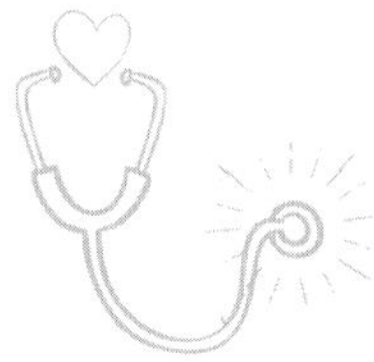

Das verlorene Bauchgefühl

Wie Internetsuchanfragen, Medienpanik und ärztlicher Zeitdruck Vertrauen zerstören

»Man ist sehr übel dran, dass man den Ärzten nicht recht vertraut und doch ohne sie sich gar nicht zu helfen weiß.«

JOHANN WOLFGANG VON GOETHE (1749–1832)

ZWISCHEN GOOGLE-DIAGNOSE, KLINIKMARATHON UND ÄRZTLICHER FLIESSBANDARBEIT

Manche Kinder träumen davon, Astronaut oder Astronautin zu werden. Andere von einem Leben im Zirkus, bei der Polizei oder in Hollywood. Ich wollte, auch ganz klassisch, Tierärztin werden. Schon bevor ich überhaupt wusste, was das eigentlich bedeutet. Mein erstes Wort war nicht »Mama« oder »Papa«, sondern mit tiefer Überzeugung »Wauwau«.

Dreizehn Jahre lang habe ich mit zäher Geduld darum gekämpft, endlich einen eigenen Hund zu bekommen. Und als Timmy schließlich bei uns einzog, ein schneeweißer Bolonka mit seidig-lockigem Fell und großen, schwarzen Knopfaugen, wurde er nicht nur mein bester Freund und treuer Abenteuerbegleiter, sondern ganz nebenbei auch mein erster »Patient«. Ich hörte ihn mit einem Kinderspielzeug-Stethoskop ab, schaute ihm in die Ohren und kontrollierte seine Zähne auf Zahnstein, denn ich wollte, dass es ihm gut ging. Und dass er möglichst lange an meiner Seite blieb.

Seit der Grundschule wusste ich aber auch: Wenn es mit der Tierärztin nichts wird, dann werde ich Reporterin. Gute Geschichten hatten es mir schon immer angetan. Ich bastelte kleine Zeitungen, in denen ich die turbulenten Momente unserer Familienurlaube festhielt – etwa, wie mein Opa Willi sich lautstark über das überteuerte Toilettenpapier aufregte und damit die umliegenden Frühstückstische in kollektives empörtes Kopfschütteln versetzte. Oder ich erfand Geschichten über *Punica und Nugi,* zwei kleine Figuren mit großen Ideen. Sie reisten durch die Welt, erlebten spannende Abenteuer und suchten nach neuen Heilmitteln für die Menschheit, mit kindlicher Neugier und einer ordentlichen Portion Fantasie.

Heute denke ich oft: Eigentlich ist es genau das geworden, nur ein kleines bisschen anders. Ich bin Ärztin geworden, nicht für Tiere, sondern für Menschen und zwar im Bereich Psychiatrie und Psychotherapie. Ich höre Menschen zu, versuche, ihr inneres Erleben zu verstehen und ihr Leiden zu lindern. Ich bin aber gleichzeitig auch Wissenschaftsjournalistin und Kommunikatorin. Ich erzähle die Geschichten hinter den Symptomen, übersetze das, was die Medizin heute weiß, in eine Sprache, die berührt und verständlich ist.

Ich liebe meinen Beruf. Nicht nur, weil ich Diagnosen stellen oder Therapien einleiten darf, sondern weil ich Brücken bauen kann zwischen medizinischem Wissen und menschlichem Erleben.

Ich will Menschen nicht nur behandeln, sondern begleiten. Und ich möchte nicht nur in der Sprechstunde helfen, sondern möglichst viele Menschen erreichen. Mit Informationen, mit Aufklärung, mit echten Impulsen für Gesundheit, Selbstwahrnehmung und Vertrauen in die eigene Intuition.

Ich möchte, dass meine Worte etwas bewegen: Orientierung geben, Angst nehmen, Klarheit schaffen. Alles, was eine gute Medizinjournalistin leisten sollte. Und eine gute Ärztin.

Genau deshalb hat mich die folgende Begegnung so erschüttert. Weil sie mir gezeigt hat, was passiert, wenn diese Brücke einstürzt. Wenn Menschen das Vertrauen verlieren. Nicht nur in eine Diagnose, sondern in das gesamte System, das eigentlich für sie da sein sollte.

Montagmorgen, kurz vor zehn. Ich arbeite gerade als Weiterbildungsassistentin in einer neurologischen Praxis und blicke aus dem Fenster. Es ist stürmisch draußen. Ich bin mitten in meiner neurologischen Sprechstunde, als eine Patientin um die sechzig den Raum betritt. Aufrecht und gefasst, beinahe zu kontrolliert. Man merkt sofort: Diese Frau ist nicht zum ersten Mal im medizinischen System unterwegs. Ihr Blick ist skeptisch, fast ein wenig abwehrend. Sie wolle ja eigentlich gar nicht hier sein, sagt sie. »Mein Hausarzt hat mich geschickt. Hat nicht lockergelassen. Ich soll das noch mal neurologisch abklären lassen.«

Was war passiert?

Am Wochenende hatte sie für mehrere Stunden auf dem linken Auge nichts gesehen. Dazu kamen Missempfindungen im linken Arm. Für Laien schwer einzuordnen, aber für Mediziner ein Alarmsignal: Es könnte sich um eine transitorisch ischämische Attacke handeln, kurz TIA. Eine Art »Minischlaganfall«, bei dem die Symptome meist innerhalb von Minuten bis Stunden wieder verschwinden, der jedoch ein deutliches Warnzeichen für einen drohenden schweren Schlaganfall sein kann.

Die Patientin hatte gegoogelt. Und dabei, wie so viele, nur die schlimmsten Möglichkeiten gefunden. Angst vor einem Notfall hatte sie trotzdem keine oder besser gesagt: Sie hatte eine andere Art von Angst. Nicht vor der Krankheit. Sondern vor der Medizin.

»Ich wollte das erst mal aussitzen«, sagte sie. »Ich kann dieses Ganze nicht mehr. Die Kliniken, das Gedöns, die Warterei, die Respektlosigkeit. Ich bin über sechzig. Ich habe eine Krebsdiagnose hinter mir und mehrere Schlaganfälle, ich hab' genug erlebt.«

Erst beim routinemäßigen Blutabnahmetermin am Montagmorgen hatte sie die Symptome nebenbei erwähnt. Der Hausarzt reagierte sofort und schickte sie zu mir. Jetzt saß sie hier, aus Pflichtgefühl. Und ich stand vor einem Dilemma.

Denn medizinisch war klar: Diese Frau musste ins Kopf-MRT in die Notaufnahme. Noch heute. Und bei einem entsprechenden Befund müsste sie stationär aufgenommen werden. Ich erklärte ihr das behutsam, Schritt für Schritt. Doch sie blockte ab. »Ich geh nicht mehr in die Klinik. Wenn's sein muss, sterbe ich lieber zu Hause.«

Ich war erschrocken. Nicht über ihre Worte, sondern über das Misstrauen dahinter.

Da saß eine Frau mit Lebenserfahrung, mit klarer Kognition, mit medizinischer Vorgeschichte. Und sie traute uns nicht. Uns Ärzten und Ärztinnen. Unserem System. Unserem Willen, ihr zu helfen.

Ich versuchte es mit Empathie: »Ich verstehe, dass Sie schlechte Erfahrungen gemacht haben. Aber nicht jede Klinik ist so. Nicht jeder Arzt. Es gibt gute Stationen, gute Menschen dort.«

Aber ich spürte, dass meine Worte nur an der Oberfläche blieben. Ihre Angst war tiefer. Verwurzelt in Erlebnissen, die sich in ihren Körper und ihr Vertrauen eingebrannt hatten.

Ich konnte sie nicht zwingen. Und das war das Schlimmste daran. Ich wollte helfen. Aber ich kam nicht durch. Nicht weil ich es nicht konnte, sondern weil das System vor mir zu oft versagt hatte.

Und ich fragte mich: Wie viele Menschen sitzen gerade irgendwo in Deutschland mit ähnlichen Symptomen auf dem Sofa, googeln, verwerfen, verdrängen – weil sie mehr Angst vor dem Gesundheitswesen haben als vor ihrer Erkrankung?

Wie sehr muss das Vertrauen in ein System erschüttert sein, dass ein potenziell lebensbedrohlicher Zustand lieber ignoriert wird, als sich in medizinische Hilfe zu begeben?

Es ist leicht, solche Menschen als »uneinsichtig« oder »behandlungsverweigernd« abzustempeln. Doch das greift zu kurz. Ihre Verweigerung ist keine bloße Rebellion, sondern ein Schutzmechanismus. Gegen ein System, das ihnen das Gefühl gegeben hat: Du zählst nur als Fall. Nicht als Mensch.

Ich dachte in diesem Moment an all die medizinischen Begriffe, die wir so gern benutzen: *Compliance, Adhärenz, gesundheitskompetente Patienten*. Und ich sah vor mir eine Frau, die klug war, lebenserfahren und informiert, aber innerlich längst ausgestiegen. Nicht aus Trotz. Sondern weil ihr Bauchgefühl ihr sagte: *Hier bin ich nicht sicher. Hier werde ich nicht gesehen.*

Und genau da beginnt das eigentliche Problem. Denn unser Gesundheitssystem ist durchgetaktet, funktional und effizient. Aber es ist oft nicht menschlich. Nicht auf eine Weise, die Menschen spüren lässt: *Ich bin hier nicht nur ein Fall, ich bin ein Mensch mit einer Geschichte, mit Angst, mit Wünschen, mit einem Körper, der mehr ist als ein Organismus.*

Wenn wir von Vertrauen sprechen, meinen wir meist Zahlen: Wie viele vertrauen der Wissenschaft? Wie viele gehen regelmäßig zur Vorsorge? Wie viele nehmen ihre Medikamente wie verordnet? Aber das eigentliche Vertrauen misst sich nicht in Statistiken, sondern in Sekunden. In den ersten Sekunden eines Gesprächs. In einem Blickkontakt. In der Frage: Fühle ich mich gesehen?

Was verloren gegangen ist, ist nicht nur das Vertrauen in »die Medizin«. Sondern das Vertrauen in den eigenen Körper. In die eigenen Empfindungen. In das Recht, gehört zu werden. Denn wer über Jahre hinweg immer wieder spürt: *Mein Gefühl zählt nicht, meine Schmerzen werden abgetan, meine Fragen mit Floskeln beantwortet,* der hört irgendwann auf, sich selbst zu glauben. Und damit auch uns Ärzten.

Die Patientin ist an diesem Tag übrigens tatsächlich nicht ins Krankenhaus gegangen. Wir haben einen Kompromiss gefunden: ein kurzfristiger ambulanter MRT-Termin, engmaschige Kontrollen bei mir und eine Rückrufnummer für den Notfall. Nicht ideal, medizinisch gesehen. Aber menschlich vielleicht das Beste, was möglich war.

Ich habe sie einige Wochen später noch einmal gesehen. Sie wirkte weicher, offener, fast erleichtert. Und sie sagte: »Wissen Sie, Sie haben sich wenigstens bemüht – das war schon viel.«

Ich habe lange über diesen Satz nachgedacht. Über das »wenigstens« und über das »viel«.

Vielleicht ist das die Lektion: Vertrauen beginnt nicht mit perfekten Abläufen. Sondern mit echtem Bemühen. Mit Zuhören. Mit ehrlichem Interesse. Und mit dem Mut, auch mal gegen das Protokoll zu handeln, wenn der Mensch es braucht.

Wir brauchen eine Medizin, die Hightech mit Bauchgefühl verbindet. Die nicht nur *weiß,* sondern auch *versteht.* Die nicht nur erklärt, sondern auch erträgt, dass Menschen Angst haben, misstrauisch sind oder sich verweigern, weil sie verletzt wurden.

Denn erst wenn wir wieder lernen, dem Bauchgefühl Raum zu geben – dem unserer Patienten ebenso wie unserem eigenen –, können wir beginnen, das Vertrauen zurückzugewinnen.

Nicht alle auf einmal. Aber Patient für Patient. Gespräch für Gespräch.

Und manchmal beginnt dieses Gespräch mit einem einzigen, ehrlichen Satz: »Ich sehe, dass Sie nicht gern hier sind. Aber ich bin froh, dass Sie gekommen sind.«

WIE MEDIALE GESUNDHEITSANGST UNSER DENKEN VERZERRT

Es beginnt meist harmlos. Ein stechender Schmerz in der Brust, ein Ziehen im Arm, ein komisches Gefühl im Bauch. Früher hätte man vielleicht gesagt: *Wird schon wieder.* Heute zücken wir das Smartphone.

Drei Minuten später ist klar: Es könnte ein Herzinfarkt sein. Oder Krebs. Oder eine seltene, tödliche Erkrankung, von der man noch nie gehört hat.

Der Drang, Symptome sofort zu überprüfen, ist menschlich. Der Impuls, sich zu informieren, auch. Doch was dabei oft übersehen wird: Unser Gehirn verarbeitet medizinische Informationen selten neutral. Schon gar nicht in einer Welt, in der Algorithmen gezielt unsere Ängste ansprechen. Denn Online-Medizinrecherche ist oftmals kein sachlicher Erkenntnisweg. Sie kann ein emotionaler Sturzflug sein.

Wir suchen nach Beruhigung und finden Verunsicherung. Wir hoffen auf Entwarnung und bleiben zurück mit einem diffusen Gefühl: *Irgendetwas stimmt nicht. Vielleicht doch schlimmer als gedacht?*

Das Problem ist nicht nur die schiere Masse an Informationen. Sondern ihre Auswahl, ihr Ton und ihre Platzierung. Medien, auch medizinische, folgen Aufmerksamkeitslogiken. Und Aufmerksamkeit gewinnt, wer polarisiert, vereinfacht und emotionalisiert. Ein Artikel über harmlose Rückenschmerzen bekommt keinen Klick. Ein Artikel über das »unerkannte Rückenleiden, das tödlich enden kann« hingegen schon.

So entsteht eine stille, aber permanente Verzerrung. Nicht immer ist unser Körper krank, aber unsere Wahrnehmung davon ist zunehmend verzerrt. Gesundheit wird nicht mehr erlebt, sondern gedeutet. Im Licht von Bedrohung, Risiko und Ausnahmelage.

Statt zu spüren, was uns guttut, fragen wir uns: *Was könnte dahinterstecken?* Statt zu fragen: *Wie geht es mir?*, fragen wir: *Was habe ich?*

Ich erinnere mich an einen Patienten Anfang vierzig, Hobbyleistungssportler und beruflich als Manager sehr erfolgreich. Er kam mit Herzrasen im Rahmen von Panikattacken und einer akribisch geführten Excel-Tabelle seiner Pulsfrequenzen.

»Ich glaube, mein Herz ist kaputt«, sagte er.

War es nicht. Das konnten ihm auch drei Kardiologen bestätigen. Aber sein Vertrauen war es.

Er hatte wochenlang recherchiert, gelesen und sich durch Foren gearbeitet. Je mehr er wusste, desto mehr wurde ihm klar, was alles *nicht* auszuschließen war. Horrordiagnosen schwirrten durch den Raum, seltene genetische Herzerkrankungen und die Angst vor einem unerkannten Herzinfarkt.

Genau darin liegt der Kipppunkt: Unsere Sehnsucht nach Gewissheit trifft auf eine Welt voller Wahrscheinlichkeiten, voller Grauzonen und auf das ständige Gefühl, noch nicht genug zu wissen.

Diese Unsicherheit erzeugt Stress. Und dieser Stress verstärkt wiederum körperliche Symptome. Ein Kreislauf entsteht, in dem das eigentliche Problem nicht mehr der Körper ist, sondern die Angst vor ihm.

Wir sprechen viel über Fake News und medizinische Desinformation. Aber das gefährlichste Missverständnis ist oft subtiler: die Illusion, dass man durch Information volle Kontrolle gewinnen kann. Manchmal stimmt das. Aber oft führt es auch dazu, dass wir den Kontakt verlieren. Zu unserer Intuition, zu unseren Bedürfnissen, zu unserer inneren Stimme.

Gesundheitskommunikation in Medien müsste eigentlich eine Art *seelischer Erster Hilfe* sein. Faktenbasiert, sortierend, orientierend und beruhigend. Viel zu oft aber ist sie ein stiller Verstärker der Angst. Nicht weil sie lügen würde, sondern weil sie das Extreme betont. Seltene Komplikationen, spektakuläre Diagnosen, dramatische Verläufe. Was sich besser klickt, rückt in den Vordergrund.

Zurück bleibt ein diffuses Gefühl von Bedrohung. Einige Menschen sehen sich plötzlich in jedem Symptom, erkennen sich in jeder Schlagzeile, aber nicht in ihrer tatsächlichen gesundheitlichen Realität. Ein Paradox, denn je mehr Gesundheitsinformationen uns zur Verfügung stehen, desto größer wird bei vielen die Unsicherheit. Nicht weil sie zu wenig wissen, sondern weil sie zu viel Ungeordnetes erfahren. Ohne Kontext. Ohne Gewichtung. Ohne Halt.

Und so wächst eine Generation von Menschen heran, die alles über Krankheiten wissen kann, aber nicht mehr spürt, wann sie eigentlich gesund ist.

Wir brauchen ein neues Verständnis von Gesundheit. Eines, das nicht in Clickbait-Schlagzeilen denkt, sondern in Vertrauen. Eines, das nicht nur fragt: *Was kann schiefgehen?*, sondern auch: *Was funktioniert gerade wunderbar in meinem Körper?*

Denn Gesundheit ist mehr als die Abwesenheit von Krankheit. Sie ist kein Zustand, den man erst bemerkt, wenn er fehlt, sondern etwas, das gepflegt, verstanden und mitgestaltet werden kann. Unser Gesundheitsverständnis sollte nicht auf Angst basieren, sondern auf Orientierung. Es sollte nicht Symptome isoliert betrachten, sondern den Menschen im Ganzen. Es sollte helfen, mit Unsicherheit umzugehen, anstatt sie zu verschärfen. Und es sollte zurückführen zu einer inneren Haltung, die im aktuellen Gesundheitsdiskurs oft verloren geht: *Dankbarkeit*. Für das, was da ist. Für das, was funktioniert. Für das, was der Körper jeden Tag leistet, ohne dass wir es merken. Täglich pumpt unser Herz rund 7000 Liter Blut durch den Körper, atmen unsere Lungen etwa 20 000 Mal, erneuern sich Milliarden von Zellen und sortiert das

Gehirn ununterbrochen unzählige Sinneseindrücke, lange bevor wir sie überhaupt bemerken.

Doch gerade junge Menschen erleben in unserer heutigen digitalen Welt oftmals eine ganz andere Realität und verlieren sich im digitalen Gesundheitsdschungel.

Eine Sonderauswertung der PISA-Studie zeigt: Weniger als die Hälfte der 15-Jährigen in Deutschland fühlt sich in der Lage, die Qualität von Informationen im Internet zuverlässig zu beurteilen und Fake News zu erkennen. Gleichzeitig nutzen viele Jugendliche soziale Medien als Hauptquelle für Gesundheitsthemen.

Eine Studie der Technischen Universität München, der Hochschule Fulda und der Barmer Krankenkasse belegt: YouTube ist für 22 Prozent der Schüler und Schülerinnen zwischen 9 und 18 Jahren die wichtigste Plattform zur Gesundheitsinformation, gefolgt von Messengerdiensten (21 Prozent) und sozialen Medien wie TikTok oder Instagram (19 Prozent). Nur 2,1 Prozent besuchen überhaupt verlässliche Gesundheitsportale. Das heißt: Die große Mehrheit bezieht ihre medizinischen Informationen aus Plattformen, die in erster Linie auf Unterhaltung und Aufmerksamkeit ausgerichtet sind und nicht auf seriöse Einordnung von Gesundheitsinformationen.

Und diese Unsicherheit zeigt sich nicht nur in Studien, sondern auch mitten in der Nacht im Klinikalltag.

Vor einigen Jahren hatte ich Nachtdienst in einer psychiatrischen Klinik. Es war kurz nach drei Uhr morgens, als eine junge Patientin die Notfallambulanz betrat. Gerade volljährig, in glitzernden Klamotten und hohen Schuhen. Sie erzählte, dass sie mit Freundinnen unterwegs gewesen sei. Party machen. Sie hatten getrunken, gelacht, ihre Kleider getauscht, und dabei fiel einer Freundin eine kleine Warze an ihrem Fuß auf. Sie hatte sie vorher nicht bemerkt, ein kleiner Hubbel am kleinen Zeh.

Zu Hause begann sie das Internet zu durchforsten. Sie landete bei Diagnosevorschlägen, Warzenbildern und endlosen Forenbeiträgen. Innerhalb einer Stunde war aus der harmlosen Stelle am Zeh in ihrem Kopf ein möglicher Tumor geworden. Oder schlimmer. Schlafen konnte sie danach nicht mehr. Also kam sie in die Notaufnahme.

»Ich weiß, das klingt jetzt vielleicht komisch«, sagte sie, »aber ich hatte gerade Zeit. Und morgen geh ich eh zum Hausarzt. Aber jetzt sind Sie doch auch Ärztin. Und offen, oder?«

Sie hatte nicht Unrecht. Ich war da. Ich hörte ihr zu und gleichzeitig fragte ich mich: Was läuft falsch in einer Welt, in der eine Hautveränderung am Fuß eine 18-Jährige nachts um drei in eine psychiatrische Notaufnahme treibt?

Es war kein medizinischer Notfall. Aber ein Symptom. Ein Symptom dafür, wie fremd der eigene Körper einem plötzlich erscheinen kann. Ein Symptom für ein Informationszeitalter, das ständig Alarm schlägt, aber kaum je Entwarnung gibt. Ein Symptom für ein Bauchgefühl, das uns antreibt zu handeln und nicht mehr weiß, wie dringend das passieren muss.

Diese junge Frau steht sinnbildlich für eine Generation, die zwischen Kontrolle und Kontrollverlust schwankt. Zwischen überinformiert und unterorientiert.

Früher packte die Großmutter bei Husten und Halsschmerzen einen Quarkwickel um den Hals, drückte eine aufgeschnittene Zwiebel auf den Wespenstich, damit er sich nicht entzündete, und schob sich bei Zahnschmerzen eine Knoblauchzehe zwischen die Backen. Heute hingegen wird oft schon bei den ersten Beschwerden die Notaufnahme angesteuert, weil das Internet die schlimmsten Diagnosen ausspuckt.

Das ist der Punkt, an dem wir ansetzen müssen: nicht mit noch mehr Information. Sondern mit Beziehung. Mit echter Gesundheitsbildung, die schon im Elternhaus, in der Schule und auch in den Medien beginnt.

Andere Länder machen es vor. In Finnland etwa gehört Gesundheitsbildung fest zum Schulunterricht. Kinder lernen dort, wie Symptome entstehen, wie der Körper sich selbst reguliert und wann man zum Arzt muss. Diese frühe Aufklärung zeigt Wirkung: Die Menschen dort gehen seltener zum Arzt, nutzen Notaufnahmen deutlich zurückhaltender und haben trotzdem eine hohe Lebenserwartung bei guter Gesundheit. Nicht weil sie weniger Zugang zum Gesundheitssystem hätten, sondern weil sie oft besser einordnen können, was wirklich nötig ist.

Gesundheitskompetenz heißt nicht, alles selbst machen zu müssen. Aber zu wissen, was man selbst tun kann und wann Hilfe notwendig ist. Es bedeutet, den Körper nicht als tickende Zeitbombe zu betrachten, sondern als kluges System mit Selbstheilungskräften. Denn gesunde Menschen entstehen nicht durch ständige Kontrolle. Sondern durch Vertrauen in sich selbst und in den eigenen Körper.

WENN SELBSTBESTIMMUNG ZUR ÜBERFORDERUNG WIRD

Der Verlust des Bauchgefühls für Gesundheitsentscheidungen betrifft längst nicht nur Jugendliche. Auch Erwachsene, scheinbar souverän und mitten im Leben, tappen immer häufiger in denselben Denkfehler: dass mehr Kontrolle automatisch zu mehr Gesundheit führt.

Zwischen Wearables, Diät-Apps, Biohacking und Blutwertselbsttests ist ein neues Ideal entstanden. Das der totalen Selbstverantwortung. Wir sollen nicht nur informiert, sondern jederzeit »in Form« sein. Wir optimieren Schlafzyklen, tracken Schritte, regulieren Cortisol und suchen nach der perfekten Morgenroutine. Mit der unausgesprochenen Botschaft: Wenn du krank bist, hast du nicht gut genug auf dich aufgepasst.

Was als Freiheitsversprechen begann, wird zur stillen Verpflichtung. Statt Sicherheit entsteht Druck. Statt Selbstfürsorge überwachen wir unseren Körper permanent. Denn wenn alles möglich ist, ist auch alles unsere Verantwortung. Und genau das ist die Krux.

Es klingt wie die ultimative Befreiung. Du bist für dich selbst verantwortlich. Für deine Gesundheit. Deinen Körper. Deine Entscheidungen. Keine bevormundenden Ärzte mehr, kein blindes Vertrauen in »die Autoritäten«. Stattdessen: Empowerment. Selbstwirksamkeit. Health Literacy.

Und ja, es ist gut, wenn Menschen ihre Körper besser verstehen, wenn sie ihre Bedürfnisse ernst nehmen, Fragen stellen und auf Augenhöhe kommunizieren wollen. Aber was passiert, wenn Selbstbestimmung zum Dauermodus wird? Wenn wir nicht nur verantwortlich *sind,* sondern verantwortlich *sein müssen*. Jederzeit, überall, mit all den Konsequenzen?

Lass mich das an einer 39-jährigen Juristin erklären, die äußerst leistungsorientiert aufgewachsen ist und unter großem Druck stand. Sie kam zu mir in die psychiatrische Tagesklinik. Der Grund: Schlafstörungen, Reizdarmbeschwerden und Erschöpfung. Sie hatte sich bereits selbst umfangreich durchchecken lassen inklusive Darmspiegelung, Laktosetests, Hormonbestimmung und Mikrobiomanalyse. Dazu nahm sie acht verschiedene Nahrungsergänzungsmittel pro Tag, führte eine Eliminationsdiät, tägliche Atemübungen und Journaling durch. Sie machte alles »richtig«.

Und trotzdem – oder gerade deshalb – war sie am Ende. »Ich weiß nicht mehr, was mir guttut«, sagte sie. »Ich bin so beschäftigt damit, gesund zu sein, dass ich gar nicht mehr lebe.« In ihrer Stimme lag keine reine Klage. Sondern Erschöpfung.

In meiner Zeit in der Psychiatrie habe ich viele ähnliche Geschichten erlebt. Geschichten, die zeigen, wie sehr sich Selbstverantwortung in Verzweiflung und regelrechte Zwänge zum Perfektionismus verkehren kann.

Da war zum Beispiel jener junge Mann, Mitte vierzig, den ich erst vor einigen Monaten in einer psychiatrischen Praxis sah. Er war Akademiker in leitender Position in einem IT-Unternehmen und hatte zwei kleine Kinder. Als er den Raum betrat, sah man es ihm nicht an. Gepflegt, höflich und klar im Ausdruck begrüßte er mich. Doch kaum saß er, wurde seine Anspannung spürbar.

»Ich funktioniere nicht mehr«, sagte er. Dann brach es aus ihm heraus. Er hatte in den letzten Jahren alles versucht, um sich selbst zu regulieren: Intervallfasten, Atemtechniken, Kältetraining, Fokus-Coaching und neurooptimierte Routinen. Jeden Morgen um fünf Uhr aufgestanden, kalte Dusche, 20 Minuten Meditation, Supplements und Bulletproof Coffee. Tagsüber Selbstdisziplin. Abends Tracking von Schlafzyklen und Herzfrequenzvariabilität. Und das alles wohlgemerkt nicht, weil er krank war. Sondern um nicht krank zu werden.

»Ich wollte mein System im Griff haben«, sagte er. »Ich dachte, wenn ich nur alles richtig mache, lebe ich gesund, und mir bleibt ein Burn-out erspart.«

Die Ironie des Schicksals war: Genau dieses permanente Achten, Kontrollieren, Justieren hatten ihn in einen Zustand gebracht, den er nun nicht mehr verlassen konnte. Er fühlte sich schuldig. Weil er dachte, er habe versagt.

Unter großer Erschöpfung berichtete er: »Ich wollte nie jemandem zur Last fallen. Deswegen habe ich früh angefangen, mich selbst zu optimieren. Ich dachte, ich bin ein besserer Vater, Ehemann und Kollege, wenn ich mental stabil bin. Aber ich bin jetzt nur noch leer.«

Und dann fragte er mich: »Gibt es eigentlich noch einen Ort, an dem man nicht funktionieren muss?«

Diese Frage ist geblieben.

Das ist das Paradox unserer Zeit: Wir haben so viele Möglichkeiten wie nie zuvor, aber sie lasten schwer auf uns.

Selbstverantwortung ist gut. Aber wenn sie zu Daueranforderung wird, wird sie zur Last. Wenn alles zur Entscheidung wird – welche Ernährung, welche Bewegung, welche Schlafroutine, wie viele Körperfunktionen tracken –, dann wird der Mensch nicht immer freier. Sondern häufig angespannter.

Was habe ich falsch gemacht? Warum reagiert mein Körper so? Habe ich zu viel Gluten gegessen? Zu wenig meditiert? Nicht achtsam genug gelebt?

Fragen, die früher vielleicht Ärzten gestellt wurden, werden heute ins eigene Ich verlegt. Und was als Autonomie gedacht war, endet manchmal in Selbstvorwürfen.

Hinzu kommt: Wir können zwar immer mehr messen, aber diese erhobenen Daten nicht zwangsläufig besser verstehen. Bluttests zeigen oft »Abweichungen«, ohne Relevanz. Tracker und Gesundheits-Apps spucken Empfehlungen aus, die manchmal eher verwirren als erklären. Und in der Flut dieser Informationen verlieren viele Menschen den Zugang zu ihrer inneren Stimme. Zu jenem feinen inneren Sensor, der früher einmal sagte: *Heute bleibe ich besser zu Hause.* Oder: *Das fühlt sich richtig an.*

Technik kann uns dabei unterstützen, auf uns zu achten und wichtige medizinische Informationen zu gewinnen. Jedoch nur, wenn sie uns nicht zusätzlich unter Druck setzt. Denn nicht jeder Wert, den wir messen können, muss auch optimiert werden. Entscheidend ist, ob wir die Daten verstehen und ob sie uns wirklich helfen, mitfühlender mit uns selbst umzugehen. Sonst geraten wir in einen Zustand ständiger Selbstvermessung, der mehr Stress erzeugt als Gesundheit.

Dann folgen wilde Internetrecherchen und das Eintauchen in subjektive Erfahrungsberichte anderer, die häufig nur das Schlimmste berichten. Entscheidungen werden delegiert. An die Crowd, an Instagram-Ärzte oder an die nächste Podcastfolge. Die Verantwortung bleibt bei uns. Aber der Halt fehlt.

Auch ich bin schon in diese Falle getappt.

Vor Jahren litt ich unter Reizdarmbeschwerden. Mich plagten Schmerzen, Bauchkrämpfe, Blähungen und Völlegefühl. Mal schlimmer, mal besser, aber nie ganz weg. Und je länger es dauerte, desto dringlicher wurde meine Suche nach dem *Warum*.

Ich begann, alles unter Beobachtung zu stellen: wann ich aufstand, was ich aß, wie viele Schritte ich am Tag ging. Ich führte Ernährungstagebücher, trackte Uhrzeiten, Essensmengen, Stimmungen und meine Beschwerden. Ich notierte, wie viele Unternehmungen ich machen konnte und wie viele ich absagen musste, weil mein Bauch sich mal wieder gegen die Welt entschieden hatte.

Ich ließ eine Magen- und Darmspiegelung machen, ein spezielles Bauch-MRT; ich gab Stuhlproben ab, schluckte Flohsamen, Leinsamen, Myrrhetabletten und probierte alles, was eine Besserung versprach. Ich reduzierte meine Ernährung nach der FODMAP-Diät auf Reis und Kartoffeln, aß wochenlang nur das Nötigste und fügte dann, wie in einem streng überwachten Experiment, Woche für Woche ein neues Lebensmittel hinzu – in der Hoffnung, den Auslöser endlich zu finden.

Es war eine erschöpfende Zeit. Eine Zeit, lange bevor es Trend war, sich »glutenfrei, laktosefrei und vegan« zu ernähren. Bei mir war es Verzweiflung. Ein Versuch, Kontrolle zurückzugewinnen über einen Körper, der sich meiner Steuerung entzog.

Doch je mehr ich kontrollierte, desto größer wurde der Druck. Je mehr ich wissen wollte, desto mehr verlor ich das Gespür dafür, was mir eigentlich gut tat. Ich hatte, im wörtlichsten Sinne, mein Bauchgefühl verloren.

Und irgendwann wurde mir klar: Es war nicht nur mein Darm, der rebellierte. Es war mein ganzes System. Die Suche nach dem Auslöser, die Selbstoptimierung und das penible Tracking – all das hatte mich so sehr unter Stress gesetzt, dass genau *dieser* Stress nun meine Beschwerden am Leben hielt.

Meine größte Erkenntnis? Dass manchmal nicht das bewusste Weglassen heilt, sondern das achtsame Zulassen von unbewussten Gefühlen. Dass es nicht die hundertste Analyse war, die mir half, sondern das Vertrauen. In mich. Und in meinen Körper.

Erst als ich aufhörte, perfekt sein zu wollen, und begann, mein Leben wieder als Ganzes zu spüren und so die wahren Auslöser hinter dem Symptom »Verdauungsbeschwerden« fand, erst da wurde es besser.

Damals hätte ich mir jemanden gewünscht, der nicht nur nach meinem Ernährungstagebuch fragt, sondern nach dem Menschen dahinter. Jemanden, der nicht noch eine Trackingmethode empfiehlt, sondern innehalten lässt und danach fragt, wie es einem wirklich geht.

Denn genau das habe ich in dieser Zeit am meisten gespürt: wie allein man sein kann mit all den Möglichkeiten. Mit all dem Wissen. Mit all der Verantwortung.

Ich wollte alles richtig machen und stand doch irgendwann ratlos da. Weil ich nicht mehr wusste, was und wer *mir* eigentlich guttut.

Selbstverantwortung ist wichtig, keine Frage. Aber sie darf nicht isolieren. Gesundheitsentscheidungen brauchen manchmal ein Gegenüber. Menschen, die mitdenken, mitempfinden, mittragen. Medizinische Profis, die nicht mit Druck oder Besserwisserei reagieren, sondern mit Klarheit und echter Fürsorge.

Denn das größte Missverständnis rund um Selbstverantwortung ist: dass sie bedeutet, alles allein machen zu müssen.

Dabei ist Selbstbestimmung keine Sololeistung. Sie braucht Beziehung und Resonanz. Jemand, der mit einem die eigenen Gedanken und Gefühle ordnet.

Wenn Menschen sagen, sie »wissen nicht mehr, was ihnen guttut«, meinen sie oft genau das: dass das innere Maß verloren gegangen ist. Die leise Stimme, die früher sagte: *Mach eine Pause.*

Das Gefühl im Bauch, das einordnen konnte: *Das ist okay.* Oder: *Das nicht.*

Denn jenseits aller Tracker, Tests und Tools haben wir eine Fähigkeit, die tief in uns angelegt ist. Kein esoterisches Konzept, sondern ein körperlich reales, evolutionär bewährtes Frühwarnsystem. Unser Bauchgefühl.

Es ist nicht immer laut. Aber es ist erstaunlich präzise, wenn wir es wieder lernen, zu hören.

Das Bauchgefühl ist kein Orakel und sicher kein Ersatz für medizinische Diagnostik. Aber es ist ein Resonanzorgan. Es bündelt Erfahrungen, Körperzustände, Emotionen, Beziehungserfahrungen und gibt sie als *Gefühl* zurück. Nicht als Beweis, sondern als Orientierung.

Früher war das Bauchgefühl unser innerer Kompass im Kontakt mit dem Körper. Heute ist es oft verschüttet. Unter Optimierungsdruck, Selbstvermessung und endlosen Optionen.

In vielen indigenen Kulturen Nordamerikas oder bei australischen First Nations werden Körper, Gefühle, Gemeinschaft und Umwelt weiterhin zusammen betrachtet. Gesundheit heißt dort, in Balance mit der Natur, der Familie und Kultur zu leben. Wer so aufwächst, lernt früh, auf den Körper zu hören, und entwickelt ein ganzheitliches Körper- und Gesundheitsverständnis als Teil der eigenen Lebenswirklichkeit. Bei den Anangu, einer australischen Aboriginal-Ethnie, gehört das traditionelle Heilverständnis bis heute zur Alltagskultur. Wenn jemand krank ist oder sich unwohl fühlt, hört man nicht zuerst auf Geräte oder äußere Diagnosen, sondern auf den Körper und auf das, was das Land und die Gemeinschaft sagen.

In unseren Breiten dagegen sitzen Menschen oft mit völliger Erschöpfung in der Arztpraxis und sagen gleichzeitig: »Aber meine Uhr zeigt, dass ich letzte Nacht 7,5 Stunden geschlafen habe.«

Oder: »Meine Werte sind alle im Normbereich, aber ich fühle mich trotzdem nicht gesund.«

Ich frage dann manchmal leise: »Was sagt denn Ihr Bauch dazu?«

Nicht als Floskel. Sondern weil ich glaube: Die Rückverbindung zu diesem Gefühl ist kein Luxus. Sie ist überlebenswichtig in einer Welt, die uns permanent den Eindruck vermittelt, wir seien nie genug. Nie gesund genug, nie leistungsfähig genug und nie diszipliniert genug. Vielleicht ist genau das der erste Schritt zurück: nicht noch mehr zu wissen und gesunde Körper bis ins kleinste Detail zu analysieren. Sondern es wieder zu spüren. Das eigene *Bauchgefühl*. Und wie wir es wiederfinden können, darum geht es in diesem Buch.

ZUSAMMENGEFASST

Die Geschichten von der Schlaganfallpatientin, die aus Angst vor schlechter Behandlung lieber zu Hause bleibt, der jungen Frau, die wegen einer harmlosen Warze nachts in die Notaufnahme eilt, oder dem Manager, der seinen Körper perfekt trackt und dennoch das Burn-out nicht kommen sieht, zeigen ein deutliches Muster: Wir haben den Kontakt verloren – zu uns selbst und zu einer Medizin, die uns Halt gibt.

In einer Welt voller Daten, Suchmaschinen und Smartwatches neigen wir dazu, Algorithmen mehr zu glauben als unserem eigenen Spüren. Doch **Vertrauensverlust ist real,** und er führt dazu, dass Menschen das System entweder meiden oder es aus purer Unsicherheit überlasten. Wir müssen verstehen: **Gesundheitskompetenz ist mehr als Information.** Es geht nicht darum, medizinische Fakten auswendig zu kennen oder Symptome zu googeln, sondern um die Fähigkeit, die eigene Wahrnehmung ernst zu nehmen und Warnsignale richtig einzuordnen.

Hier kommt unsere Intuition ins Spiel. **Das Bauchgefühl ist ein präzises Resonanzorgan.** Es ist keine Esoterik, sondern ein evolutionäres Frühwarnsystem, das Erfahrungen, Körperzustände und Emotionen speichert und uns oft schneller als der Verstand sagt, ob wir sicher sind oder handeln müssen.

Der Weg zurück zu einem gesunden Körpergefühl führt nicht über noch mehr Kontrolle oder Selbstoptimierung, sondern über echtes Spüren. Dabei ist eines entscheidend: **Selbstverantwortung heißt nicht, alles alleine machen zu müssen.** Wahre Autonomie bedeutet, sich die richtigen Fragen zu stellen und sich medizinische Partner zu suchen, die beim Sortieren helfen, statt blind Daten zu sammeln.

FRAGE DICH SELBST

- Habe ich das Vertrauen, dass mein Körper sich auch selbst regulieren kann, oder suche ich ständig Beweise dafür, dass etwas nicht stimmt?
- Suche ich gerade medizinische Hilfe oder eigentlich Beziehung, Halt oder Erklärung?
- Spüre ich, wann ich erschöpft bin, oder merke ich es erst, wenn der Körper komplett streikt?
- Kenne ich das Gefühl, innerlich zu wissen: *Ich bin gesund und dankbar dafür, auch wenn nicht alles perfekt ist?*

Kapitel 2

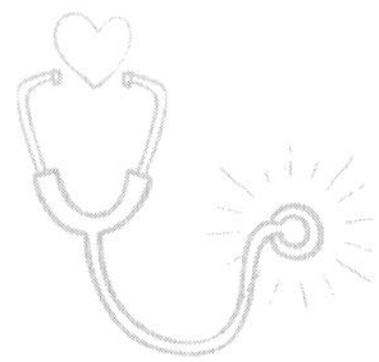

Mehr Tests, mehr Sicherheit?
Warum mehr Diagnostik nicht automatisch heilt

»Alle Dinge sind Gift, und nichts ist ohne Gift;
allein die Dosis macht, dass ein Ding kein Gift sei.«

Paracelsus (1493–1541)

DER BLICK INS BILD – UND SEINE KONSEQUENZEN

Tief in meinem Inneren bin ich Forscherin. Wissenschaftlerin. Ein echter Neugiermensch.

Schon als Kind wollte ich wissen, wie die Welt funktioniert. Ich habe alles untersucht, was ich mir unter die Nägel reißen konnte. Käfer, Blätter, Schneckenhäuser, Tannennadeln oder seltsame Steinchen mit glitzerndem Innenleben.

Mit sechs Jahren verbrachte ich ganze Nachmittage damit, durch den Garten zu streifen, meine »Fundstücke« zu sammeln und sie später unter dem Mikroskop meines Vaters zu begutachten. Ich fühlte mich dabei wie eine Entdeckerin auf Expedition. Es war nicht wichtig, *was* ich da genau sah, Hauptsache, ich sah *etwas*. Bunte glitzernde Steine, haarige Insektenbeine oder die feinen geometrischen Formen von Schneeflocken. Ich wollte begreifen, erkennen und die Welt um mich herum verstehen.

Mein Forschergeist brachte mich sogar zu Wettbewerben. Ich nahm in der ersten Klasse bei *Schüler experimentieren* teil, der »Kinderausgabe« von *Jugend forscht*. Ich weiß noch, wie ich am Ende meine allererste Diddlmaus als Preis bekam. Ein Stofftier, das damals ein echtes Statussymbol auf dem Schulhof war. Ich war wahnsinnig stolz. Nicht nur auf die Maus. Sondern auf das Gefühl, der Welt ein kleines Stück Wissen abgerungen zu haben.

Diese Faszination hat mich nie verlassen. Der menschliche Körper erschien mir bald als das spannendste Untersuchungsobjekt überhaupt. So komplex, so präzise, so anpassungsfähig und gleichzeitig so fragil und unverstanden.

Man könnte also meinen, ich sei ein glühender Verfechter davon, alles zu untersuchen, was sich untersuchen lässt. Warum nicht jede mögliche Erkenntnis mitnehmen? Was kann schon schlecht daran sein, so viel wie möglich zu wissen, gerade, wenn es um den eigenen Körper geht?

Heute – als Ärztin – sehe ich das differenzierter. Denn mit der klinischen Erfahrung kam auch die Einsicht: Mehr Wissen heißt nicht automatisch mehr Sicherheit. Manchmal macht es sogar das Gegenteil. Die folgende Geschichte hat mir das auf eindrückliche Weise gezeigt.

Es war einer dieser klaren Herbsttage, an denen der Wind kalt und stürmisch an den Fenstern rüttelt und man froh ist über jedes Stückchen Wärme, das man abbekommen kann. In der neurologischen Sprechstunde, in der ich als Weiterbildungsassistentin arbeitete, war viel los. Zwischen Patienten mit Migräne, chronischen Schmerzen und unklaren Gangstörungen hatte ich kaum einen

Moment durchzuatmen, als ein großer selbstbewusster Mann das Sprechzimmer betrat.

Er war Anfang sechzig, sportlich und mit wachem Blick. Der Typ Mann, der das Leben voll im Griff hat. Mit einem kurzen Kopfnicken gab er mir einen festen Händedruck.

»Ich bin nur hier, weil mein Rücken gestern plötzlich gestreikt hat«, sagte er. »So ein Stechen beim Bücken. Ging bis ins Gesäß. Ich konnte kaum noch gerade stehen.«

Ich nickte. Typische Beschreibung. Ein Klassiker. Das klang nach einem Hexenschuss, Muskelhartspann oder vielleicht einer Verschiebung im Iliosakralgelenk. Etwas, das unangenehm ist, aber keine Katastrophe.

Ich fragte nach Warnsymptomen, tastete die Wirbelsäule ab, prüfte Kraft, Reflexe und Gefühl. Er zeigte keine Ausfälle. Kein Alarmsignal. Keine Ausstrahlung der Schmerzen ins Bein. Nur eine muskuläre Anspannung im Rückenbereich, die sich bei der Untersuchung sogar etwas besserte. Ich erklärte ihm, was ich vermutete: eine Muskelverspannung durch die plötzliche, ruckartige Bewegung beim Bücken. Typisch für die kalte Jahreszeit. Etwas, das in der Regel mit Wärme, Bewegung und ein bisschen Geduld von selbst wieder vergeht.

Ich versuchte zu beruhigen. Doch er winkte ab, beinahe ungeduldig. »Ich bin eigentlich nie krank. Ich will ein MRT vom Rücken. Ich will Gewissheit. Nicht nur Vermutungen.«

Ich verstehe diesen Wunsch. Wirklich. Denn niemand will im Unklaren bleiben, wenn der Körper plötzlich Alarm schlägt. Und unsere medizinische Kultur bestärkt diesen Reflex. Wenn du etwas wissen willst, mach ein Bild. Schau hinein. Finde den Fehler.

Also bekommt er sein MRT.

Was wir finden, ist ein kleiner Bandscheibenvorfall zwischen dem vierten und fünften Lendenwirbel. Ein typischer Altersbefund. Unauffällig häufig, oft symptomlos. Und, ganz entscheidend, nicht dort, wo der Schmerz saß. Die Höhe passte nicht. Der Befund war zwar da, aber wahrscheinlich nicht die Ursache der aktuellen Beschwerden.

Ich erklärte ihm das, so gut ich konnte. Dass wir solche Dinge oft finden, dass sie nicht zwingend etwas bedeuten, dass der Rücken auch mit kleinen Bandscheibenvorfällen gesund sein kann.

Aber in seinem Gesicht las ich nur ein Wort: *Vorfall.* Ein Begriff, der eindeutig war und einen klaren nächsten Schritt verlangte. Er ließ sich gegen meinen Rat operieren. Noch im selben Monat, in einer Spezialklinik, »um das gleich ordentlich machen zu lassen«. Die Rückenschmerzen verschwanden. Nicht wegen der OP, sondern weil sie es sowieso getan hätten. Dafür kam etwas Neues. Etwas, das blieb.

Ein brennender Dauerschmerz im Bein. Ein verletzter Nervenast, der wahrscheinlich während der Operation getroffen wurde. Eine bekannte, wenn auch seltene Komplikation solcher Eingriffe. Seitdem litt der einst so sportliche Mann unter Einschränkungen im Alltag. Keine langen Spaziergänge mehr und ein Kribbeln im Bein bei jeder Treppenstufe.

Er wirkt verbittert, wenn ich ihn heute sehe. Nicht anklagend, aber leise enttäuscht. »Ich wollte einfach nur wissen, was los ist«, sagt er. Und ich denke: Genau das ist das Problem.

Ich frage mich: Wie oft passiert genau das, ganz ohne Skandal, ohne Kunstfehler, ohne Sensation? Wie oft beginnt eine Leidensgeschichte mit dem Wunsch nach Gewissheit?

Denn, so paradox es klingt, medizinische Diagnostik ist kein neutraler Vorgang. Sie verändert Menschen. Sie verändert Entscheidungen. Sie verändert das, was man plötzlich »Krankheit« nennt, selbst wenn es vorher nur ein Rücken war, der ein bisschen gezogen hat.

Der Wunsch nach Sicherheit ist menschlich. Aber in der Medizin kann er trügen. Denn je mehr wir untersuchen, desto mehr finden wir. Auch Dinge, die gar keine Relevanz haben. Sogenannte Zufallsbefunde, medizinisch auch *Inzidentalome* genannt. Und je mehr wir finden, desto eher behandeln wir. Auch wenn es gar nichts zu behandeln gibt.

Was bleibt, ist ein gefährlicher Trugschluss: Mehr Tests = mehr Wissen = bessere Therapie.

Aber das stimmt nicht immer. Manchmal ist das Gegenteil der Fall.

Wenn ich an diesen Patienten zurückdenke, der mit einem harmlosen Hexenschuss kam und am Ende mit einer Dauerschädigung aus dem OP ging, frage ich mich: Was wäre passiert, wenn er einfach nur gewartet hätte?

Ich bin mit diesem Zwiespalt nicht allein. Studien zeigen, dass genau solche Fälle keine Einzelfälle sind. In einer US-Studie aus dem Jahr 2020 mit über 400 000 Patienten zeigte sich: Wer bei Rückenschmerzen sofort ein MRT bekommt, landet tatsächlich häufiger auf dem OP-Tisch – auch dann, wenn der Befund eigentlich gar nicht zur Schmerzlokalisation passt. Und schlimmer noch: Diese Patienten hatten ein Jahr später nicht weniger, sondern mehr Schmerzen als jene, bei denen einfach abgewartet wurde. Fachleute sprechen von *low value care,* medizinische Maßnahmen, die mehr schaden als nützen.

Noch plastischer wird es bei einer anderen Untersuchung: Da ließ man die Schultern gesunder Profisportler im MRT untersuchen. Junge, trainierte Männer ohne Beschwerden. Und was fand man? Bei neun von zehn waren Auffälligkeiten sichtbar. Risse, Einziehungen und degenerative Veränderungen im Schultergelenk. Laut Lehrbuch »behandlungsbedürftig«. Im echten Leben völlig irrelevant.

Wenn mein Patient von damals diese Information geglaubt hätte – dass kleine Bandscheibenvorfälle in seinem Alter nichts Ungewöhnliches sind und dass sie oft gar nichts mit dem Schmerz zu tun haben –, hätte er sich dann operieren lassen? Oder hätte er seinem Körper vertraut?

Es ist kein Vorwurf. Weder an ihn noch an die Chirurgen. Es ist das System, das uns suggeriert: Mehr sehen ist gleich besser verstehen. Und besser verstehen heißt gezielter handeln.

Aber so funktioniert der menschliche Körper nicht immer. Manchmal ist er klüger als jedes Bild. Und manchmal wäre Nichtstun das Beste gewesen.

Auf den Punkt gebracht:
INZIDENTALOME – WENN ZUFALLSFUNDE ZUR BELASTUNG WERDEN

Was ist ein Inzidentalom?

Ein **Zufallsbefund,** der bei einer medizinischen Untersuchung entdeckt wird, ohne Zusammenhang zu den Beschwerden und oft ohne Krankheitswert.

Typische Beispiele:

* Harmlose Schilddrüsenknoten im Ultraschall
* Kleine Leberzysten im MRT
* Mikroadenome in der Nebenniere
* Sehr kleine Aneurysmen im Gehirn
* Bandscheibenvorfälle ohne neurologische Ausfälle
* »Unscharfe Schatten« in der Lunge oder Niere

Warum sind sie problematisch?

* Können Angst auslösen, obwohl sie harmlos sind
* Führen oft zu weiteren Untersuchungen, Biopsien oder sogar Operationen

* Erhöhen die medizinische und psychische Belastung oft ohne echten Nutzen
* Verändern die Selbstwahrnehmung: »Ich bin gesund« wird zu »Ich bin Patient bzw. Patientin«

Was hilft?

* Gute ärztliche Einordnung: Was ist relevant und was nicht?
* Individuelle Risiko-Nutzen-Abwägung
* Klare Kommunikation: Nicht jeder Befund ist eine »Diagnose«
* Geduld und Verlauf beobachten statt vorschnell behandeln

Wichtig: Nicht alles, was auffällt, ist krank. Und nicht alles, was man behandeln *kann,* sollte man auch behandeln. Wichtig ist die Abstimmung mit dem/der eigenen Vertrauensarzt/Vertrauensärztin.

»NUR ZUR SICHERHEIT« – UND PLÖTZLICH IST ALLES ANDERS

Nichtstun fällt uns oft unglaublich schwer. Wir Menschen halten Unsicherheit schlecht aus. Wir sehnen uns nach Gewissheit, nach Ursachen, nach einem Namen für das, was wir spüren. Lieber eine unpassende Diagnose als gar keine. Lieber eine Therapie mit Nebenwirkungen als das Gefühl, nichts zu tun.

Ich frage mich oft, wie viele Diagnosen gestellt werden, nicht weil sie klinisch plausibel sind, sondern weil das Aushalten der Ungewissheit nicht zu ertragen ist. Und dieser Druck betrifft nicht nur Patienten. Auch wir Ärzte spüren ihn.

Wenn wir nichts finden, wenn alle Tests negativ bleiben, wenn kein »organisches Korrelat« sichtbar wird, fühlt sich das selten wie ein medizinischer Erfolg an. Eher wie ein Defizit. Etwas wurde »übersehen«. Oder schlimmer: *Etwas ist nicht verstanden.*

Dabei wissen wir längst aus Studien: Mehr Diagnostik bedeutet nicht automatisch mehr Heilung. Ganz im Gegenteil. Gerade in der hausärztlichen und fachärztlichen Versorgung zeigen sich immer mehr Fälle, in denen aus einem gut gemeinten »Nur zur Sicherheit«-Test eine Kaskade aus Folgeuntersuchungen, Therapien und manchmal auch Komplikationen entstehen, die nicht immer notwendig gewesen wären. Ein Phänomen, das man *diagnostic cascade* nennt.

Die Untersuchungen erfolgen nicht, weil jemand einen Fehler macht. Sondern weil das System keinen Raum lässt für das, was medizinisch vielleicht manchmal am klügsten wäre: das bewusste Aushalten von Nicht-Wissen.

Und was das in der Praxis bedeuten kann, zeigt die nächste Geschichte, eine, die mir besonders nachgeht.

Sie war Anfang zwanzig, zierlich, höflich und mit glänzenden, kurzen braunen Haaren, die das Gesicht schwungvoll umrandeten. Die Studentin der Literaturwissenschaft im dritten Semester war vor unserem Gespräch deutlich nervös. Sie stellte sich mit einer Vielzahl an Beschwerden bei mir vor. Ein Ziehen hier, ein Ziepen dort, ein Kribbeln an wechselnden Körperstellen, dazu leichter Schwindel und gelegentliche Übelkeit. Nichts Dramatisches für sich genommen, aber in der Summe doch beunruhigend. Zumindest für sie.

Mehrere Untersuchungen hatte sie bereits hinter sich. Ein großes Blutbild inklusive Vitaminstatus, ein Herzultraschall beim Kardiologen, eine Magen- und Darmspiegelung, einen Ultraschall der Schilddrüse und der Bauchorgane, ein MRT des Kopfes sowie eine ausführliche neurologische Abklärung. Alles ohne auffälligen Befund.

Ihr Hausarzt, bemüht und gleichzeitig spürbar unter Druck, entschloss sich schließlich, auf ihr Drängen einzugehen, und ließ eine sogenannte Borrelienserologie veranlassen. Davon hatte sie im Internet gelesen.

Das Ergebnis: ein positiver Antikörpernachweis. Nicht besonders hoch, aber eben positiv.

Das war der Wendepunkt. »Na, dann haben wir's ja«, sagte sie, sichtlich erleichtert. Endlich eine Erklärung. Endlich eine greifbare Ursache.

Sie erhielt eine antibiotische Behandlung zur Sicherheit. Dabei bestand kein klarer Hinweis auf eine akute Borreliose, also eine Infektion mit dem Bakterium *Borrelia burgdorferi,* das durch Zecken übertragen wird. Was viele nicht wissen: Ein positiver Antikörpertest sagt zunächst nur, dass irgendwann einmal Kontakt mit dem Erreger stattgefunden hat. Das kann Jahre her sein. Die Infektion kann längst ausgeheilt sein oder überhaupt nie Beschwerden verursacht haben. Ein positiver Test bedeutet also nicht automatisch, dass aktuell eine Erkrankung vorliegt.

Doch jetzt war die Tür offen. Zur weiteren Absicherung bei ihren unklaren Beschwerden wurde empfohlen, eine mögliche Neuroborreliose auszuschließen. Also eine Beteiligung des Nervensystems, wie sie in sehr seltenen Fällen bei fortgeschrittener Borreliose auftreten kann.

Man riet zu einer Lumbalpunktion, einer Entnahme von Nervenwasser aus dem unteren Rücken, um Entzündungszeichen im zentralen Nervensystem auszuschließen. Ein minimalinvasiver Eingriff, der technisch routiniert millionenfach in Deutschland durchgeführt wird und doch nicht ganz ohne Risiko ist. Die Patientin stimmte zu. Denn der Gedanke, etwas zu übersehen, war schlimmer als die Angst vor der Nadel. Und so ließ sie den Eingriff machen.

Das Ergebnis der Lumbalpunktion war negativ. Kein Hinweis

auf eine Neuroborreliose. Eigentlich Anlass zur Freude. Aber nun begann das nächste Kapitel ihrer Krankheitsodyssee.

Denn wenige Tage nach der Untersuchung entwickelte sie ein sogenanntes Liquorunterdrucksyndrom, eine bekannte, wenn auch seltene Komplikation der Nervenwasserentnahme. Durch die Punktion war ein kleines Leck in der Hülle des Rückenmarks entstanden. Nervenwasser trat aus, und der Druck im Schädel sank. Die Folge: bohrende Kopfschmerzen, tagelang und wochenlang. Im Stehen kaum auszuhalten, im Liegen etwas besser. Ihr Alltag schrumpfte auf ein Bett, einen dunklen Raum und die Hoffnung, dass es bald nachlässt.

Sie wurde mehrfach stationär im Krankenhaus aufgenommen. Schließlich half ihr ein sogenannter Blutpatch. Ein Verfahren, bei dem eigenes Blut in den Rücken injiziert wird, um das Leck zu verschließen. Ein blutiges Pflaster auf eine Entscheidung, die man im Rückblick wohl anders treffen würde.

Denn die ursprünglichen Beschwerden – das Ziehen, der Schwindel und die Übelkeit – waren durch all das nicht besser geworden. Eher im Gegenteil. Und irgendwann stellte sich die Frage, die zu Beginn kaum einer offen aussprechen wollte: Hätte man diese Untersuchung überhaupt machen müssen?

Rückblickend sprach wenig für eine Neuroborreliose. Kein Fieber, kein typisches Beschwerdebild, keine neurologischen Ausfälle. Aber was blieb, war der Wunsch nach Sicherheit. Sie wollte eine Antwort. Und ihr Hausarzt, bemüht, empathisch, unter Druck, hatte sich schwergetan, das Offensichtliche auszusprechen: dass die Beschwerden auch eine psychosomatische Komponente haben könnten.

Er hatte es angedeutet, vorsichtig und mit allem rhetorischen Fingerspitzengefühl. Aber er kannte die Reaktion. Viele Patienten wollen das nicht hören. Nicht weil sie »psychisch krank« wären, sondern weil sie sich nicht ernst genommen fühlen, wenn das Gespräch in diese Richtung geht. Weil sie glauben, man wolle sie abschieben. Oder sich die Mühe einer »echten Diagnose« sparen.

Also blieb er in der Logik des Körperlichen. Denn ja, es macht natürlich Sinn, zunächst körperlich abzuklären. Das ist seriöse Medizin. Aber irgendwann kippt der Punkt, an dem man in dieser Richtung weiterforscht. Nicht weil es medizinisch notwendig ist, sondern weil man nicht mehr den Mut hat, einen anderen Weg vorzuschlagen.

»Ich wollte erst einmal körperlich alles abgeklärt haben«, sagte die Patientin. Und so nahm die Geschichte ihren Lauf. Nicht aus Leichtsinn. Sondern aus dem Versuch, es richtig zu machen in einem System, das kaum zulässt zu sagen: *Wir wissen es nicht genau. Aber vielleicht liegt die Antwort nicht im Labor, sondern in dem, was denjenigen belastet.*

DIE STILLE MACHT DER DIAGNOSE

Genau an diesem Punkt wird deutlich: Die Entscheidung für immer neue Tests entsteht selten aus reiner medizinischer Logik. Sie folgt oft einem tieferen Bedürfnis. Dem Wunsch nach Deutung, nach Beruhigung, nach Kontrolle. Nicht nur aufseiten der Patientin. Auch aufseiten des Arztes.

Beide Seiten versprechen sich von weiteren Tests vor allem eines. Sicherheit. Klarheit. Handhabbarkeit.

Um zu verstehen, warum so viele Menschen mehr Diagnostik wollen und warum wir als Ärzte und Ärztinnen so oft nachgeben, obwohl wir es besser wissen müssten, lohnt sich ein Blick hinter die Kulissen. Auf die psychologischen Mechanismen, die unser Denken und Entscheiden steuern.

Ich erinnere mich an einen jungen Mann, Mitte dreißig, der in der psychiatrischen Notfallambulanz vorstellig wurde. Er war blass, erschöpft und sichtlich angespannt. Die Beschwerden, mit denen er kam, waren schwer einzuordnen. Chronische Müdigkeit, immer wieder Herzrasen, ein inneres Zittern, diffuse Übelkeit. Alles begann, so sagte er, vor etwa acht Monaten »einfach so«.

Er hatte bereits einen wahren Diagnostikmarathon hinter sich. Kardiologie, Gastroenterologie, Endokrinologie, Neurologie. EKG, Langzeit-EKG, Belastungstest, MRT des Schädels, EEG, Schilddrüsenwerte, Nebennierenhormone, Nahrungsmitteltests. Alles ohne Befund.

Und doch war er nicht erleichtert. Im Gegenteil. »Wenn da wirklich nichts ist«, sagte er leise, »dann verliere ich den Verstand.«

Er war nicht gekommen, weil er die psychiatrische Diagnose suchte. Sondern weil er hoffte, dass hier, in diesem letzten Raum, noch *etwas übersehenes Körperliches* entdeckt werden könnte. Etwas Messbares. Etwas, das erklärte, warum es ihm so schlecht ging.

Ich fragte ihn vorsichtig, was denn passieren würde, wenn tatsächlich nichts mehr gefunden würde. Er schwieg einen Moment. Dann sagte er: »Dann weiß ich gar nicht mehr, wo ich hingehöre.«

Und genau das war der Punkt. Er suchte nicht nur eine Diagnose, er suchte Zugehörigkeit, Orientierung und das Gefühl, ernst genommen zu werden. Ein MRT macht das greifbar. Eine ICD-Ziffer macht es belegbar. Aber bloß ein Gespräch? Das ist zu unscharf. Zu flüchtig. Zu wenig für den Arbeitgeber, die Familie und das eigene Selbstbild.

Er benötigte einen Beweis, dass sein Leiden *real* war. Dass er keine Schwäche, sondern etwas *Nachweisbares* hatte. Sprich: Er benötigte eine körperliche Diagnose.

Es ist ein Moment, der sich kaum in Zahlen fassen lässt, aber jeder kennt ihn. Die Sekunde, in der eine Diagnose ausgesprochen wird. Ein Wort. Ein Befund. Ein Bild. Und plötzlich bekommt das diffuse Unbehagen einen Namen.

Viele Patienten beschreiben diesen Moment als Erleichterung.

Endlich weiß ich, was es ist. Auch wenn es gar nichts verändert. Auch wenn keine Therapie folgt. Auch wenn das Wissen keine Lösung bringt. Die Diagnose selbst wirkt oftmals wie ein Medikament. Ich selbst habe das viele Male bei meinen Patienten erlebt.

Denn eine Diagnose hat Macht. Sie bündelt Unsicherheit zu einem Begriff. Sie ordnet chaotische Symptome in ein bekanntes Schema. Sie verspricht Kontrolle in einem Körper, der sich fremd anfühlt.

Das Überraschende: Nicht nur Medikamente können Placeboeffekte auslösen, auch Diagnosen, etwas, das man als *diagnostic reassurance* bezeichnet. Allein die Gewissheit *Etwas ist gefunden worden* kann Schmerzen lindern, Ängste dämpfen und körperliches Unwohlsein beruhigen. In Studien berichten Patienten nach einem ärztlichen Gespräch mit bildgebender Untersuchung von signifikant weniger Beschwerden, sogar wenn kein Ergebnis gefunden wurde.

Dass nicht nur Medikamente, sondern auch Erwartungen und Diagnosen die Heilung beeinflussen können, zeigte schon Lieutenant Colonel Henry Beecher während des Zweiten Weltkriegs. Beecher beobachtete, dass schwer verletzte Soldaten oft erstaunlich wenig Schmerzmittel benötigten. Nicht weil ihre Wunden weniger schwer waren, sondern weil ihre Erwartungshaltung anders war. Sie empfanden es als Glück, überhaupt überlebt zu haben. Beecher schloss daraus, dass unsere Erwartungen einen enormen Einfluss darauf haben, wie wir Schmerzen erleben und heilen.

Zurück in den USA widmete er sich intensiv der Erforschung des Placeboeffekts. 1955 veröffentlichte er seinen berühmten Artikel »*The Powerful Placebo*«, in dem er festhielt, dass Placebos eine hohe therapeutische Wirksamkeit bei subjektiven Beschwerden besitzen. Seine Erkenntnis: Emotionen, Erwartungen und die bloße Vorstellung, dass »etwas gefunden« oder »etwas getan« wird, können Symptome spürbar lindern.

Bis heute prägt seine Arbeit unser Verständnis davon, dass jede medizinische Intervention, auch die Mitteilung einer Diagnose oder das Durchführen einer Untersuchung, über reine Fakten hinaus psychologische Kräfte entfalten kann, die sich auf unseren Körper auswirken.

AUF DEN PUNKT GEBRACHT: PLACEBOEFFEKT VS. NOCEBOEFFEKT

Placeboeffekte sind echte Körperreaktionen, keine »Einbildung«. Erwartung, Vertrauen und Kontext können messbare physiologische und psychologische Veränderungen auslösen.

Was bedeutet Placeboeffekt?
Wenn wir glauben, dass eine Behandlung hilft, reagiert unser Körper oft tatsächlich: Schmerzen lassen nach, Entzündungen können sich beruhigen, das Wohlbefinden steigt, auch wenn die verabreichte Substanz keine eigentliche Wirkstoffwirkung hat. Placebos können also Symptome lindern und Körperfunktionen verbessern. Sie ersetzen aber keine wirksame Therapie bei schweren Erkrankungen.

Was bedeutet Noceboeffekt?
Er ist das Gegenteil des Placeboeffekts: Wenn wir erwarten, dass etwas schadet oder Nebenwirkungen auftreten, steigt tatsächlich das Risiko, Beschwerden zu entwickeln, selbst wenn die Behandlung eigentlich harmlos wäre. Schon der Blick in den Beipackzettel kann reichen: Plötzlich spüren wir jedes Ziehen und deuten es als Nebenwirkung, obwohl es ohne diese Erwartung gar nicht aufgefallen wäre.

Kurz gesagt:

* Positive Erwartungen können Beschwerden bessern (Placebo).
* Negative Erwartungen können Beschwerden verstärken oder hervorrufen (Nocebo).
* Beides passiert nicht »nur im Kopf«, sondern beeinflusst nachweisbar Nerven-, Hormon- und Immunsystem.

Das Erleben von Fürsorge, Aktivität und Deutung wirkt wie ein psychologischer Verband. Selbst wenn objektiv nichts getan wurde, fühlt sich das »Geschehenlassen« wie eine Form von Heilung an.

Das Problem: Dieser Placeboeffekt hat Nebenwirkungen. Denn die Beruhigung funktioniert oft nur kurzfristig. Langfristig wächst die Abhängigkeit vom nächsten Test, vom nächsten Bild und vom nächsten »Beweis«.

Noch tiefer liegt jedoch ein anderes Bedürfnis. Das nach Sicherheit und Deutungshoheit. In einer Welt voller Optionen, Selbstverantwortung und ständiger Selbstoptimierung fällt es schwer zu akzeptieren, dass der Körper nicht immer klare Signale gibt.

Diagnostik wird damit auch zu einer psychosozialen Bewältigungsstrategie, nicht aus Bequemlichkeit oder Dramatisierung, sondern weil es in einer leistungsorientierten Gesellschaft schwer geworden ist, ohne sichtbaren Befund krank sein zu dürfen.

Wer eine Diagnose hat, hat einen *anerkannten* Grund, warum es einem schlecht geht.

Wer ein ernstes Bild vorzeigen kann, darf sich *erlaubt* zurückziehen.

Wer eine schlechte Zahl im Laborbericht hat, fühlt sich *endlich ernst genommen* von Gesundheitspersonal, Familie, Arbeitgebern und sich selbst.

Denn wie erklärt man jemandem, dass man nicht mehr kann,

wenn es dafür keine sichtbare Ursache gibt? Wie spricht man über Erschöpfung, wenn das Umfeld fragt, ob man es nicht wenigstens versuchen könne?

Die Medizinsoziologin Annemarie Jutel beschreibt dieses Phänomen treffend: Diagnosen sind nicht nur medizinische Begriffe, sie sind auch gesellschaftliche Werkzeuge. Sie geben einer diffusen Erfahrung einen Namen, machen Unsichtbares greifbar und schaffen einen Rahmen, in dem Leid anerkannt wird.

In einer Welt, die messbare Leistung und funktionierende Körper erwartet, wird die Diagnose zu einer Art Schutzschild. Sie erlaubt es, Schwäche zu zeigen, ohne sich rechtfertigen zu müssen. Sie bietet nicht nur eine Erklärung, sondern auch eine Legitimation. Und genau das macht sie so verständlich und zugleich so gefährlich.

Denn was passiert, wenn sich keine Ursache findet? Wenn alle Tests unauffällig bleiben? Dann beginnt oft die eigentliche Krise. Nicht weil die Beschwerden weniger real wären, sondern weil der gesellschaftliche Rahmen keine Sprache für das Unsichtbare kennt. Nicht weil der Mensch versagt, sondern weil wir in einer Kultur leben, die nur das gelten lässt, was man messen kann.

Nicht zuletzt gibt es aber auch Gründe für die zunehmende Diagnostik, die nichts mit dem inneren Erleben der Patienten zu tun hat, sondern mit dem äußeren Druck, unter dem viele Ärzte stehen. Wie etwa:

Ökonomische Gründe:

- Ein MRT lässt sich gut abrechnen. Ein ausführliches Gespräch oft nicht.
- Bildgebende Verfahren oder Laborabnahmen gelten als »gründlich«. Zuhören dagegen als weich, subjektiv, nicht messbar.

Rechtliche Gründe:

- Wer »alles abgeklärt hat«, ist auf der sicheren Seite.
- Wer sich gegen eine Diagnostik entscheidet, riskiert später den Vorwurf, etwas übersehen zu haben.

Zeitliche Gründe:

- Ein Untersuchungsauftrag ist schnell geschrieben.
- Eine fundierte Entscheidung gegen Diagnostik braucht Zeit, Mut und ein Gespräch, das im Praxisalltag oft kaum Platz findet.

Beziehungsdynamische Gründe:

- Viele Ärzte wollen Patienten nicht enttäuschen und erfüllen Erwartungen, selbst wenn sie medizinisch zweifelhaft sind.
- Nichts zu tun wirkt in der Behandlung schnell so, als würde man die Patienten im Stich lassen und nicht gründlich untersuchen, selbst wenn genau das manchmal die klügste Option wäre.

Diese strukturellen Mechanismen führen dazu, dass medizinische Tests manchmal nicht deshalb durchgeführt werden, weil sie medizinisch unbedingt notwendig sind. Sondern weil sie erwartet, eingefordert oder abgesichert werden müssen.

So entsteht eine stille Überversorgung, getragen von bester Absicht, aber gesteuert von Angst, Systemlogik und einem Kulturverständnis, das lieber auf Technik als auf Beziehung setzt.

> **WICHTIG:** Damit kein Missverständnis entsteht: Die meisten medizinischen Tests sind natürlich wichtig und notwendig. Sie können Leben retten, Klarheit schaffen und gezielte Therapien ermöglichen. Aber vielleicht brauchen wir wieder den Mut, nicht jede Unsicherheit sofort mit einer Untersuchung zu beantworten, besonders, wenn es gute Gründe dagegen gibt.

Vielleicht brauchen wir manchmal mehr Vertrauen in das, was sich entwickelt. Mehr Geduld mit dem, was (noch) nicht erklärbar ist. Mehr Kompetenz darin, das Unklare wo notwendig zu begleiten, statt es zu bekämpfen. Denn manchmal ist die ehrlichste und heilsamste Antwort, die wir geben können: »Ich sehe, dass es Ihnen schlecht geht. Und auch wenn wir gerade nichts finden, Sie sind damit nicht allein.«

ZUSAMMENGEFASST

Die Geschichten vom Mann mit Hexenschuss, der nach einer unnötigen Rücken-OP chronische Schmerzen behielt, oder der jungen Studentin, die nach einer überflüssigen Lumbalpunktion monatelang litt, sind Warnsignale. Sie zeigen uns ein Paradox der modernen Medizin: **Mehr Tests bedeuten nicht automatisch mehr Sicherheit und schon gar nicht mehr Gesundheit.**

Wir leben in einer Kultur, die Diagnostik oft reflexhaft mit Heilung gleichsetzt. Doch medizinische Untersuchungen sind keine neutralen Vorgänge. Sie können eine diagnostische Kaskade auslösen, bei der ein einziger unklarer Wert eine Lawine an Folgeuntersuchungen nach sich zieht. Dabei müssen wir verstehen: **Nicht jeder Befund ist eine Erkrankung.** Moderne Bildgebungen sind so scharf, dass sie fast immer etwas finden – sogenannte **Inzidentalome** (Zufallsbefunde) wie kleine Zysten oder Abnutzungen, die völlig harmlos sind, aber plötzlich als »Krankheit« im Raum stehen.

Das Risiko ist dabei nicht nur körperlich: **Diagnostik kann beruhigen, aber auch massiv verunsichern.** Wer symptomlos den ganzen Körper durchleuchtet, findet oft keine Beruhigung, sondern neue Ängste. **Überdiagnostik ist real,** und sie schadet gesunden Menschen, indem sie sie zu Patienten macht, die Behandlungen erhalten, die sie nie gebraucht hätten.

Jede Untersuchung kann Nebenwirkungen haben – sei es durch den Eingriff selbst oder durch die psychische Last eines falsch-positiven Verdachts. Gute Medizin bedeutet daher manchmal den Mut zur Lücke: **Nicht alles, was technisch möglich ist, ist auch sinnvoll.** Oft sind abwartendes Beobachten und das Aushalten von Unsicherheit die gesündere Strategie als blinder Aktionismus. Sicherheit entsteht nicht durch das maximale Sammeln von Daten, sondern durch die kluge Auswahl dessen, was wirklich eine Konsequenz für unser Handeln hat.

FRAGE DICH SELBST

- Habe ich das Gefühl, dass eine Untersuchung gerade wirklich nötig ist, oder suche ich eigentlich Beruhigung?
- Was würde passieren, wenn ich erst mal abwarte und beobachte?
- Gibt es in mir auch eine Stimme, die sagt: Ich bin nicht krank, nur überfordert, erschöpft oder aus dem Gleichgewicht geraten?
- Habe ich einen Arzt oder eine Ärztin an meiner Seite, der oder die auch mal sagt: *Das brauchen wir jetzt nicht* und das gut begründen kann?

Kapitel 3

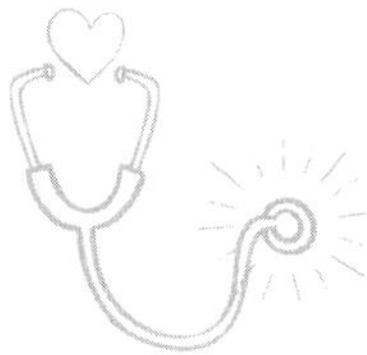

Die Macht der Statistik und ihre Tücken

Wie Wahrscheinlichkeiten unsere Entscheidungen verzerren

»Ich glaube nur der Statistik, die ich selbst gefälscht habe.«

VERMUTLICH WINSTON CHURCHILL (1874–1965)

HAPPY BIRTHDAY! – WENN DER BAUCH FALSCH RECHNET

Stell dir vor, du bist ein Lehrer oder eine Lehrerin einer Schulklasse mit 25 Schülern. Es ist der erste Tag des neuen Schuljahres, die Schüler tuscheln aufgeregt, und du gehst pflichtbewusst die Anwesenheitsliste durch. Plötzlich fragt jemand aus der letzten Reihe:

»Glauben Sie, dass zwei in unserer Klasse am selben Tag Geburtstag haben?«

Was würdest du antworten?

Die meisten Menschen sagen: *Eher unwahrscheinlich*. Schließlich gibt es 365 Tage im Jahr. Da müsste der Zufall doch sehr großzügig mitspielen, oder?

Falsch gedacht. Die tatsächliche Wahrscheinlichkeit, dass bei 25 Schülern mindestens zwei am selben Tag Geburtstag haben, liegt bei über 50 Prozent. Genauer gesagt: bei 56,87 Prozent. Und schon bei einer Gruppengröße von 23 Personen überschreitet sie die 50-Prozent-Marke. Ein Phänomen, das in der Mathematik als »Geburtstagsparadoxon« bekannt ist.

Warum wirkt das so kontraintuitiv? Weil unser Gehirn darauf trainiert ist, linear zu denken, nicht exponentiell. Weil wir uns auf Einzelvergleiche konzentrieren *(Ich mit dir, du mit ihm)* und nicht auf die Vielzahl möglicher Kombinationen innerhalb einer Gruppe. Und weil unsere Intuition, so klug sie uns oft durchs Leben steuert, bei Wahrscheinlichkeiten schnell ins Schlingern gerät.

Unser Bauchgefühl ist ein hervorragender Navigator für soziale Situationen, aber ein miserabler Statistiker.

Das ist kein Versagen, sondern ein evolutionäres Design. Unsere Vorfahren mussten entscheiden, ob sich ein Busch im Wind verdächtig bewegt oder der Säbelzahntiger in Lauerposition liegt und nicht, ob die falsch-positive Rate eines PCR-Tests bei 0,3 oder 3 Prozent liegt.

Aber heute – im Zeitalter der Gesundheits-Apps, Risikoberechnungen und Frühdiagnostik – begegnet uns Statistik an jeder Ecke. Und wir begegnen ihr oft mit Bauchentscheidungen.

Das wird zum Problem, wenn wir Wahrscheinlichkeiten nicht nur falsch einschätzen, sondern daraus auch falsche Konsequenzen ziehen. Ein auffälliger Blutwert wird zum Drama, ein falsch-positiver Screeningtest zur existenziellen Krise. Wir glauben, sicher zu sein, obwohl die Daten wackeln, oder wir fühlen uns bedroht, obwohl das Risiko minimal ist.

Statistik wirkt auf unser Gehirn oft wie ein Zaubertrick. Man hat das Gefühl, etwas verstanden zu haben, aber wenn man genauer hinsieht, merkt man, wie leicht man sich hat täuschen lassen.

NEGATIV. POSITIV. UND TROTZDEM DANEBEN

Lass mich das an einem persönlichen Beispiel erklären. Ich erinnere mich gut an einen Morgen mitten in der Zeit der Coronapandemie. Ich war erkältet, hatte Halsschmerzen, leichte Gliederschmerzen und trockenen Husten. Nichts Dramatisches, aber eben auch nichts, was man in dieser Zeit einfach ignorieren konnte. Als Ärztin wusste ich: Ich sollte einen Coronatest machen. Zur Sicherheit. Für meine Patienten. Und für meine Familie.

Ich machte also, wie so viele damals, einen Antigenschnelltest. Nasenabstrich, fünf Minuten warten, und dann lag er da auf dem Tisch: ein kleiner Plastikstreifen mit zwei Testfeldern. Nur eines davon färbte sich rot. Negativ.

Ich atmete auf. Ein bisschen zu sehr, wenn ich ehrlich bin. Denn ich wusste eigentlich: So ein Test ist nicht unfehlbar. Ich wusste, dass ein negativer Test *nicht* automatisch heißt, dass ich kein Corona habe. Vor allem nicht mit diesen Symptomen. Und schon gar nicht mitten in der Winterwelle.

Mein Bauch war beim Anblick des negativen Tests sofort beruhigt. Mein Kopf sagte: *Du weißt es besser.* Denn was bedeutet ein negativer Coronaschnelltest, wenn man typische Symptome hat – also Husten, Fieber oder Halsschmerzen?

Nicht so viel, wie wir oft glauben.

Der Antigenschnelltest ist ein gutes Beispiel dafür, wie trügerisch unser Gefühl für Wahrscheinlichkeiten im medizinischen Alltag sein kann. Denn wir neigen dazu, ein negatives Testergebnis als Entwarnung zu sehen, ganz egal, wie die Ausgangslage war. Aber so einfach ist es nicht.

Um zu verstehen, warum, lohnt es sich, zwei Begriffe kurz zu klären:

Sensitivität bedeutet: Wie gut erkennt ein Test die Kranken? Also wie viele der tatsächlich Infizierten bekommen auch ein positives Ergebnis? Beim Coronaschnelltest liegt die Sensitivität bei Menschen mit Symptomen je nach Studie zwischen 70 und 90 Prozent.

Das heißt im Klartext: 10 bis 30 von 100 Infizierten werden übersehen.

Spezifität bedeutet: Wie gut erkennt ein Test die Gesunden? Also wie viele Gesunde bekommen richtigerweise ein negatives Ergebnis? Die Spezifität der Schnelltests ist sehr hoch, meist über 95 Prozent.

Das bedeutet: Falsch-positive Ergebnisse sind selten, aber falsch-negative leider nicht.

Diese Zahlen allein sagen noch nichts darüber aus, wie zuverlässig das Testergebnis *in meinem konkreten Fall* ist.

Dafür braucht es einen weiteren Faktor, die Vortestwahrscheinlichkeit. Also die Frage: Wie wahrscheinlich ist es überhaupt, dass ich infiziert bin – ganz unabhängig vom Test? Das heißt: Habe ich typische Symptome? Gab es Kontakt zu Infizierten? Ist die Infektionsrate gerade hoch?

Und genau hier wird es spannend. Denn in meinem Fall – als Ärztin mit grippeähnlichen Beschwerden in einer Zeit, in der viele krank waren – war diese Vortestwahrscheinlichkeit ziemlich hoch.

Das bedeutet: Auch wenn der Test negativ ist, besteht weiterhin ein reales Risiko, dass ich trotzdem infiziert bin. Der Test kann falsch-negativ sein.

Ich wusste das. Aber mein Bauch sagte trotzdem: *Alles gut.* Mein Kopf dagegen rechnete. Und entschied sich: lieber noch mal eine PCR-Untersuchung machen. Zum Glück. Denn der PCR-Test war tatsächlich positiv. Ich blieb in Isolation und konnte so verhindern, andere anzustecken.

Das ist die Krux: Selbst wenn wir medizinisch geschult sind, rutschen wir in statistische Denkfehler. Wir verwechseln Testresultate mit Diagnosen. Wir überschätzen Sicherheit. Und wir unterschätzen die unsichtbare Variable: Kontext. Die Statistik, so scheint es manchmal, spricht eine andere Sprache als unser Gefühl. Und gerade in der medizinischen Praxis, wo es oft schnell gehen muss, Entscheidungen unter Zeitdruck fallen und Menschen klare Aussagen erwarten, rutschen wir allzu leicht in diese Denkfalle.

Der Schnelltest ist dabei nur ein Beispiel von vielen. Ob Tumormarker, Antikörpertests, Screeningprogramme oder »Werte« aus der Labordiagnostik, sie alle sagen nicht nur das, was draufsteht. Ihre Aussage hängt davon ab, wer da sitzt, wie hoch das Risiko vorher war und was wir daraus machen.

Und genau da beginnt das Problem. Denn unser Gefühl liebt Klarheit! Schwarz oder weiß, krank oder gesund. Statistik aber denkt anders. Sie denkt in Wahrscheinlichkeiten, in Graubereichen, in »kann sein, muss aber nicht«. Und das können wir nicht gut abbilden, jedenfalls nicht intuitiv.

Stell dir vor: Du stehst im Bahnhof. Eine Durchsage kommt: »Der Zug fällt aus.« Klare Info. Die Entscheidung fällt leicht: *Ich gehe und nehme das Auto*. Aber was, wenn die Durchsage lautet: »Der Zug könnte Verspätung haben mit einer Wahrscheinlichkeit von 30 bis 70 Prozent.« Was machst du jetzt?

Genau. Du zögerst. Rechnest im Kopf. Oder rätst. Entscheidest nach Bauchgefühl.

Und so ähnlich geht es auch in der Medizin, nur dass die Folgen manchmal schwerwiegender sind.

Ein Beispiel aus der Praxis. Denken wir an die Krebsvorsorge. Viele Menschen glauben: *Wenn der Test negativ ist, bin ich gesund. Wenn er positiv ist, hab' ich Krebs.* Aber so einfach ist das nicht.

Ein typischer statistischer Denkfehler heißt: »Basisratenfehler«. Das klingt kompliziert, ist aber eigentlich ganz einfach und hochrelevant. Wir vergessen oft zu fragen: Wie wahrscheinlich ist etwas überhaupt, noch *bevor* wir testen?

Stell dir vor, ein Test erkennt eine Krankheit mit 99 Prozent Genauigkeit. Klingt super, oder? Aber wenn die Krankheit selbst extrem selten ist – sagen wir: einer von 10 000 Menschen hat sie –, dann ist selbst ein positiver Test öfter *falsch-positiv*. Weil der Test zwar sehr genau ist, aber die Wahrscheinlichkeit, dass du die Krankheit überhaupt hast, so gering ist, dass der »Treffer« oft einfach danebenliegt.

Das ist, als würde man mit einem hochempfindlichen Metalldetektor über einen Sandstrand laufen, an dem nur ein einziges Centstück vergraben ist. Wenn das Gerät zehnmal piept, ist das Centstück vermutlich *nicht* dabei. Dafür aber allerlei anderes Metallwerk, das im Sand vergraben ist.

Das Bauchgefühl sagt: positiv = krank. Die Statistik sagt: Kommt drauf an.

Und das ist unbequem. Denn wir wollen wissen: Was habe ich? Nicht: Wie wahrscheinlich ist es, dass ich vielleicht etwas haben könnte?

Aber genau diese Differenz zu verstehen, ist entscheidend. Nicht nur für Ärzte, die behandeln, sondern für uns alle. Weil wir jeden Tag Entscheidungen treffen über Tests, Therapien, Risiken und Medikamente. Und weil diese Entscheidungen besser werden, wenn wir wissen: Sicherheit ist nicht das Gegenteil von Risiko, sondern ein Kind der Wahrscheinlichkeit.

DER TRÜGERISCHE TREFFER

Ein paar Jahre zuvor – ich war noch Medizinstudentin und im Blockpraktikum – durfte ich eine freundliche Patientin mit graugelockten Haaren zur Mammografie begleiten. Sie war Ende fünfzig, und mir fiel gleich in den ersten Minuten ihre angenehm ruhige und zurückhaltende Art auf, die sie mir sofort sympathisch machte. Es war ein ganz normaler Vorsorgetermin im Rahmen des Brustkrebsscreenings. Ohne Beschwerden. Ohne Verdacht. Einfach Routine.

Sie kam wie jeden zweiten Frühling zur Kontrolle. Nur diesmal war etwas anders. »Wir haben da eine kleine Unregelmäßigkeit gesehen«, sagte die Ärztin vorsichtig. Ein Schatten im Bild. Eine Verdichtung. Auffällig, aber nicht eindeutig. Ein sogenannter positiver Screeningbefund.

Die Frau war schlagartig bleich. Ich erinnere mich an ihre Hände, die sich zitternd im Schoß verkrampften.

»Ich habe doch beim Abtasten meiner Brust gar nichts gespürt«, flüsterte sie.

Und genau hier liegt das Problem. Denn in diesem Moment denkt das Gehirn nicht in Wahrscheinlichkeiten, sondern in Katastrophen. *Positiver Test = Ich habe Krebs.*

So funktioniert Intuition. Aber so funktioniert Statistik nicht. Die Realität sieht anders aus: Nach einem Mammografiescreening wird in Deutschland bei etwa 6 von 1000 Frauen tatsächlich Brustkrebs diagnostiziert. Aber etwa 100 von 1000 Frauen erhalten zunächst einen auffälligen Befund in der Früherkennung, der weiter abgeklärt werden muss. Oft durch Ultraschall, Biopsien oder eine weitere Bildgebung.

Das bedeutet: Von 100 Frauen mit einem »positiven« Screeningbefund haben 94 *keinen* Brustkrebs. Die sogenannte positive Vorhersagewahrscheinlichkeit – also: *Wie groß ist das Risiko, dass bei einem positiven Test tatsächlich Brustkrebs vorliegt?* – liegt bei etwa 6 Prozent. Oder anders gesagt: In 94 Prozent der Fälle bestätigt sich der Anfangsverdacht glücklicherweise nicht.

Die Patientin aus meinem Praktikum ließ sich davon nicht beruhigen. Am schwersten fiel ihr das Warten: die Nachuntersuchungen, die Biopsie, die Tage voller Angst, Grübeln und schlafloser Nächte. Am Ende kam – Gott sei Dank – die Entwarnung. Es war nur eine gutartige Zyste.

Niemand hat einen Fehler gemacht. Im Gegenteil. Das Screening hat richtig funktioniert. Aber es hat auch offenbart, wie schwer es für uns ist, mit Unsicherheit und Wahrscheinlichkeiten umzugehen, besonders, wenn es um den eigenen Körper geht.

Denn auch hier gilt: Ein positiver Früherkennungstest ist noch keine Diagnose. Er ist ein Hinweis. Ein Anstoß zur genaueren Abklärung. Nicht mehr, aber auch nicht weniger.

All das soll keine Warnung *gegen* das Screening sein, im Gegenteil. Brustkrebs ist die häufigste Krebserkrankung bei Frauen. Laut dem Krebsdatenregister des Robert-Koch-Instituts erhält jede achte Frau in Deutschland im Laufe ihres Lebens diese Diagnose. Früherkennung kann Leben retten, weil sie Tumoren entdeckt, bevor sie Beschwerden machen und oft lange, bevor sie tastbar sind. Entscheidend ist, dass wir lernen, die Ergebnisse des Screenings richtig einzuordnen: Nicht jedes auffällige Bild ist ein Todesurteil, und genau deshalb braucht es ärztliche Einordnung, Geduld und manchmal auch die Fähigkeit, mit einem offenen Ausgang umzugehen.

In der Praxis bedeutet das: Wir müssen lernen, mit Unsicherheit zu leben. Und wir müssen vermitteln, dass medizinische Tests keine Ja-Nein-Antworten sind, sondern Wahrscheinlichkeiten, eingebettet in einen klinischen Kontext.

WENN FRÜHER NICHT BESSER IST – DER TRICK MIT DER ZEIT

Manchmal fühlt sich Statistik so eindeutig an, dass man denkt: *Das kann kein Zufall sein.*

So ging es wohl auch Rudy Giuliani, dem ehemaligen Bürgermeister von New York, als er im Präsidentschaftswahlkampf 2007 erklärte, wie sehr ihm das amerikanische Gesundheitssystem das Leben gerettet habe. »Vor fünf, sechs Jahren bekam ich die Diagnose Prostatakrebs. Meine Überlebenschance in den Vereinigten Staaten? 82 Prozent! In Großbritannien? Gerade einmal 44 Prozent.«

Das klingt dramatisch. Und wirkt auf den ersten Blick wie ein klarer Beweis: Mehr Überleben = bessere Medizin. Aber ganz so einfach ist es nicht. Giuliani ist in diesem Fall nicht Profiteur des amerikanischen Gesundheitssystems gewesen. Sondern Opfer eines statistischen Denkfehlers, der sich besonders heimtückisch anfühlt, weil er so logisch erscheint.

Er heißt *Lead-Time-Bias* oder auf Deutsch *Zeitvorsprungsfehler.* Und der funktioniert so: Stellen wir uns zwei Männer vor, beide entwickeln in exakt demselben Alter denselben Prostatakrebs. Greg wird in Großbritannien diagnostiziert. Und zwar erst, als der Tumor Beschwerden macht. Das ist mit siebzig Jahren. Er stirbt mit fünfundsiebzig. Tom wird in den USA diagnostiziert mit fünfundsechzig Jahren, im Rahmen eines Früherkennungsprogramms. Er stirbt ebenfalls mit fünfundsiebzig.

Beide sterben zur gleichen Zeit. Beide haben gleich lang gelebt.

Aber die Statistik sagt:

- Greg überlebte nur *fünf Jahre nach Diagnose.*
- Tom überlebte *zehn Jahre nach Diagnose.*

Und schon wirkt es so, als wäre Tom »länger« am Leben gewesen. In Wirklichkeit wurde sein Krebs nur *früher entdeckt,* ohne dass sich der Zeitpunkt seines Todes verändert hätte.

Dieser Effekt – das »frühere Wissen«, ohne tatsächlichen Überlebensgewinn – verzerrt die Statistik, ohne die Realität zu verbessern. Und trotzdem fühlt sich eine längere Überlebenszeit nach einer Diagnose für uns »richtiger« an. Weil unser Bauch denkt: früher erkannt = besser behandelt = länger gelebt.

Aber die Statistik sagt: nicht zwingend.

In Giulianis Fall zeigte sich genau das. Die Überlebensraten für Prostatakrebs waren in den USA tatsächlich viel höher als in Großbritannien: 82 Prozent gegenüber 44 Prozent. Aber die Sterberate? Praktisch gleich: 26 Tote pro 100 000 Männer in den USA, 27 in Großbritannien. Der Unterschied lag nicht im Überleben. Sondern im Zeitpunkt der Diagnose.

In den USA wurde – und wird – früher und häufiger auf Prostatakrebs getestet, oft auch ohne Symptome. Und je früher man diagnostiziert, desto länger lebt man *mit* der Krankheit, auch wenn man nicht länger lebt *wegen* der Behandlung.

Das ist ein klassisches Beispiel für den Trugschluss der Intuition: Weil uns *mehr Zeit nach der Diagnose* wie ein Gewinn erscheint, glauben wir an eine bessere Therapie. Aber manchmal verändert sich nicht das Leben, sondern nur das Etikett »krank« statt »gesund«.

Auf den Punkt gebracht: LEAD-TIME-BIAS (ZEITVORSPRUNGSFEHLER)

Wer früher weiß, dass er krank ist, lebt nicht unbedingt länger. Er lebt manchmal nur länger mit der Krankheit.

Das bedeutet natürlich nicht, dass frühe Diagnosen grundsätzlich überflüssig sind. In vielen Fällen – je nach Krebsart und individueller Situation – kann genau das Leben retten. Entscheidend ist jedoch, dass die Zeit, die durch frühere Diagnosen gewonnen wird, auch medizinisch sinnvoll genutzt werden kann und nicht nur statistisch besser aussieht.

WARUM WIR NICHT JEDE SCHILDKRÖTE JAGEN MÜSSEN

Im amerikanischen Raum beschreibt man verschiedene Krebsarten häufig mit Analogien aus dem Tierreich. Die »Schildkröten« stehen für harmlose, langsam wachsende Tumoren. Sie sind so träge, dass sie einem nie gefährlich werden, selbst wenn man nichts unternimmt. Die »Vögel« hingegen sind hochaggressive Tumoren, die so schnell wachsen, dass man sie selbst bei frühzeitiger Entdeckung kaum noch behandeln kann. Und dann gibt es noch die »Bären«: gefährlich, aber nicht unbezwingbar. Sie wachsen langsam genug, dass man sie mit einer rechtzeitigen Therapie gut bekämpfen kann.

»Nur bei den Bären ergibt Früherkennung Sinn«, sagt Barry Kramer, Krebsexperte und ehemaliger Direktor des amerikanischen Office of Disease Prevention am National Institute of Health. Denn nur bei ihnen verändert eine rechtzeitige Diagnose tatsächlich die Prognose und kann Leben retten.

Als Ärztin bin ich überzeugt: Krebsfrüherkennung kann Leben verlängern, wenn sie gezielt, evidenzbasiert und im richtigen Kontext angewendet wird. Die Realität ist jedoch komplex. Wir finden mit modernen Screeningmethoden nicht nur Bären, sondern auch viele Schildkröten – also Krebsarten, die niemals ein Problem geworden wären. Zur Sicherheit behandeln wir alle, als wären sie Bären. Auch wenn das manchmal mehr schadet als nützt.

Im klinischen Alltag lassen sich solche Überdiagnosen nur schwer erkennen. Denn es ist nahezu unmöglich, im Einzelfall zu sagen, ob ein Patient auch ohne Früherkennungsmaßnahme jemals von seinem Krebs erfahren hätte oder gar daran gestorben wäre.

Die Statistik zeigt beispielsweise, dass sehr viel mehr Männer *mit* einem unbemerkten Prostatakrebs sterben als *an* ihm. Autopsiestudien belegen, dass etwa 60 Prozent der über 80-Jährigen und bis zu 90 Prozent der über 90-Jährigen Prostatakrebszellen im Körper tragen, ohne je Symptome zu entwickeln.

Noch komplexer wird es, wenn man bedenkt, dass viele Menschen mit fortschreitendem Alter auch andere Erkrankungen entwickeln, die ihre Lebenszeit begrenzen. Nicht jeder wird also lang genug leben, um von einer frühzeitigen Krebstherapie überhaupt zu profitieren. Manche bekommen eine Diagnose, die nie relevant geworden wäre, die aber dennoch Angst macht, Therapien nach sich zieht, Nebenwirkungen produziert und Lebenszeit belastet.

Zahlen aus der Wissenschaft bestätigen, dass diese Schwierigkeit systematisch unterschätzt wird. Zwei Forscherinnen des Instituts für Qualität und Wirtschaftlichkeit im Gesundheitswesen (IQWiG) analysierten internationale Studien zur Häufigkeit von Überdiagnosen:

- Bei der PSA-Untersuchung auf Prostatakrebs sind etwa 30–40 Prozent der Diagnosen Überdiagnosen.
- Bei der Mammografie zur Früherkennung von Brustkrebs liegt die Rate bei 15–20 Prozent.
- CT-Screenings auf Lungenkrebs bei Rauchern führen in rund 20 Prozent der Fälle zu Überdiagnosen.
- Der Ultraschall zur Vorsorge bei Schilddrüsenkrebs bringt es sogar auf 50–70 Prozent.

Was nach Sicherheit klingt, produziert manchmal also auch Unsicherheit und eine Lawine an Folgeuntersuchungen, Therapien, Nebenwirkungen und psychischen Belastungen.

Auf den Punkt gebracht: Überdiagnose

Man entdeckt eine Krankheit, die nie Beschwerden gemacht hätte, und kann den Menschen so erst durch die Diagnose zum Kranken machen.

Genau darin liegt das Dilemma: Wir wollen Krebs früh erkennen, um früh handeln zu können, und retten damit Leben. Als Ärzte entscheiden wir uns im Zweifel immer für die Sicherheit, für die Therapie, für das Handeln. Nicht aus Übermut, sondern aus Verantwortung. Doch diese Entscheidungen sind nie einfach. Denn im Vorfeld lässt sich bei manchen Krebsarten nicht sicher sagen, ob wir einen Bären vor uns haben oder eine Schildkröte. Ob dieser Krebs jemals gefährlich geworden oder unbemerkt geblieben wäre.

Deshalb braucht es Aufklärung. Nicht um Menschen von der notwendigen Früherkennung abzuhalten. Sondern um ihnen zu helfen, Befunde richtig einzuordnen und Entscheidungen gemeinsam mit den Behandlern bewusst zu treffen.

Gerade erfahrene Onkologen können oft sehr gut einschätzen, wie relevant ein Befund ist, welche Optionen es gibt und ob erst mal Beobachten sinnvoll ist oder eine rasche Therapieeinleitung unabdingbar. Gute Medizin beginnt nicht erst mit der Behandlung. Sie beginnt mit dem Verstehen und mit dem Vertrauen in einen gemeinsamen Weg.

30 PROZENT RISIKO ODER 70 PROZENT GESUNDHEIT?

Neulich schrieb mir eine Freundin aus der Schulzeit eine Nachricht. Sie ist mittlerweile Anfang dreißig und in die »Gesundheitsbubble« gerutscht, wie sie es selbst bezeichnet. Sie interessiert sich für Longevity und Anti-Aging, verfolgt neueste Ernährungs- und Fitnesstrends und lebt einen der gesündesten Lifestyles, die ich kenne.

Eines Tages hatte sie sich bei einem dieser kommerziellen Gentestanbieter angemeldet, »einfach so, aus Interesse«. Sie wollte wissen, woher ihre Vorfahren stammen, wie ihr Koffeinstoffwechsel funktioniert und wie hoch ihr Risiko für bestimmte Krankheiten ist. Also strich sie mit einem Wattestäbchen ihre Mundschleimhaut an der Innenseite ihrer Wange entlang und schickte es gut verpackt zur Genanalyse in ein amerikanisches Labor.

Ein paar Wochen später kam das Ergebnis.

»Ich habe ein 30-prozentiges Risiko, an Darmkrebs zu erkranken«, schrieb sie mir. Drei Emojis dahinter. Alle mit großen Augen.

Und ich merkte beim Lesen: Sie war beunruhigt. Nicht hysterisch. Aber verunsichert.

Was heißt das jetzt – 30 Prozent?

Soll sie sich untersuchen lassen? Die Ernährung umstellen? Frühzeitig zur Darmspiegelung? Angst haben?

Sie wusste es nicht. Und der Test sagte es ihr auch nicht. Denn was bei diesen Tests oft fehlt, ist das, was am wichtigsten wäre: Einordnung.

30 Prozent wovon?

Was sie da gelesen hatte, war ihr sogenanntes relatives Risiko, also der genetisch *erhöhte* Wert im Vergleich zur allgemeinen Bevölkerung. Wenn das durchschnittliche Lebenszeitrisiko für Darmkrebs bei Frauen zum Beispiel bei etwa 6 Prozent liegt, dann bedeuten 30 Prozent Risiko nicht, dass sie mit 30-prozentiger Wahrscheinlichkeit erkranken wird.

Sondern: dass ihr Risiko im Vergleich zum Durchschnitt um das Fünffache erhöht ist.

Klingt viel, fühlt sich bedrohlich an, ist aber nicht das Gleiche wie eine Diagnose. Denn: Das ist *nur* eine genetische Wahrscheinlichkeit. Es sagt nichts darüber aus, *ob* die Krankheit jemals ausbricht. Es berücksichtigt viele beeinflussbare Faktoren nicht: Ernährung, Bewegung, Darmflora, Rauchen, Stress oder Schutzfaktoren. Und: Der Test zeigt *nicht,* ob sich bereits etwas im Körper verändert hat. Nur, dass es *eventuell* passieren *könnte.*

Trotzdem war sie verunsichert. Denn unser Gehirn ist schlecht darin, Wahrscheinlichkeiten in sinnvolle Handlungen zu übersetzen. 30 Prozent klingt nach »viel«, nach Alarm. Aber was tun mit dieser Zahl?

Vor allem, wenn es keine konkreten Empfehlungen gibt. Keine klare Handlung. Keine aktuelle Therapie. Nur: Du trägst ein Risiko in dir.

Und das ist das Problem solcher Tests. Sie liefern Zahlen, aber oft keine Orientierung. Sie aktivieren Ängste, aber enthalten selten konkrete Schritte. Sie verwandeln gesunde Menschen in Menschen, die sich beobachten, hinterfragen und kontrollieren. Nicht weil sie krank sind, sondern weil sie gelernt haben, sich als Risiko zu sehen.

Und das, ohne dass jemand falsch gehandelt hätte. Denn es *ist* richtig, über Prävention nachzudenken. Es ist *gut,* die eigene Gesundheit ernst zu nehmen. Aber es ist gefährlich, wenn Information ohne Kontext kommt. Wenn Zahlen in der Luft hängen und wir sie mit unserer Vorstellung füllen.

Denn 30 Prozent sind nicht gleich 30 Prozent. Je nachdem, wie wir es lesen, klingt es wie: *Ich werde krank.* Oder wie: *Ich habe noch 70 Prozent Gesundheit.*

Meine Freundin ist mit ihrer Geschichte nicht alleine. Was als harmlose Neugier beginnt, endet nicht selten in Verunsicherung.

Studien zeigen, dass viele Menschen nach einem kommerziellen Gentest ihr persönliches Risiko überschätzen. Nicht weil sie irrational wären, sondern weil die Zahlen oft ohne greifbaren Rahmen präsentiert werden.

Eine Untersuchung amerikanischer Wissenschaftler etwa belegt, dass viele Nutzer solcher Tests unnötige Arztbesuche oder weitere Untersuchungen einleiteten, aus dem ehrlichen Wunsch heraus, nichts zu übersehen.

Auch eine Studie im *New Journal of Genetic Counseling* macht deutlich: Selbst wenn sich am Gesundheitsverhalten wenig ändert, bleibt bei manchen ein bedrückendes Gefühl zurück. Das Gefühl, ein Risiko in sich zu tragen. Nicht die Gene machen in diesem Fall krank. Sondern die Unsicherheit, was sie wirklich bedeuten.

Wenn Risiken nur relativ, also im Vergleich zur Gesamtbevölkerung, dargestellt werden, überschätzen viele Menschen die tatsächliche Gefahr erheblich. Erst der Bezug zum absoluten Risiko macht aus einer Zahl eine echte Entscheidungshilfe.

Genetische Informationen können wertvoll sein. Aber ohne Einbettung in echte Beratung werden sie schnell zur Last. Denn eine Zahl allein gibt keine Antwort auf die wichtigste Frage: Was heißt das für mich – hier und jetzt?

WARUM TOM DACHTE, ICH HÄTTE IHM ETWAS VERSCHWIEGEN

Nicht immer ist nur der Inhalt der Information entscheidend, auch ihre Verpackung spielt eine wichtige Rolle.

Ob wir Risiko oder Sicherheit empfinden, hängt oft weniger von der Zahl selbst ab als davon, wie sie uns präsentiert wird. Ein Effekt, der in der Psychologie als *Framing* bezeichnet wird: Die gleiche Statistik kann völlig unterschiedlich wirken, je nachdem, ob wir sie positiv oder negativ formulieren.

Tom war Lehrer, Vater zweier Kinder und gerade dabei, sich nach einer schweren depressiven Episode endlich wieder aufzurappeln. Die Antidepressiva wirkten, er war seit fast einem Jahr stabil, kam wieder morgens aus dem Bett, lachte, wenn seine Tochter ihn kitzelte, und konnte sogar wieder Unterricht halten.

»Muss ich die Tabletten jetzt für immer nehmen?«, fragte er mich beim letzten Termin in der psychiatrischen Sprechstunde. Ich spürte seine Hoffnung. Verständlich. Wer will schon sein Leben lang Medikamente nehmen, wenn es einem endlich besser geht? Ich erklärte ihm die Fakten: »Wenn man die Medikamente nach einem Jahr absetzt, bleibt etwa die Hälfte der Patienten dauerhaft stabil.«

Tom nickte. Er wirkte erleichtert. Die Chance auf ein normales Leben, ohne tägliche Tabletten, das wollte er versuchen.

Zwei Monate später saß er wieder in meiner Sprechstunde. In der Hand: ein ausgedruckter Artikel mit der Überschrift *50 Prozent Rückfallrate nach Antidepressivastopp*. Seine Stirn war gerunzelt, die Stimme dünn.

»Wieso haben Sie mir das nicht gesagt? Dass es so wahrscheinlich ist, dass es wiederkommt?«

Ich war einen Moment still. Denn das war ja genau das, was ich gesagt hatte. Nur eben … anders.

»50 Prozent bleiben stabil« – das klingt nach Hoffnung. »50 Prozent erleiden einen Rückfall« – das klingt nach Bedrohung.

Zahlen sind nicht neutral. Sie sprechen, je nachdem, wie man sie kleidet. Willkommen im Framing-Effekt!

Wir Menschen reagieren auf Zahlen nicht wie Computer. Nicht nüchtern und nicht objektiv. Unsere Wahrnehmung ist wie eine Kamera, je nach Licht und Blickwinkel sieht dasselbe Bild ganz anders aus.

- »95 Prozent Überleben« klingt tröstlich.
- »5 Prozent Sterberisiko« macht Angst.
- »Frühbehandlung verdoppelt die Chance« motiviert.
- »Zu langes Warten halbiert die Chance« erzeugt Druck.

Und selbst wir Mediziner – im Studium ausgebildet in medizinischer Statistik, trainiert in Risikoabschätzung – tappen in diese Falle. Studien zeigen: Wir empfehlen eher eine Früherkennung oder eine Therapie, wenn die Überlebenswahrscheinlichkeit betont wird. Und deutlich seltener, wenn das Risiko hervorgehoben wird. Obwohl beides dasselbe meint.

Eine Studie von Odette Wegwarth und ihrem Team vom Harding-Zentrum für Risikokompetenz zeigt, wie tief dieses Problem reicht. Allgemeinmediziner und Internisten sollten entscheiden, ob sie einem hypothetischen Patienten ein Screening auf eine Krebserkrankung empfehlen. Einmal basierend auf der Überlebensrate, einmal basierend auf der Sterberate. Im ersten Fall stimmten rund 70 Prozent für das Screening und beurteilten es als nützlich, im zweiten Fall nur 23 Prozent.

Wegwarths Fazit: Viele Ärzte verwechseln gesteigerte Überlebensraten mit Wirksamkeit und ziehen daraus falsche Schlüsse.

Auch eine klassische Studie aus dem New England Journal of Medicine von McNeil et al. aus dem Jahr 1982 offenbart diesen Zusammenhang: Selbst erfahrene Chirurgen und Chirurginnen entschieden sich signifikant häufiger für eine Operation, wenn ihnen die Überlebenswahrscheinlichkeit genannt wurde, und deutlich seltener, wenn sie mit der identischen Sterbewahrscheinlichkeit konfrontiert wurden. Das bloße Wording verändert also die medizinische Entscheidung, auch aufseiten derer, die es eigentlich besser wissen müssten.

Das hat Konsequenzen. Denn wie wir sprechen, beeinflusst, was unsere Patienten tun. Ob Tom seine Medikamente absetzt oder nicht, hängt nicht nur von den Zahlen ab. Sondern davon, wie er sie versteht und wie wir sie ihm zeigen.

Das führt zur eigentlichen Frage: Wie frei sind unsere Entscheidungen wirklich, wenn sie so leicht zu lenken sind?

Das Beispiel zeigt, wie sehr die Art, wie wir Zahlen verpacken, unsere Entscheidungen beeinflusst, ob wir Patient sind oder Arzt. Es reicht nicht, nur mehr Daten zu haben. Entscheidend ist, wie wir diese Daten erklären und gemeinsam verstehen.

Für Ärzte heißt das: Wir müssen offen und ehrlich kommunizieren, nicht nur die Fakten, sondern auch die Unsicherheiten und Grenzen des Wissens. Denn nur so können Patienten wirklich einschätzen, was die Zahlen für sie persönlich bedeuten.

Für Patienten bedeutet es: Nicht jede Zahl ist auf Anhieb klar, und der Ton, in dem sie präsentiert wird, verändert, wie wir sie aufnehmen. Es lohnt sich deshalb nachzufragen, zu verstehen und zu prüfen, welche Risiken oder Chancen wirklich relevant sind.

So wird aus Statistik nicht nur eine Zahl, sondern ein Werkzeug für bewusste Entscheidungen, die zu jedem Menschen passen.

ZUSAMMENGEFASST

Unser Bauchgefühl ist ein evolutionäres Meisterwerk, wenn es um soziale Situationen oder akute Gefahren geht. Doch sobald es um Wahrscheinlichkeiten, Risiken und komplexe Zahlen geht, lässt es uns oft im Stich. Das ist kein persönliches Versagen, sondern ein biologisches Faktum: Unser Gehirn ist schlecht darin, Statistik intuitiv zu erfassen.

Wir sehnen uns nach Sicherheit und Eindeutigkeit: *Krank oder gesund? Positiv oder negativ?* Doch medizinische Tests liefern selten Ja-Nein-Antworten. **Ein positiver Test ist nicht automatisch eine Diagnose, und ein negativer Test bedeutet nicht automatisch Entwarnung.** Ohne den Kontext – also die Frage, wie wahrscheinlich eine Erkrankung überhaupt ist – führt ein Testergebnis schnell in die Irre und erzeugt falsche Sicherheit oder unnötige Panik.

Besonders tückisch sind statistische Phänomene wie der *Lead-Time-Bias.* Er erklärt, warum wir manchmal glauben, Leben zu retten, obwohl wir nur den Zeitpunkt der Diagnose vorverlegt haben. **Überdiagnosen machen krank,** indem sie gesunde Menschen zu Patienten machen, die Behandlungen für Veränderungen erhalten, die ihnen nie geschadet hätten.

Zudem müssen wir verstehen, dass Zahlen manipulierbar sind. **Wie etwas gesagt wird, beeinflusst unsere Entscheidung massiv.** Ein »30 Prozent höheres Risiko« klingt bedrohlich, relativiert sich aber oft, wenn man das absolute Risiko betrachtet. Ein gutes Bauchgefühl muss daher verstehen: **Statistiken sind kein objektives Wissen, sie brauchen Kontext.** Wer lernt, Zahlen zu hinterfragen, gewinnt die Hoheit über seine Entscheidungen zurück.

WICHTIG: BIN ICH GEGEN FRÜHERKENNUNGS- UND VORSORGEMASSNAHMEN?

Nein – ganz im Gegenteil. Es ist wichtig, dass wir diese Möglichkeiten haben. Und in den meisten Fällen können sie Leben retten, Zeit verschaffen und Orientierung geben.

Dieses Kapitel soll nicht abschrecken, sondern sensibilisieren: für die Stärken und Schwächen medizinischer Statistik, für die Fallstricke in unserer Wahrnehmung von Zahlen und der Bedeutung von einzelnen Maßnahmen, und dafür, dass nicht nur die Information zählt, sondern der Umgang mit ihr. Denn unser Bauchgefühl ist ein großartiger Kompass, aber bei Wahrscheinlichkeiten, Risiken und relativen Prozentwerten kann es uns leicht in die Irre führen. Ich wünsche mir nicht weniger Medizin, sondern eine Medizin, die bewusster rechnet, besser kommuniziert und den Menschen nicht hinter der Zahl verliert.

FRAGE DICH SELBST

- Vertraue ich einem Test, weil er negativ/positiv war, oder habe ich auch bedacht, wie wahrscheinlich die Erkrankung wirklich ist?
- Weiß ich, was genau mir ein Risiko von beispielsweise 30 Prozent sagt und was nicht?
- Habe ich das Gefühl, der Test gibt mir Sicherheit, oder erzeugt er mehr Unsicherheit?
- Habe ich mit meiner Ärztin oder meinem Arzt darüber gesprochen, was der Befund konkret für *mich* bedeutet und welche Optionen es gibt?

Kapitel 4

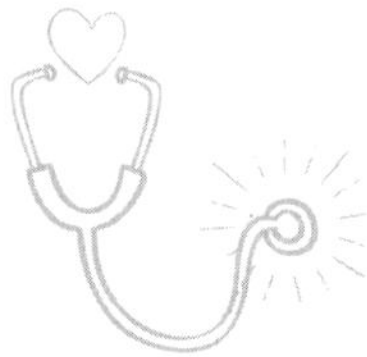

Der Mensch hinter dem Laborwert

Warum Befunde nur mit Kontext Sinn ergeben und Symptome mehr sind als Zahlen

»Nicht alles, was zählt, kann gezählt werden,
und nicht alles, was gezählt werden kann, zählt.«

Albert Einstein (1879–1955)

DER AUSREISSER, DER KEINER WAR

Meine ersten Jahre als Assistenzärztin in der Psychiatrie waren geprägt von Nachtdiensten. Nächte, in denen ich oft das Gefühl hatte, die Klinik sei eine eigene Welt mit eigenen Regeln, einer eigenen Sprache und einem eigenen Rhythmus.

Mein Dienstzimmer lag am Ende des Klinikgebäudes, weit entfernt vom Notaufnahmetrakt. Dort versuchte ich nachts ein wenig Schlaf zu finden oder zumindest bei einer Tasse Tee die letzten Aufnahmen des Tages zu dokumentieren. Meist saß ich auf einem klapprigen Bürostuhl neben dem aufgeklappten uralten Schrankbett mit seiner dünnen Matratze, oft noch leicht im Halbschlaf, wenn ich plötzlich durch das Klingeln des altmodischem Klinikfunktelefons – ein echtes Relikt aus der Zeit vor Smartphones – aufgeschreckt wurde.

»Da ist ein Neuer in der psychiatrischen Aufnahme.«

Dann hieß es: aufstehen, Tee abstellen, Kittel greifen. Durch die verlassenen Flure der nächtlichen Klinik laufen, vorbei an verschlossenen Bürotüren, gedimmten Stationslichtern mit flackernden Neonröhren und summenden Getränkeautomaten. Es hatte etwas Gespenstisches so ganz alleine über die verlassenen Flure einer psychiatrischen Klinik zu eilen.

Die psychiatrische Notaufnahme befand sich zu dieser Zeit in einem provisorisch umfunktionierten Nebengang des Hauptgebäudes, die eigentliche Aufnahme war wegen Renovierungsarbeiten geschlossen.

Der Trakt war abgelegen, still, funktional. Ein kleiner Raum, nüchtern ausgestattet mit zwei Stühlen, einem Schreibtisch, einer Untersuchungsliege und, wenn man Glück hatte, auch mit einer Pflegefachkraft, die nicht gerade auf einer anderen Station gebraucht wurde und bei Dokumentation oder Medikamentengabe unterstützen konnte.

Gleich nebenan lag die chirurgische Notaufnahme; laut, grell, betriebsam. Dorthin gingen die meisten, die »was Körperliches« hatten. In unserem stilleren Seitenflügel dagegen kamen, neben jenen, die sich aus Versehen hierher verirrten, diejenigen, deren Leid tiefer in der Seele verankert war. Und dann standen sie plötzlich vor mir: einer jungen Assistenzärztin mit blauem Klemmbrett, Stift in der Hand, der Blick offen, aufmerksam, neugierig, umrahmt von blonden Locken.

In diesen Nachtdiensten erlebte man alles. Lallende Patienten mit Abhängigkeitserkrankungen, die nach dem starken Konsum von Drogen oder Alkohol mitten in der Nacht die plötzliche Erkenntnis hatten, *jetzt sofort* abstinent werden zu wollen und ebenso sofort aufgenommen werden wollten, obwohl die Station längst voll war. Psychotische Menschen in Begleitung der Polizei, die andere bedroht hatten oder in einer eigenen Welt lebten, in der man vorsichtig, aber klar die Grenze wahren musste. Suizidgefährdete Patienten, die nicht mehr weiterwussten. Und zwischendrin: junge Menschen mit gebrochenem Herzen, einsame Seelen oder erschöpfte Angehörige, die einfach nur einen Menschen brauchten, der ihnen zuhörte.

Ich habe in diesen Nächten mehr über Psychiatrie gelernt als in vielen theoretischen Fortbildungen. Nicht nur über Symptome und Diagnosen, sondern über Menschen. Über das, was bleibt, wenn man mit jemandem allein in einem kahlen Raum sitzt und sich seine innersten Nöte und unausgesprochenen Ängste anhört.

Eine Begegnung ist mir bis heute besonders im Gedächtnis geblieben. Es war gegen halb zwölf abends. Der Flur lag still, nur das Summen der Leuchtstoffröhren durchbrach die nächtliche Ruhe. Ich saß mit einer Tasse Tee vor dem Computer der Notfallambulanz und tippte noch die Dokumentation des vorherigen Falls zu Ende, als mein Kliniktelefon summte und einen neuen Patienten ankündigte.

Wenige Minuten später saß ich einem jungen Mann gegenüber, vielleicht Mitte zwanzig. Er wirkte blass, nervös, und sein Blick flackerte rastlos zwischen Handy und Tür.

»Ich bin eigentlich nicht verrückt«, sagte er zur Begrüßung. »Aber ich glaube, ich sterbe gleich.« Sein Puls raste, die Hände zitterten, sein Atem war flach und hektisch: Alles deutete auf eine Panikattacke hin. Doch daran dachte er nicht. Er reichte mir ein Blatt Papier, ein Laborbefund vom Hausarzt. Er hatte ihn abends per E-Mail bekommen, erst nach dem Abendessen geöffnet, und beim Überfliegen des Ausdrucks war ihm sofort der vermeintlich gefährliche Wert ins Auge gesprungen. Den Hausarzt erreichte er zu dieser Uhrzeit nicht mehr. Also fuhr er in die Notaufnahme.

»Mein Kaliumwert ist zu niedrig!«, stieß er hervor, sichtbar außer Atem. »Ich hab' das gegoogelt, da stand, das kann zu Herzstillstand führen!«

Ich nahm ihm den Ausdruck aus der Hand. Kalium: 3,4 mmol/l. Referenzbereich: 3,5 bis 5,1. Ein Zehntel unter der Norm. Aber für ihn der Anfang vom Ende.

Ich fragte ihn vorsichtig, ob er noch andere Beschwerden hatte: Durchfall, Erbrechen, starkes Schwitzen? Ob er Medikamente genommen hatte?

»Nein«, sagte er. »Nur … die letzten Tage waren stressig. Prüfungsphase. Ich hab' kaum gegessen. Gestern nur Kaffee und 'ne Banane.«

Er sah mich an, als hinge sein Schicksal an meinem nächsten Satz. Und genau in diesem Moment wurde mir wieder klar, wie sehr uns eine einzelne Zahl aus der Bahn werfen kann, wenn der Kontext fehlt.

Was dieser junge Mann mitgebracht hatte, war kein medizinischer Notfall, sondern ein klassischer Fall von *im Blutwert auffällig, aber klinisch unbedeutend.* Ein Kaliumwert von 3,4 mmol/l – also gerade einmal 0,1 unter dem unteren Grenzwert. Doch für ihn war es ein Schock.

Warum? Weil wir, ganz intuitiv, glauben: Was außerhalb der Norm liegt, ist gefährlich.

Aber genau das stimmt nicht immer.

Denn was viele nicht wissen: Ein Laborwert ist kein absolutes Maß für Gesundheit oder Krankheit. Er ist eine Zahl, gemessen zu einem bestimmten Zeitpunkt, unter bestimmten Bedingungen, mit einer bestimmten Methode. Und diese Zahl wird dann mit einem sogenannten Referenzbereich, einem Normbereich, verglichen.

Viele denken dabei an eine Art biologische Grenze. Alles innerhalb ist gesund, alles außerhalb gefährlich. Aber so funktioniert das nicht. Ein Norm- oder Referenzbereich ist keine medizinische Sollvorgabe, sondern eine statistische Konstruktion. Er entsteht folgendermaßen: Man nimmt eine große Gruppe gesunder Menschen und misst bei ihnen den betreffenden Laborwert, zum Beispiel Kalium. Dann sortiert man die jeweils 2,5 Prozent mit den höchsten und die 2,5 Prozent mit den niedrigsten Werten aus. Was übrig bleibt, also die mittleren 95 Prozent, wird als *Referenzbereich* definiert.

Das heißt im Umkehrschluss: 5 Prozent aller gesunden Menschen liegen *automatisch* außerhalb dieser Grenze. Oder bildlich gesprochen: Wenn hundert gesunde Menschen zur Blutabnahme gehen, werden bei fünf von ihnen Werte auftauchen, die »auffällig« sind, obwohl sie vollkommen gesund sind. Jeder Zwanzigste ist davon betroffen, ganz ohne krank zu sein.

Ein »abnormaler« Wert ist also nicht automatisch ein Zeichen für Krankheit, manchmal ist er einfach nur Ausdruck individueller Normalität.

Und nicht nur das: Referenzbereiche unterscheiden sich von Labor zu Labor. Sie hängen davon ab, welche Bevölkerung man misst, welche Messmethode verwendet wird und manchmal sogar von der Jahreszeit oder dem Gerätetyp. Ein und derselbe Mensch kann also am Montag in Labor A einen unauffälligen Wert haben und am Dienstag in Labor B einen »pathologischen«.

Auch Alter und biologisches Geschlecht spielen eine Rolle. Ein Wert, der für eine junge Frau völlig normal ist, kann bei einem älteren Mann als auffällig gelten und umgekehrt. Die Norm ist nicht so »normal«, wie sie wirkt.

Und damit nicht genug: Auch unsere Blutwerte selbst sind oftmals keine festen Größen, sie schwanken. Je nach Tageszeit, Flüssigkeitshaushalt, Hormonlage, körperlicher Aktivität, Ernährung, Zyklusphase, Stresslevel, Schlaf oder einem beginnenden Infekt. Der Schilddrüsenwert TSH kann morgens völlig unauffällig sein und abends leicht außerhalb der Norm liegen. Leberwerte steigen nach dem Sport. Cortisol klettert bei Nervosität in die Höhe. Und bei Frauen verändert der Hormonzyklus gleich eine ganze Reihe von Laborparametern, ganz ohne Krankheitswert.

Ein Wert außerhalb des Referenzbereichs ist also nicht automatisch krankhaft. Er ist ein Signal, das gedeutet werden muss. Und zwar nicht im Internet. Sondern im ärztlichen Gespräch, im Kontext, im Gesamtbild des Menschen.

In der Medizin bedeutet eine Zahl nie nur sich selbst. Sie bekommt Bedeutung erst dann, wenn wir sie einordnen. Und dafür brauchen wir nicht nur Labore, sondern ärztliche Erfahrung, Zuhören und Zeit.

Später, als ich die Klinik verließ, um in einer ambulanten Praxis zu arbeiten, habe ich gelernt, wie entscheidend die Art der Rückmeldung ist, besonders bei abweichenden Laborbefunden, die wir elektronisch an Patienten übermittelten.

Wir schickten nicht einfach ein PDF. Sondern schrieben bewusst dazu: *Anbei Ihr Laborbefund. Erfreulicherweise alles in Ordnung. Werte außerhalb des Referenzbereichs sind nicht relevant und können ignoriert werden.*

Das galt natürlich nur für Werte, die wir zuvor medizinisch eingeordnet hatten, aber gerade dann war es umso wichtiger, diesen Satz auch zu formulieren.

Denn wo für uns als Ärzte ein »Alles gut« klar ist, bleibt für Patienten oft ein Fragezeichen stehen, vor allem, wenn irgendwo ein Sternchen blinkt oder eine Zahl »nicht in der Norm« liegt.

Manchmal ist es nur ein Satz. Aber es ist ein Satz, der beruhigt. Ein Satz, der verhindert, dass sich jemand nachts um halb zwölf in die Notaufnahme setzt mit Panik im Bauch. Ein Satz, der Vertrauen schafft. Und die Kontrolle zurückgibt.

In jener Nacht in der psychiatrischen Notaufnahme wurde mir das einmal mehr bewusst. Wie schnell ein junger, eigentlich gesunder Mensch durch eine einzige Zahl aus dem Gleichgewicht geraten kann. Wie sehr wir verlernt haben, unseren Körper zu lesen. Wie sehr wir gelernt haben, uns auf Grenzwerte zu verlassen. Und wie wichtig es ist, dass Ärzte nicht nur Befunde übermitteln, sondern verstehen helfen.

Ein Kalium von 3,4 war im Fall meines Patienten völlig unbedenklich, vor allem, da keine weiteren Auffälligkeiten bestanden. Der Kaliumwert kann schwanken: durch Ernährung, Flüssigkeitshaushalt, körperliche Belastung oder Stress. Aber auf einem Blatt Papier sieht es aus wie ein Problem. Und wenn man allein davor sitzt und sich durch endlose Internetbeiträge googelt, dann fühlt es sich vielleicht auch wie ein Todesurteil an.

Ich erklärte meinem Patienten das alles in Ruhe. Dass es völlig plausibel ist, dass sein Kaliumwert an diesem Tag ein bisschen niedriger war – nicht krankhaft, sondern eine normale Reaktion auf Fasten und Stress. Dass er *nicht* kurz vor einem Herzstillstand stand. Und dass der schlimmste Einflussfaktor in seinem Fall nicht das Kalium war, sondern die Angst.

Er sah mich lange an. Und dann sackte er ein Stück in den Stuhl, als hätte jemand den Druck aus seinem Inneren gelassen.

Die Idee eines Referenzbereichs für Blutwerte ist sinnvoll, aber sie braucht Erklärung. Ohne Kontext wird sie zur Falle. Plötzlich gelten Menschen als krank, die nur ein individuelles Profil haben. Oder man jagt »Auffälligkeiten« hinterher, die nichts bedeuten, außer dass man heute vielleicht schlecht geschlafen hat oder vor dem Blutabnehmen zu wenig getrunken.

Dabei ist ein einzelner Laborwert wie ein Satz, bei dem der ganze Absatz fehlt. Er sagt etwas, aber ohne Zusammenhang kann man ihn falsch verstehen. Es braucht immer den Kontext. Liegen Beschwerden vor? Gibt es Risikofaktoren oder eine Krankengeschichte? Ist der Wert deutlich verändert oder nur knapp außerhalb der Norm? Gibt es Vergleichswerte aus der Vergangenheit?

Nur wenn man all das zusammendenkt, entsteht ein echtes Bild und darauf basierend eine gewissenhafte Empfehlung der nächsten Schritte.

WENN SYMPTOME MEHR SAGEN ALS ZAHLEN

Manchmal jedoch kann es auch umgekehrt sein. Ein Laborwert ohne Anamnese ist wie ein Steckbrief ohne Täter. Er liefert Hinweise, aber keine Geschichte. Ich erinnere mich genau an den Moment, in dem ich das zum ersten Mal wirklich begriff.

Es war ein Dienstagvormittag in der neurologischen Praxis. Draußen wehte der Wind das goldene Herbstlaub gegen die Fenster, drinnen war die Sprechstunde mal wieder voll bis auf den letzten Slot. Ich hatte gerade den Termin mit einer Migränepatientin beendet, als ich den nächsten Patienten hereinbat.

Ein Mann trat ein. Anfang fünfzig, indischer Herkunft, sehr gepflegt mit zurückhaltender Präsenz. Er trug ein dunkelblaues Hemd und wirkte ruhig, beinahe stoisch. Doch in seinem Blick lag etwas Unruhiges, etwas, das suchte.

Er setzte sich, faltete die Hände im Schoß und sah mich an. »Ich habe seit Monaten Schmerzen in den Füßen«, sagte er auf Englisch, mit typisch indischem Akzent. »Ein Brennen. Besonders nachts. Es raubt mir den Schlaf.«

Seine Stimme war leise, aber fest. Keine Dramatik, keine Übertreibung. Nur die nüchterne Schilderung eines Leidens, das längst in seinen Alltag eingesickert war.

Ich nahm mir Zeit für die neurologische Untersuchung und beobachetete genau. Die Reflexe an der Achillessehne waren abgeschwächt. Das Gangbild unsicher, als ich den Patienten bat, auf den Fersen zu laufen. Und dann berichtete er von Gefühlsstörungen, wie Watte unter den Füßen, wie Ameisen, die nachts erwachen.

Polyneuropathie, dachte ich sofort – eine Erkrankung der peripheren, langen Nerven in Beinen oder Armen, bei der die Reizweiterleitung von Signalen gestört ist. Die Ursachen dafür sind vielfältig: Diabetes, Alkohol, Medikamente, Vitaminmängel (besonders Vitamin B12) und selten auch erbliche oder toxische Auslöser.

Zur Absicherung führte ich eine Nervenleitgeschwindigkeitsmessung durch, die Standardmethode zur Diagnose einer Polyneuropathie. Und tatsächlich: Die Untersuchung zeigte eine deutlich verlangsamte Reizleitung in den sensiblen Nervenbahnen der Beine. Der Befund bestätigte, was die Symptome bereits nahegelegt hatten.

Ich stellte also die klassischen Fragen nach den Ursachen. Alkohol? Keine nennenswerten Mengen. Medikamente? Keine regelmäßige Einnahme. Vorerkrankungen? Nein. Familiengeschichte? Unauffällig. Ernährung? Vegetarisch, aber abwechslungsreich.

Dann holte er einen Zettel aus der Mappe. Ein aktuelles Blutbild vom Hausarzt. Jemand hatte mit Kugelschreiber an den Rand geschrieben: *Alles in Ordnung.*

Ich überflog die Werte. Es war ein Routinelabor, auch der Vitaminstatus war enthalten. Mein Blick galt besonders dem Vitamin B12: 290 pg/ml. Formal im Normbereich. Das war gut.

An diesem Punkt wäre der Fall für viele abgehakt gewesen. Der Patient hatte eine Polyneuropathie, und es war auf den ersten Blick keine direkte Ursache erkennbar.

Aber ich zögerte. Vielleicht war es seine ruhige Klarheit. Vielleicht die Unstimmigkeit zwischen seinem Befund und dem, was er schilderte. Oder vielleicht war es das Wissen, das sich mit den Jahren einschleicht: dass Zahlen nicht immer die ganze Geschichte erzählen.

Ich entschied, das ganze Labor zu wiederholen, so, wie ich es gelernt hatte. Oder genauer gesagt zu *ergänzen.*

Denn was viele nicht wissen: Der Vitamin-B12-Spiegel im Blut zeigt nur, *wie viel* Vitamin im Körper insgesamt zirkuliert, nicht aber, *ob und wie gut* es tatsächlich in den Zellen ankommt und dort wirkt.

Man kann sich das vorstellen wie einen vollen Benzintank bei einem Auto, das trotzdem nicht anspringt. Der Sprit ist da, aber wenn die Leitung verstopft ist oder der Motor das Benzin nicht verwerten kann, nützt der volle Tank nichts. Genauso kann der Vitamin-B12-Wert im Blut im »Normbereich« liegen, und dennoch fehlt dem Körper funktionell B12, weil es nicht dort ankommt, wo es gebraucht wird.

Also ließ ich die Methylmalonsäure mitbestimmen, einen Marker, der steigt, wenn den Zellen funktionell zu wenig B12 zur Verfügung steht. Wenn sie trotz ausreichender Mengen im Blut keinen Kraftstoff bekommen.

Wenige Tage später lag der Befund vor. Methylmalonsäure: deutlich erhöht. Damit war klar, mein Patient litt tatsächlich an einem funktionellen Vitamin-B12-Mangel, trotz »normalem« Spiegel.

Ich begann eine gezielte Therapie: Vitamin-B12-Substitution, zusätzlich Schmerzmedikation und Schlafhygiene. Ich erklärte ihm den Zusammenhang, nahm mir Zeit und versuchte, nicht nur den Wert zu behandeln, sondern auch das Erleben von Schmerz und Gefühlsstörung.

Einige Wochen später kam er zur Kontrolle. Er setzte sich wie beim ersten Mal, aber diesmal war etwas anders. Er lächelte. »Es ist besser geworden«, sagte er. »Nicht weg, aber besser.«

Der bestimmte Vitamin-B12-Wert beim Hausarzt war in diesem Fall nicht falsch, dieser hatte völlig richtig gehandelt. Aber der Vitaminstatus war unvollständig. Denn Referenzbereiche bilden nicht die komplexe Realität eines Menschen ab. Sie sagen: *In 95 Prozent der Fälle ist das unauffällig.* Aber sie sagen nicht: *Dieser Mensch hat keine funktionellen Mangelerscheinungen.*

Gerade bei Vitaminen, Hormonen und bestimmten Spurenelementen ist das häufig der Fall. Manchmal ist ein Wert grenzwertig niedrig, aber das Gewebe »hungert« trotzdem. Manchmal sieht alles »gut« aus, bis man genauer hinschaut. In der Medizin ist kein Wert für sich genommen entscheidend. Die Frage ist immer: Was erzählt der Mensch? Welche Symptome zeigt er? Und wie gut passt der Befund zur klinischen Realität?

Das zeigt sich nicht nur bei Vitamin B12. Auch andere Werte sagen manchmal wenig aus, solange man sie isoliert betrachtet:

Auf den Punkt gebracht: TÜCKISCHE LABORWERTE

* Das **CRP** (C-reaktives Protein), ein Entzündungsmarker, kann bei bakteriellen Infekten zu Beginn noch völlig normal sein, selbst wenn der Körper bereits mit Fieber, Schüttelfrost und Schmerzen reagiert. Erst mit Verzögerung steigt der Wert an.
* Das **Ferritin,** der Speicherwert für Eisen, kann bei gleichzeitig bestehenden Entzündungen künstlich erhöht erscheinen und dadurch einen beginnenden Eisenmangel verschleiern.
* Das **D-Dimer,** ein Marker zur Einschätzung von Thrombose- oder Embolieverdacht (also sich bildende Blutgerinnsel), kann bei älteren Menschen, nach Infekten oder sogar bei banaler Erschöpfung erhöht sein, ohne dass ein Blutgerinnsel vorliegt.
* Der **Calciumwert** im Blut kann normal aussehen, und trotzdem kann dem Körper Calcium fehlen. Denn nur ein Teil des Calciums im Blut ist wirklich aktiv und für Knochen, Nerven und Muskeln nutzbar. Dieser »freie« Anteil wird aber nicht immer automatisch mitgemessen. Besonders bei chronischen Erkrankungen oder einem nied-

rigen Eiweißwert (Albumin) im Blut kann der Gesamtwert trügen, obwohl tatsächlich ein Mangel besteht.

* Die **Leberwerte** (z. B. GPT oder GGT) reagieren oft sensibel mit einem Anstieg auf kurzfristige Einflüsse wie Sport, Medikamente oder Alkohol, ohne dass eine echte Leberschädigung vorliegt. Gleichzeitig können bei chronisch schleichenden Leberschäden die Werte lange unauffällig bleiben.
* Der **HbA1c-Wert** (Langzeitblutzucker) zeigt, wie hoch der Blutzucker in den letzten Wochen war, er wird deshalb oft zur Beurteilung von Diabetes verwendet. Aber: Bei bestimmten Veränderungen im Blut, wie zum Beispiel Eisenmangel oder Blutarmut (Anämie), kann dieser Wert verfälscht sein. Er kann dann zu hoch oder zu niedrig erscheinen, obwohl der tatsächliche Blutzucker normal ist. Das kann die Diagnose erschweren oder zu Fehleinschätzungen führen.
* Die **Elektrolyte** – also Blutsalze wie Natrium, Kalium oder Magnesium – reagieren sehr empfindlich auf äußere Einflüsse. Flüssigkeitsmangel, übermäßiges Trinken, starkes Schwitzen, aber auch Stress oder bestimmte Medikamente können die Werte verschieben. Gerade Kalium ist ein Beispiel dafür, wie leicht ein Wert verfälscht sein kann: Wenn bei der Blutabnahme zu lange gestaut wird, also die Staubinde zu lange am Arm bleibt, oder das Röhrchen beim Transport geschüttelt oder nicht richtig gelagert wird, kann Kalium künstlich erhöht erscheinen, obwohl im Körper selbst alles in Ordnung ist. Gleichzeitig können bei Erschöpfung, Magen-Darm-Erkrankungen oder chronischen Belastungen leichte Mängel bestehen, ohne dass sie sich sofort im Laborwert niederschlagen.

Diese Beispiele zeigen: Ein Laborwert kann täuschen, wenn man ihn aus dem Gesamtbild herauslöst. Nicht die Zahl entscheidet. Sondern die richtige Einordnung. So wie in meinem nächsten Fall.

Jeder kennt sie, diese Menschen, die grundsätzlich nicht zum Arzt gehen. Die sagen: *Ich bin nicht krank,* während sie schniefend und hustend am Küchentisch sitzen. Mein Vater ist so einer. Erkältung? Gibt's nicht. Fieber? Wird ignoriert. Solange er noch stehen kann, ist er »gesund«.

Vielleicht hat mich gerade deshalb ein bestimmter Patient so an ihn erinnert, in dem Jahr, als ich im Studium ein Praktikum in der Notaufnahme machte.

Ein älterer Herr, Ende siebzig, stellte sich vor. Er war groß, stämmig, mit wettergegerbter Haut und einem festen Händedruck wie Granit, obwohl er sich beim Betreten des Raums kaum noch auf den Beinen halten konnte. Er war der Typ *Ich geh nur zum Arzt, wenn ich am Boden liege.* Seine Ehefrau hatte den Rettungsdienst gerufen, weil er plötzlich mit Brustschmerzen und Übelkeit zusammengebrochen war. Er selbst wollte eigentlich gar nicht kommen.

Der Mann saß auf der Untersuchungsliege, blass, verschwitzt und mit fahrigem Blick. Schon beim Anlegen des EKGs, also der Aufzeichnung der elektrischen Herzaktivität, zeigten sich klare Auffälligkeiten. Typische Kurvenveränderungen, wie man sie bei einem Herzinfarkt sieht.

Zusätzlich war sein Troponinwert deutlich erhöht, ein Laborwert, der bei einem Schaden des Herzmuskels in die Höhe schnellt. Troponin ist ein Eiweiß, das in den Herzmuskelzellen vorkommt und bei einem Infarkt ins Blut freigesetzt wird. Ein Alarmzeichen.

Die Diagnose stand schnell fest. Der Mann hatte einen *STEMI (ST-Elevation-Myokardinfarkt),* also einen akuten Herzinfarkt mit sichtbarer ST-Hebung im EKG, ausgelöst durch eine plötzlich unterbrochene Durchblutung des Herzmuskels.

Im anschließenden Gespräch wurde klar: Dieser Herzinfarkt war kein Blitz aus heiterem Himmel. Der Mann hatte eine still verlaufende, aber riskante Vorgeschichte.

Seit Jahren waren seine Blutfettwerte deutlich erhöht gewesen, insbesondere die Cholesterinwerte und Triglyzeride. Blutfette, die in zu hoher Konzentration die Gefäße schädigen können. Auch der Blutdruck war immer wieder am oberen Limit, *grenzwertig hoch,* wie man sagt. Nicht katastrophal, aber dauerhaft belastend für Herz und Gefäße. Sein Hausarzt hatte ihn mehrfach darauf hingewiesen. Empfohlen, mit Statinen zu beginnen, also Medikamenten, die den Cholesterinspiegel senken und damit das Risiko für Herzinfarkt oder Schlaganfall deutlich verringern können. Zusätzlich hätte er eine Lebensstiländerung gebraucht. Statt jeden Tag Schweinebraten und Knödel mehr Bewegung, gesündere Ernährung und weniger Stress. Dann hätten vielleicht sogar Tabletten zur Behandlung vermieden werden können.

Aber nichts davon war wirklich umgesetzt worden. Keine echte Veränderung des Lebensstils. Keine Medikamente.

Ich fragte ihn, warum. Er sah mich an, zuckte mit den Schultern. Sein Blick war nicht trotzig, eher ratlos.

»Mir ging's doch gut«, sagte er. »Ich hab' nichts gespürt. Wozu soll ich was verändern oder Pillen schlucken, wenn ich mich gesund fühle?«

Genau das ist das Tückische an manchen Laborwerten: Sie machen lange keine Beschwerden, bis sie es plötzlich doch tun.

Ein zu hoher Cholesterinspiegel verengt über Jahre unbemerkt die Herzkranzgefäße, bis sie plötzlich keinen Sauerstoff mehr zum Herzmuskel durchlassen. Ein erhöhter Blutdruck schädigt langsam die Gefäßwände und wird erst zum Thema, wenn ein Gefäß im Gehirn platzt oder verstopft. Ein zu hoher Blutzucker greift Nerven, Blutgefäße und Organe an, lange bevor Müdigkeit, Sehstörungen oder Kribbeln in den Füßen auftauchen.

Diese Werte sind wie leise tickende Uhren im Hintergrund, man hört sie nicht. Man fühlt sie nicht. Und doch laufen sie weiter. Bis irgendwann der Alarm losgeht.

Gerade bei diesen *stillen Risiken* ist es wichtig, nicht nur auf das eigene Körpergefühl zu hören, sondern auf das, was wir aus Erfahrung und Forschung wissen. Auf das, was Ärzte und Ärztinnen einordnen können. Und auf das, was Laborwerte oft schon zeigen, bevor der Körper es tut. Denn nicht jede Bedrohung kündigt sich rechtzeitig an. Und nicht jeder gefährliche Verlauf ist spürbar, bevor es ernst wird.

Der alte Mann hatte Glück. Er überlebte seinen Herzinfarkt – knapp. Doch sein Satz blieb mir im Kopf: »Ich hab's einfach nicht ernst genommen.«

ZUSAMMENGEFASST

Ein junger Mann, der wegen einer minimalen Abweichung im Kaliumwert Todesangst hat und nachts in die Notaufnahme eilt. Ein älterer Herr, der trotz jahrelang erhöhter Blutfettwerte nichts ändert, weil er sich »gesund fühlt« – bis der Herzinfarkt kommt. Beide Fälle zeigen, wie schwer es ist, medizinische Daten richtig zu lesen.

Wir neigen dazu, Laborwerte als absolute Wahrheiten zu betrachten: schwarz auf weiß, gesund oder krank. Doch **Normbereiche sind Orientierungshilfen, keine biologischen Gesetze.** Sie sind statistische Konstrukte, die den Durchschnitt abbilden. Das bedeutet: Fünf Prozent aller völlig gesunden Menschen liegen automatisch außerhalb der Norm. **Nicht jede Auffälligkeit ist ein Notfall.** Ein Wert außerhalb des *Referenzbereichs* kann Ausdruck individueller Normalität sein, während ein Wert innerhalb der

Norm bei einem anderen Menschen bereits eine Krankheit maskieren kann.

Deshalb gilt: **Befunde brauchen Kontext.** Ein einzelner Laborwert sagt wenig. Entscheidend ist, was er im Zusammenhang mit deinen Symptomen, deiner Vorgeschichte und deinem Gesamtzustand bedeutet. **Das Gespräch mit dem Arzt oder der Ärztin ist entscheidend,** um Zahlen Leben einzuhauchen und sie richtig einzuordnen.

Gleichzeitig dürfen wir uns nicht allein auf das Bauchgefühl verlassen, wenn es um sogenannte *stille Risiken* geht. Hoher Blutdruck, erhöhter Blutzucker oder hohe Cholesterinwerte tun nicht weh. **Beschwerdefreiheit schützt nicht vor Risiken.** Diese Werte verursachen oft jahrelang keine Symptome, können aber schwere Schäden anrichten, wenn sie übersehen werden. Gute Medizin bedeutet daher, die Balance zu finden: nicht jede Zahl panisch zu behandeln, aber die leisen Warnsignale des Körpers ernst zu nehmen, bevor sie laut werden.

FRAGE DICH SELBST

- Habe ich verstanden, was ein abweichender Laborwert in meinem individuellen Fall wirklich bedeutet?
- Erwarte ich von einer Blutuntersuchung, dass sie mir absolute Sicherheit gibt, oder sehe ich sie als einen Baustein in einem größeren Bild?
- Beziehe ich mein Körpergefühl mit ein, wenn ich einen ärztlichen Befund erhalte, oder lasse ich mich von einer Zahl zu sehr verunsichern oder beruhigen?

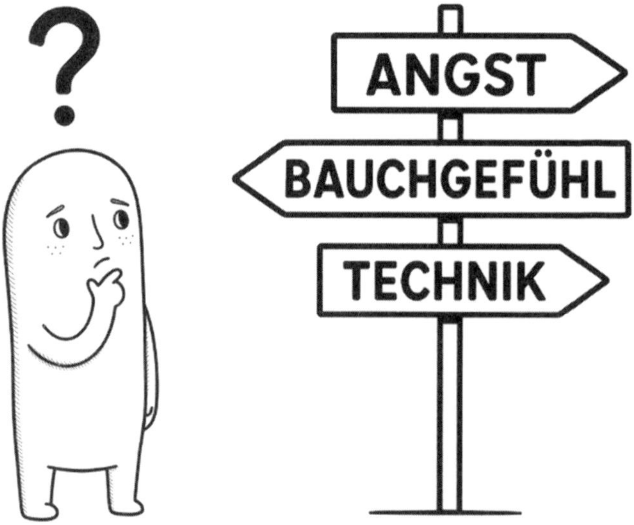
ANGST
BAUCHGEFÜHL
TECHNIK

Teil II

ENTSCHEIDUNGEN IN DER GRAUZONE

KLUG ENTSCHEIDEN – ZWISCHEN ANGST, TECHNIK UND BAUCHGEFÜHL

Kapitel 5

Die sieben wichtigsten Fragen bei jedem Arztbesuch

Einfache Leitfragen für selbstbestimmte Entscheidungen

»Wissen ist das Gegengift zur Angst.«

PROF. GERD GIGERENZER (GEB. 1947)

Den ersten Kontakt mit der Medizin hatte ich lange vor meinem Medizinstudium. Ich erinnere mich noch genau: Ich war etwa vier Jahre alt, trug – ganz typisch für ein bayerisches Madl – meine kleine Lederhose und streifte barfuß durch den Garten meiner Oma Resi im Herzen der Oberpfalz.

Ich liebte es, dort zu sein. Der weiche, moosige Boden. Die Sonne, die durch die Apfelbaumkronen fiel. Und der ganz eigene Geruch nach Gras, Erde und dem frisch gebackenen Apfelkuchen, der irgendwo schon auf dem Blech wartete.

Es gab dort diesen besonderen, fast magischen Trost, der nur entsteht, wenn man als Kind an einem Ort ist, der sich ganz nach Zuhause anfühlt. Nach Sicherheit, nach Wärme, nach *Hier darfst du sein, wie du bist.*

Nach meinen Streifzügen kam ich immer in die Küche. Denn dort, das wusste ich, versteckte Oma Resi heimlich die Limo unter der Spüle. Und ich durfte mir aussuchen: Zitrone oder Orange. Zitrone war mein Favorit. Dazu machte sie mir Kaisersemmeln, frisch vom Dorfbäcker, dick bestrichen mit Honig vom Imker nebenan. Es war das Beste, was es für mich gab. Diese Rituale waren wie kleine Verträge zwischen uns. Unausgesprochen, aber tief eingebrannt.

Bis zu jenem Tag, an dem Oma Resi zur Darmkrebsvorsorge ging. Pflichtbewusst, wie sie war, ließ sie sich zu einer routinemäßigen Darmspiegelung überweisen. Sie ging in ein kleines Wald- und Wiesenkrankenhaus in der Nähe. Die Untersuchung sollte sicherstellen, dass alles in Ordnung war. Doch was ich damals nicht verstand – und was meine Familie bis heute nicht vergessen hat –, war, dass bei dieser eigentlich routinierten Prozedur ein schwerer Fehler passierte.

Ein Arzt stach mit dem Endoskop, ein röhrenförmiges medizinisches Instrument, versehentlich durch die Darmwand. Ein winziges Loch entstand. Aber es hatte fatale Folgen.

Oma Resi musste im Krankenhaus bleiben. Die kleine Verletzung führte zu einer Infektion. Dann zu weiteren. Und schließlich starb sie daran. Eine vorher gesunde Frau, mitten im Leben.

Ich war noch zu klein, um zu begreifen, was geschehen war. Ich verstand nur: Es gab keine Honigbrote mehr. Keine Zitronenlimo. Kein weiches Lachen aus der Küche. Keine Umarmung meiner Oma.

Heute – viele Jahre später, als Ärztin – sehe ich die Dinge differenzierter. Fehler passieren. Auch in der Medizin. Auch bei gut gemeinten, gut durchgeführten Untersuchungen. Denn auch wir Ärzte sind Menschen, die nicht alles richtig machen. Aber ich frage mich: *Hätte dieser Fehler verhindert werden können?* Was hätte es gebraucht, um solch ein Schicksal abzuwenden? Vielleicht eine andere Klinik? Ein besser ausgebildeter Arzt? Eine sorgfältigere Vorbereitung? Vielleicht eine Frage, die man im Vorfeld besser gestellt hätte? Vielleicht auch mehrere?

Ich bin überzeugt: Darmkrebsvorsorge ist wichtig. Sie rettet Leben. Daran hat sich auch durch meine Geschichte nichts geändert. Ich selbst habe bereits eine Darmspiegelung durchführen lassen und würde jederzeit wieder eine Vorsorgeuntersuchung wahrnehmen, sei es bei Beschwerden oder ab dem empfohlenen Alter.

Gleichzeitig weiß ich heute: Kein Eingriff ist ohne Risiko, und nicht jede Komplikation lässt sich vermeiden. Nicht jede Entscheidung schützt vor allem, was schiefgehen kann. Aber vieles lässt sich durch gute Vorbereitung besser handhaben.

Gute Fragen sind kein Schutzschild, aber sie sind ein Werkzeug für den selbstbestimmten Umgang mit der eigenen Gesundheit. Dieses Kapitel ist für alle, die in Situationen geraten, in denen man plötzlich »Patient« ist oder Angehöriger. Für alle, die in einem Sprechzimmer sitzen und das Gefühl haben: *Ich müsste etwas fragen, aber ich weiß nicht, was.* Für alle, die eine Untersuchung vor sich haben, eine Therapieentscheidung, einen Eingriff. Und für diejenigen, die für jemanden entscheiden müssen, den sie lieben, so wie ich meine Oma Resi.

Die folgenden Fragen können keine Fehler verhindern. Sie ersetzen kein medizinisches Wissen. Aber sie können helfen, besser zu verstehen, den eigenen Kompass zu schärfen und kluge Entscheidungen für die Gesundheit zu treffen. Sie sollen helfen, das Beste aus einem Arztbesuch herauszuholen: für sich selbst und für die, die einem am Herzen liegen.

WO FINDE ICH DIE BESTE HILFE?

Praxis, Klinik oder Uniklinik – was eignet sich wann?

Es war ein verregneter Donnerstagmorgen, als ich einen Anruf von einer Bekannten bekam. »Sag mal, du bist doch Ärztin, ich hab' da so ein Problem …« Ich lächelte. So fangen viele Gespräche an, seit ich Medizin studiert habe.

Sie erzählte mir, dass sie seit Wochen unter diffuser Erschöpfung, Herzstolpern und Kreislaufproblemen litt. Mal sei ihr schwindlig, mal habe sie das Gefühl, nicht richtig durchatmen zu können. Die Hausärztin habe Blut abgenommen, aber nichts »Richtiges« gefunden. Jetzt überlege sie, »einfach mal in die Uniklinik zu gehen«. Ob das eine gute Idee sei?

Ich fragte sie: »Was erhoffst du dir dort?«

»Na ja … dass mal richtig geschaut wird.«

Das ist ein häufiges Gefühl, besonders, wenn die Symptome unspezifisch sind. Wenn man schon bei mehreren Ärzten war und trotzdem das Gefühl hat: *Ich werde nicht ernst genommen.* Oder: *Ich habe zwar Ergebnisse, aber keine Antwort.*

Doch bevor man sich auf den Weg in eine Klinik macht – vielleicht mit vier, fünf Stunden Wartezeit, einem Schnellcheck in der Notaufnahme und der Hoffnung auf »die eine große Untersuchung« –, lohnt sich ein Schritt zurück: *Was brauche ich gerade wirklich?*

Denn nicht jeder medizinische Fall braucht gleich die große Bühne. Und nicht jedes diffuse Symptom braucht ein Hochleistungsgerät. Oft braucht es vor allem: die richtige Anlaufstelle.

Hausarztpraxis: für Orientierung und Lotsenfunktion

Der Hausarzt oder die Hausärztin ist mehr als nur die »erste Anlaufstelle«. Er oder sie ist oft der Mensch, der dich über Jahre hinweg begleitet und dadurch nicht nur deine medizinische Vorgeschichte kennt, sondern auch dein Umfeld, deine Belastungen, deine Sorgen zwischen den Zeilen.

In einer sorgsam geführten Hausarztpraxis entsteht mit der Zeit ein Vertrauensverhältnis, das in der modernen Medizin besonders wertvoll ist: Man muss sich nicht jedes Mal neu erklären. Man kann auch mal Unsicherheiten ansprechen. Und man wird nicht sofort mit Hightechdiagnostik überrollt, wenn vielleicht erst mal ein einordnendes Gespräch und eine Rückversicherung reichen, damit alles in Ordnung ist.

Hier ist der richtige Ort für:

- Ersteinschätzungen bei neu auftretenden Beschwerden
- Basisdiagnostik (Blutwerte, EKG, Blutdruck, Urin etc.)
- Koordination weiterer Schritte: Überweisungen, Kontrolluntersuchungen, Medikamentenabsprachen
- Vertrauensaufbau über die Zeit, gerade bei komplexen oder wiederkehrenden Problemen

Viele unterschätzen, wie wertvoll ein guter Hausarzt oder eine gute Hausärztin sein kann, gerade im Dickicht aus Fachbegriffen, verwirrenden Befunden und schwer einzuordnenden Beschwerden. Denn manchmal ist es genau diese Person, die dir sagt: *Wir machen jetzt nicht zehn neue Tests, wir hören erst mal genau hin,* oder die sagt: *Das müssen wir schnell abklären, ich überweise Sie sofort ins Krankenhaus.*

Natürlich ist das Bild nicht immer ideal. Viele Hausärzte und Hausärztinnen stehen heute unter enormem Zeitdruck. Fünf, manchmal sieben Minuten, mehr ist im Praxisalltag oft nicht drin. Das ist kein Zeichen von Desinteresse, sondern Ausdruck eines Systems, das an seine Grenzen kommt. Gerade deshalb kannst auch du etwas beitragen: indem du dich gut vorbereitest, die wichtigsten Informationen vorab sammelst und die begrenzte Zeit im Gespräch sinnvoll nutzt. Wertschätzung funktioniert in beide Richtungen.

Und: Ein guter Hausarzt kann auch in fünf Minuten spüren, wenn etwas nicht stimmt. Er oder sie hört zwischen den Sätzen, findet die richtige Rückfrage oder sagt: »Kommen Sie nächste Woche noch mal, ich will das im Blick behalten.«

Es muss nicht immer ein großes Fachwort fallen, oft reicht ein echtes Zuhören. Und wenn du spürst, dass du dich nicht gesehen, nicht ernst genommen oder abgespeist fühlst, darfst du auch das ernst nehmen. Dann ist es vielleicht Zeit, sich nach jemand anderem umzuschauen, denn die Hausarztpraxis ist nicht irgendein Ort. Sie ist oft der erste Filter, der darüber entscheidet, in welche Richtung du im medizinischen System weitergeleitet wirst.

Facharztpraxis: für gezielte Fragestellungen

Fachärzte und Fachärztinnen sind ideal, wenn das Problem klarer wird. Ob orthopädische Beschwerden, hormonelle Schwankungen oder wiederkehrende Migräne: Hier braucht es Menschen, die sich tief mit einem medizinischen Fachgebiet auskennen und spezifische Untersuchungen oder Behandlungen durchführen können.

Die Facharztpraxis ist gut geeignet bei:

- Wiederkehrenden, klar umschriebenen Beschwerden
- Auffälligen Vorbefunden (z. B. Schilddrüsenwert TSH erhöht – das ist ein Fall für die Endokrinologie)
- Wunsch nach spezialisierter Diagnostik oder Therapie

In der Regel erfolgt der Weg zum Facharzt über eine Überweisung durch die Hausärztin oder den Hausarzt, besonders, wenn man gesetzlich versichert ist. Das hat den Vorteil, dass der Hausarzt die Symptomlage bereits vorsortieren und die Richtung vorgeben kann.

Aber: Für manche Themen kann man auch direkt eine Facharztpraxis aufsuchen, beispielsweise ist das in der Augenheilkunde, Gynäkologie oder Hals-Nasen-Ohrenheilkunde ganz üblich. Diese

Bereiche gelten als »direkt zugänglich«, und man kann dort auch ohne Überweisung einen Termin machen, zum Beispiel bei Vorsorgeuntersuchungen oder plötzlich auftretenden Beschwerden.

Gut zu wissen

In besonders gefragten Fachgebieten wie Psychiatrie, Neurologie oder Kardiologie lohnt es sich, zuerst den Hausarzt einzubeziehen. Wenn dieser eine Überweisung als sogenannten *Hausarztvermittlungsfall* ausstellt und direkt vermittelt, wird der Besuch beim Facharzt anders vergütet. Viele Praxen können solche Fälle deshalb schneller einplanen. Der Vorteil: Die Dringlichkeit wird medizinisch eingeschätzt, und der Weg in die passende Facharztpraxis verkürzt sich oft spürbar.

Klinik oder Notaufnahme: für Akutfälle

Viele Kliniken sind heute überlastet und nicht dafür gedacht, um »mal eben richtig durchgecheckt« zu werden, wenn keine akute Gefahr besteht oder ein Symptom gerade erst aufgetreten ist.

Die Notaufnahme ist für *medizinische Notfälle* da. Für Situationen, in denen schnelles Handeln entscheidend ist, weil der Körper Signale sendet, die sich nicht ignorieren lassen.

Typische Gründe für die Notaufnahme sind:

- akuter Brustschmerz oder Luftnot
- Lähmungserscheinungen
- Ohnmachtsanfälle oder Bewusstseinsstörungen
- starke Blutungen
- unkontrollierbare Schmerzen
- Suizidgedanken oder psychische Ausnahmesituationen
- … oder alles, was sich lebensbedrohlich oder gefährlich instabil anfühlt

Für alles andere gilt: Im Zweifel lieber erst mal ambulant klären, dort ist es oft ruhiger, persönlicher, geordneter.

Kliniken außerhalb der Notaufnahme sind dagegen wichtige Anlaufstellen, wenn:

- ambulante Fachärzte und Fachärztinnen mit ihrer Diagnostik oder Therapie nicht weiterkommen
- eine umfangreichere Abklärung notwendig wird, z. B. mit stationärer Überwachung
- eine spezialisierte Therapie angeboten wird, die ambulant nicht verfügbar ist
- oder ein Routineeingriff ansteht, wie etwa eine geplante Hüft- oder Kniegelenksoperation

Viele dieser Eingriffe erfolgen auf spezialisierten Stationen, oft mit festen OP-Teams und standardisierten Abläufen. Das bedeutet: Hier kann man als Patient gut versorgt sein, auch wenn es nicht um einen akuten Notfall geht.

Die Herausforderung liegt oft in der richtigen Einordnung. Was gehört tatsächlich in die Notaufnahme? Was lässt sich ambulant klären? Und wann ist ein stationärer Aufenthalt sinnvoll, zur Diagnostik, zur Therapie oder zur Sicherheit?

Gerade wenn man selbst verunsichert ist, lohnt sich ein kurzes Gespräch mit der Hausarztpraxis oder dem ärztlichen Bereitschaftsdienst unter 116117, bevor man sich stundenlang in eine überfüllte Notaufnahme setzt und Kapazitäten in Anspruch nimmt, ohne dass dort überhaupt die richtigen Mittel zur Verfügung stehen, um weiterzuhelfen.

Unikliniken & Spezialambulanzen: für komplexe Fälle und für besondere Expertise

Unikliniken sind Orte der Hochleistungsmedizin. Sie vereinen Patientenversorgung mit Forschung und Lehre, genau deshalb heißen sie auch *Universitätskliniken*. Hier werden Medizinstudierende ausgebildet, ärztliche Karrieren geformt, neue Therapien entwickelt und manchmal auch der medizinische Fortschritt geschrieben.

Unikliniken sind besonders geeignet bei:

- seltenen Erkrankungen
- komplexen oder therapieresistenten Verläufen
- Multisystemerkrankungen (z. B. Autoimmunerkrankungen mit mehreren Organsystemen)
- Zweitmeinungen bei schwierigen oder uneindeutigen Diagnosen

Aber: Sie sind nicht per se besser, nur anders strukturiert.

In den Ambulanzen der Unikliniken braucht man meist eine Überweisung vom Facharzt mit konkreter Fragestellung. Die Abläufe sind oft strenger getaktet, Zeit ist knapp, dafür die Expertise häufig sehr hoch. Und man sollte Geduld mitbringen und sich bewusst sein, dass man als Patient im »System« mitläuft.

Ein weiterer Aspekt: Da Unikliniken auch Forschungseinrichtungen sind, hat man hier unter Umständen Zugang zu innovativen Diagnoseverfahren oder Studien mit neuen, noch nicht flächendeckend verfügbaren Therapien.

Und: Es ist völlig legitim, sich auch für »normale« Operationen an eine Uniklinik zu wenden – beispielsweise, wenn dort ein ausgewiesener Experte oder eine renommierte Professorin operieren, die in genau diesem Bereich forschen oder einen besonderen Ruf haben. In solchen Fällen kann es durchaus Sinn machen, bewusst dorthin zu gehen, auch wenn der Eingriff theoretisch auch woanders durchführbar wäre.

Was viele nicht wissen: In Unikliniken begegnet man häufiger Medizinstudierenden und jungen Assistenzärzten, da hier auch die ärztliche Ausbildung stattfindet. Das muss kein Nachteil sein, im Gegenteil: Der frische Blick, das aktuelle Wissen und die enge

Supervision durch erfahrene Ärzte können ein Gewinn sein. Wer das weiß, ist weniger überrascht, wenn bei der Visite plötzlich zehn Menschen im Raum stehen.

WO FINDE ICH VERLÄSSLICHE INFOS?

Es ist ein Satz, den ich oft höre: »Ich hab' da mal ein bisschen gegoogelt …« Und meistens folgt dann eine Mischung aus Verunsicherung, Halbwissen und Angst. Die Patientin, die glaubt, sie habe Multiple Sklerose, weil ihr rechter Fuß seit ein paar Stunden »komisch kribbelt«. Der Vater, der seiner Tochter keine Antibiotika geben will, weil er online gelesen hat, das »ruiniere die Darmflora auf Jahrzehnte«. Der Mann, der nach zehn Minuten Recherche überzeugt ist, ein Spezialist in der Schweiz könne ihn mit einer Methode heilen, die in keinem Leitlinienpapier der Welt auftaucht.

Verständlich ist das alles. Denn: Wer krank ist, sucht Halt. Und wer keine klaren Antworten bekommt, sucht selbst.

Doch in der heutigen Informationsflut ist die Suche oft wie ein Segeltörn im Nebel. Ohne Kompass, ohne Karte, aber mit vielen Stimmen, die »diesen einen Trick« kennen wollen. Deshalb ist es so wichtig, verlässliche Quellen zu kennen. Orte, an denen man nicht nur die Antworten auf medizinische Fragen, sondern seriöse Orientierung findet.

Im Folgenden skizziere ich einen Überblick über solche Informationsquellen, die aus meiner subjektiven Erfahrung als Ärztin und Patientin entstanden sind.

Vorbereitung auf den Arztbesuch

Ein Arztbesuch ist für viele Menschen kein banaler Termin. Er ist etwas, das innerlich bewegt, auch wenn man es sich nicht immer anmerken lässt. Denn meist geht es nicht nur um einen Husten oder ein Ziehen im Knie. Sondern um Unsicherheit. Um Angst. Um die Suche nach Klarheit.

Und genau deshalb lohnt sich eine gute Vorbereitung. Nicht, um »alles richtig zu machen«, sondern um die eigenen Fragen, Gedanken und Gefühle zu sortieren, bevor man im Behandlungszimmer sitzt und die Sprechzeit gefühlt schon halb verflogen ist.

Aber Achtung: Vorbereitung heißt *nicht,* sich drei Nächte um die Ohren zu schlagen und auf ungezielte Foren- oder Suchmaschinen-Diagnosereise zu gehen. Denn wer mit zehn Verdachtsdiagnosen in die Praxis kommt, ist oft nicht besser vorbereitet, sondern nur verwirrter und angespannter.

Gute Vorbereitung schafft Klarheit, keine Panik. Und hilft dir, dein *Bauchgefühl zu hören,* statt es in der Informationsflut zu verlieren.

CHECKLISTE: GUT VORBEREITET ZUM ARZT

- [ ] **Symptome notieren** – präzise, aber nicht perfektionistisch
  * Was spüre ich genau?
  * Seit wann?
  * In welchem Zusammenhang (z. B. nach dem Essen, beim Sport, nachts)?
  * Gibt es begleitende Veränderungen (z. B. Gewicht, Schlaf, Stimmung, Zyklus, Verdauung)?
  * Was hat sich seitdem verändert: Was ist besser, schlechter, gleich geblieben?

  Tipp: Schreibe deine Notizen stichpunktartig auf. Dein Körper ist kein Aufsatzthema, sondern ein Gesprächsanlass. Je konkreter du im Gespräch selbst wirst, desto eher kann dein Gegenüber verstehen, worum es dir geht.

☐ **Fragen formulieren** – nicht alle, aber die wichtigsten
Es müssen nicht zehn sein. Oft reichen zwei oder drei gute Fragen, um ein Gespräch zu strukturieren, z. B.:

* Was könnte hinter meinen Symptomen stecken?
* Ist das bedrohlich oder nicht?
* Welche Untersuchungen würden Sie empfehlen und warum?
* Gibt es Alternativen zu dieser Therapie?
* Was könnte passieren, wenn ich erst mal nichts mache?

Tipp: Notiere deine wichtigste Frage ganz oben. Wenn du am Ende des Gesprächs das Gefühl hast, *ich habe sie gestellt,* gehst du meist schon mit mehr Sicherheit nach Hause, unabhängig von der Antwort.

☐ **Bisherige Befunde mitnehmen** – lieber zu viel als zu wenig
Falls du eine elektronische Patientenakte (ePA) nutzt, prüfe vor dem Termin, ob alle relevanten Unterlagen dort hinterlegt sind. Alles, was nicht digital gespeichert ist, solltest du in Papierform oder auf einem Datenträger mitbringen, besonders dann, wenn es für dein aktuelles Anliegen wichtig ist:

* aktuelle Laborwerte
* Bildgebungen (MRT, CT, Röntgen), am besten mit schriftlichem Befund oder Ausdruck mit QR-Code und ggf. auch auf CD/DVD (*Hinweis:* Der schriftliche Befund ist im Praxisalltag im ersten Kontakt meist hilfreicher und liefert schneller verwertbare Informationen als eine CD, die erst zeitaufwendig eingelesen werden muss.)
* für die Erkrankung relevante Vorberichte oder Arztbriefe (auch aus der Vergangenheit, besonders bei chronischen Beschwerden)

* Medikamentenliste (inklusive Dosierungen!)
* ggf. auch: Impfpass, Allergiepass, Schmerztagebuch, Ernährungstagebuch etc.

Tipp: Mach dir Kopien deiner Befunde, die du der Ärztin oder dem Arzt überlassen kannst, so bleibt das Original immer bei dir.

Denke daran: Für einen ganzen Aktenordner hat dein Arzt während der Sprechstunde meist keine Zeit. Wähle deshalb gezielt die Unterlagen aus, die dein aktuelles Problem am besten zusammenfassen, in der Regel reicht der neueste Arztbrief. Dein Arzt wird dich bei Bedarf gezielt nach weiteren Befunden fragen.

Alternativ kannst du die wichtigsten Unterlagen häufig auch im Vorfeld per E-Mail an die Praxis schicken, das spart Papier und vermeidet den Aufwand, Befunde später erneut einscannen und digitalisieren zu müssen.

☐ **Vorab recherchieren** – mit Maß und Bauchgefühl

Natürlich darf man sich informieren. Über mögliche Ursachen, Anlaufstellen oder infrage kommende Ärzte und Ärztinnen oder Kliniken. Aber setze dir am besten einen klaren zeitlichen Rahmen. Eine Stunde gute Recherche hilft. Drei Stunden wildes Googeln machen meist nur müde und ratlos.

Worauf du achten kannst:

* Gibt es Empfehlungen aus vertrauensvollen Quellen (Hausarzt, Apotheker, Freunde mit medizinischem Hintergrund)?
* Ist die Klinik/Facharztpraxis auf mein Anliegen spezialisiert?
* Wie ist der Gesamteindruck (Website, Bewertungen, Sprache, Erreichbarkeit)?

Ziel deiner Vorbereitung sollte nicht Perfektion sein, sondern innere Sortierung. Wer weiß, was er sagen möchte, wer die eigene Geschichte einordnen kann, und wer sich traut, gezielt nachzufragen, wird im Gespräch mit dem Arzt oder der Ärztin nicht nur besser verstanden, sondern auch selbst zum aktiven Teil der Entscheidung.

Die verlässlichsten Informationsquellen – ein Überblick

Der »Bundesweite Klinik-Atlas«

Der *Bundesweite Klinik-Atlas* (bundes-klinik-atlas.de) ist der offizielle Nachfolger der früheren *Weißen Liste,* die über viele Jahre eine der verlässlichsten und nutzerfreundlichsten Anlaufstellen für Klinikrecherche war. Das neue Portal möchte daran anknüpfen: Es ist staatlich gefördert, unabhängig, werbefrei und soll Patientinnen und Patienten dabei unterstützen, eine passende Klinik auf Basis nachvollziehbarer Fakten zu finden. Betrieben wird es im Auftrag des Bundesministeriums für Gesundheit.

Der Klinik-Atlas ist allerdings noch jung. Viele Strukturen sind im Aufbau, und noch nicht alle Krankenhäuser oder Fachbereiche sind erfasst. Trotzdem lohnt sich ein Blick, weil das Portal in den kommenden Jahren systematisch erweitert werden soll und damit Schritt für Schritt zur zentralen Orientierungshilfe im deutschen Gesundheitswesen werden kann.

Wie schon die *Weiße Liste* arbeitet auch der *Klinik-Atlas* nicht mit Einzelmeinungen, sondern mit offiziellen Qualitätsdaten, soweit sie verfügbar sind: Fallzahlen, Komplikationsraten, Personal- und Ausstattungsschlüssel sowie Angaben zu Spezialisierungen. Die Informationen stammen aus gesetzlichen Qualitätssicherungsdaten, aus Krankenhausplanungsunterlagen der Länder und weiteren öffentlichen Quellen.

Vorteile des Klinik-Atlas':

1. Du kannst gezielt nach der passenden Klinik für dein Anliegen suchen, zum Beispiel nach einer Klinik für Herzchirurgie in Nordrhein-Westfalen oder einem zertifizierten Brustkrebszentrum in München, und bekommst strukturierte Informationen statt Werbung.
2. Das Portal zeigt übersichtlich, wie viele Eingriffe einer bestimmten Art pro Jahr durchgeführt werden, wie erfahren das Team ist und wie die personelle Ausstattung aussieht. Ein wichtiger Hinweis auf Routine und Qualität.
3. Du erfährst, ob eine Klinik über spezielle Zertifikate oder anerkannte Zentren verfügt, etwa als zertifiziertes onkologisches Zentrum, Endoprothetikzentrum oder Stroke Unit.
   Der Klinik-Atlas macht sichtbar, ob es sich um ein Haus der Grund-, Schwerpunkt- oder Maximalversorgung handelt, also beispielsweise eine Universitätsklinik oder ein kleineres Krankenhaus mit regionalem Schwerpunkt.

Wann ist der Klinik-Atlas besonders nützlich?

- Wenn du für eine bestimmte Diagnose oder Operation die beste Klinik finden möchtest
- Wenn du verschiedene Häuser anhand von objektiven Qualitätsdaten vergleichen willst
- Wenn du dich vor einem geplanten Eingriff über Spezialisierungen, Fallzahlen und Erfahrung informieren möchtest
- Wenn du dir ein eigenes Bild machen willst, jenseits von Werbung und subjektiven Onlinebewertungen

Arztbewertungsportale – Bewertungen mit Vorsicht genießen

Wer sich auf einen Arztbesuch vorbereitet oder nach einer passenden Klinik sucht, landet früher oder später bei Bewertungsportalen im Netz. *Jameda, Google, Sanego, DocInsider, klinibewertung.de* usw. sind die digitalen Visitenkarten von heute.

Und ja: Onlinebewertungen können hilfreich sein. Sie bieten erste Eindrücke, liefern Erfahrungsberichte anderer Patienten und geben Hinweise auf Dinge, die man sonst vielleicht nicht erfährt: wie freundlich das Praxisteam ist, wie gut die Aufklärung empfunden wurde oder ob man sich ernst genommen fühlte.

Besonders aussagekräftig werden Bewertungen, wenn sich ein Bild verdichtet. Etwa, wenn eine Ärztin in über hundert Kommentaren immer wieder als *»empathisch und gründlich«* beschrieben wird.

Aber: Onlinebewertungen sind kein *objektiver* Maßstab für medizinische Qualität. Denn sie zeigen nur einen winzigen Ausschnitt, nämlich die *subjektive* Erfahrung Einzelner. Und die kann verzerrt sein.

Was du wissen solltest: Menschen mit negativen Erfahrungen schreiben häufiger Bewertungen, wer zufrieden ist, schweigt oft. Ein einziger enttäuschter Patient (vielleicht wegen Wartezeit, nicht erfüllter Erwartung oder Missverständnissen) kann mit mehreren Einträgen das Bild trüben. Nicht jede Bewertung basiert auf fundierter Einschätzung: Viele verstehen medizinische Entscheidungen nicht und bewerten trotzdem.

Beispiel: Eine Patientin fühlt sich »nicht ernst genommen«, weil keine Antibiotika verschrieben wurden, obwohl medizinisch genau das richtig war. Ein anderer bewertet mit einem Stern, weil er »trotz Schmerzen keinen MRT-Termin bekommen hat«, obwohl die Diagnose klar und kein MRT erforderlich war.

Orientiere dich also nicht nur an den Sternen, sondern lies zwischen den Zeilen und achte auf folgende Fragen:

- Wie konkret ist die Bewertung?
  »Dr. Müller war unfreundlich« ist wenig hilfreich. »Ich hatte das Gefühl, meine Sorgen wurden nicht gehört, weil ich nach zwei Minuten wieder draußen war« sagt mehr.

- Klingt die Beschreibung nachvollziehbar oder eher wütend, vorwurfsvoll, emotional übersteigert?
  Eine sachlich formulierte Kritik ist oft ein besserer Hinweis als ein emotionales Rundumschlagposting.
- Gibt es häufige Wiederholungen?
  Wenn viele schreiben, dass sie sich »gut aufgeklärt« oder »nicht ernst genommen« fühlten, ist das vielleicht eher ein ernst zu nehmender Trend.

Und: Kombiniere Onlinebewertungen immer mit deinem *eigenen* Eindruck. Denn dein Bauchgefühl beim Erstkontakt, sei es am Telefon oder im Wartezimmer, wiegt oft mehr als jede 5-Sterne-Rezension.

Fachgesellschaften und Patientenorganisationen

Wenn du eine konkrete Diagnose erhalten hast oder einen klaren Verdacht hegst, beginnt oft die Suche nach mehr. Mehr Wissen, mehr Überblick, mehr Orientierung. Doch inmitten der Flut an Informationen, Erfahrungsberichten und »Expertenmeinungen« im Netz stellt sich schnell die Frage: Wem kann ich vertrauen?

Die Antwort: denjenigen, die nicht nur Meinung, sondern evidenzbasiertes Wissen vertreten, also medizinisches Wissen, das geprüft, diskutiert und konsensbasiert ist. Und das sind in Deutschland vor allem: *Fachgesellschaften* und *Patientenorganisationen.*

Fachgesellschaften sind Zusammenschlüsse von Ärzten und Wissenschaftlern eines bestimmten medizinischen Fachgebiets, zum Beispiel der Deutschen Gesellschaft für Kardiologie, der Neurologie, Endokrinologie, Gynäkologie oder Onkologie. Sie arbeiten wissenschaftlich, konsensorientiert und unabhängig. Sie sind verantwortlich für die Erstellung von medizinischen Leitlinien, die den aktuellen Stand der Forschung und Behandlung widerspiegeln. Viele dieser Leitlinien gibt es auch als Patientenversion, verständlich aufbereitet, laiengerecht formuliert, aber fachlich fundiert.

Dort findest du Hintergrundinfos zur Erkrankung, empfohlene Behandlungen nach Studienlage, Therapiealternativen und Hinweise, welche Maßnahmen sinnvoll sind und welche nicht empfohlen werden.

Zu vielen Erkrankungen gibt es mittlerweile auch spezialisierte **Patientenorganisationen,** die ebenfalls mit medizinischen Experten zusammenarbeiten und oft eine Brücke zwischen Fachwelt und Alltag schlagen.

Hier findest du: Austausch mit anderen Betroffenen, Erfahrungsberichte, aber redaktionell begleitet, Listen zertifizierter Behandlungszentren (z. B. Brustkrebszentren, Endometriosezentren), Hinweise auf Studien oder neue Therapieansätze, Kontakt zu Spezialambulanzen oder Expertenpraxen, Manchmal auch telefonische Beratung oder Onlinesprechstunden.

Auf den Punkt gebracht: VERLÄSSLICHE ANLAUFSTELLEN

* *Deutsche Krebsgesellschaft* (www.krebsgesellschaft.de) Umfangreiche Infos zu verschiedenen Tumorerkrankungen, Therapiewegen und zertifizierten Zentren
* *Rheuma-Liga* (www.rheuma-liga.de) Laienverständliche Infos, Selbsthilfegruppen, Onlineprogramme und Therapiemöglichkeiten
* *MigräneLiga e. V. Deutschland* (www.migraeneliga.de) Infos für Betroffene, Therapievergleiche, Hilfen im Alltag, Newsletter
* *Deutsche Diabetes Gesellschaft* (DDG), *Deutsche Multiple Sklerose Gesellschaft* (DMSG), *Endometriose-Ver-*

einigung Deutschland, Mukoviszidose e. V., Deutsche Depressionsliga – die Liste ließe sich lange fortsetzen.

Wichtig: Viele dieser Organisationen bieten auch Veranstaltungen, Webinare oder Sprechstunden an, zum Beispiel mit Fachärzten und Fachärztinnen, die Fragen beantworten und aktuelle Entwicklungen erklären. Warum ist das so wertvoll? Weil du hier kein Halbwissen bekommst, sondern geprüfte, strukturierte Information, oft vermittelt durch Menschen, die selbst betroffen sind oder Betroffene begleiten. Und das ist ein riesiger Unterschied zu Foren oder Social Media, wo sich Erfahrungsberichte schnell zu Dogmen entwickeln ohne Einordnung und ohne Rücksicht auf individuelle Unterschiede.

Wissenschaftsjournalismus und qualitätsgesicherte Gesundheitsportale

Nicht alle medizinischen Informationen müssen direkt von einer Ärztin oder einem Arzt kommen. Im Gegenteil: Manche der besten Erklärungen stammen von Menschen, die sich darauf spezialisiert haben, komplexe Zusammenhänge so aufzubereiten, dass sie verständlich, ausgewogen und lebensnah sind. Ohne Verharmlosung, ohne Panikmache und ohne Fachchinesisch.

Genau das ist die Aufgabe des Wissenschaftsjournalismus: Brücken bauen zwischen Forschung und Alltag, zwischen Labor und Lebenswelt. Und wenn dieser Journalismus gut gemacht ist, kann er Gold wert sein, weil er Orientierung gibt, ohne zu überfordern.

Was macht eine gute Gesundheitsplattform aus?

- Quellenangabe und Transparenz: Woher stammen die Informationen? Wer hat sie verfasst oder geprüft?

- Verständliche Sprache ohne Substanzverlust
- Ausgewogene Darstellung: nicht nur Vor- und Nachteile nennen, sondern auch Unsicherheiten und Studienlage erklären
- Keine versteckten Interessen: Gezielte Werbung oder Produktverlinkungen sollten klar getrennt sein vom Inhalt und bestenfalls gar nicht vorkommen
- Regelmäßige Aktualisierung. Medizin ist dynamisch. Gute Seiten entwickeln sich mit der Forschung weiter.

Auf den Punkt gebracht: Geprüfte Gesundheitsportale im Netz

* *Gesundheitsinformation.de*
  Das ist die Seite des Instituts für Qualität und Wirtschaftlichkeit (IQWiG) im Gesundheitswesen. Sie bietet wissenschaftlich geprüfte Informationen zu Diagnosen, Therapien, Prävention und Lebensstil auf eine Weise, die wirklich verständlich ist. Hier findest du: Hintergründe zu Diagnosen und Tests, Entscheidungshilfen (z. B. Pro/Kontra einer Behandlung) oder patientenorientierte Leitlinienübersichten (besonders empfehlenswert für Menschen, die gerne bewusst mitentscheiden möchten).
* *Netdoktor.de*
  Ein privatwirtschaftliches, aber redaktionell streng betreutes Portal, das seit Jahren mit Fachärzten und Fachärztinnen als Autoren arbeitet. Netdoktor bietet eine gute Mischung aus medizinischer Tiefe und alltagstauglicher Sprache. Ideal, wenn man sich schnell einen soliden Überblick verschaffen möchte, etwa zu Symptomen, Therapieoptionen oder aktuellen Entwicklungen.

* *Spektrum Gesundheit*
  Ein Ableger von Spektrum der Wissenschaft, das medizinische Themen oft über den Tellerrand hinaus und mit wissenschaftlichen Studien untermauert beleuchtet, etwa zu gesellschaftlichen Entwicklungen, ethischen Fragen oder psychosomatischen Hintergründen. Perfekt für alle, die nicht nur wissen wollen, was hilft, sondern auch, warum wir so ticken, wie wir ticken.
* *Apotheken Umschau*
  Lange unterschätzt, ist es ein Magazin, das heutzutage eine breite Leserschaft erreicht. Hier arbeiten Journalisten und Ärzte gemeinsam daran, besonders einfach verständliche, faktenbasierte Inhalte zu produzieren. Ob Herzinsuffizienz, Wechseljahre oder Impfempfehlungen, die Artikel sind gut strukturiert, aktuell und für viele eine erste, solide Anlaufstelle.

Podcasts, YouTube & Co.

Auch audiovisuelle Formate können wertvolle Informationen liefern, vor allem dann, wenn sie transparent, redaktionell geprüft und persönlich verantwortet sind.

Empfehlenswerte Beispiele:

- *MyLab (YouTube-Kanal von Mai Thi Nguyen-Kim)* – Wissenschaft auf höchstem Niveau, unterhaltsam und faktenbasiert
- *Social Media-Auftritte von Dr. Johannes Wimmer* – gut erklärt, medizinisch fundiert, mit Humor
- *Podcast »Gesundheit hören« (Apotheken Umschau)* – kurze, informative Beiträge von Experten und Expertinnen

Auch viele Kliniken, Fachärzt:innen oder Ärzt:innen mit Spezialisierung auf Gesundheitsthemen betreiben mittlerweile YouTube-Kanäle mit sogenanntem *YouTube-Health-Siegel*. Dieses Siegel wird an Kanäle vergeben, die medizinische Inhalte bereitstellen und dabei bestimmte Qualitätskriterien erfüllen, etwa das Verlinken von Quellen, das Vermeiden irreführender Aussagen und die persönliche Verantwortlichkeit der Kanalbetreiber. Es ersetzt keine eigene Prüfung, ist aber ein guter erster Hinweis auf seriöse Inhalte.

Checkliste: DER SOCIAL-MEDIA-CHECK

Achte auch bei Social-Media-Formaten auf Quellen, Hintergrund und Offenlegung von Interessenkonflikten, besonders bei »Influencern« oder »Coach«-Profilen. Gerade auf Instagram, TikTok, YouTube oder in Podcasts begegnet man heute vielen vermeintlichen »Experten und Expertinnen« – oft jung, sympathisch, eloquent, mit weißem Kittel oder Doktortitel im Namen.

Es gibt tolle, engagierte Mediziner, die fundiert und verantwortungsvoll aufklären. Auch ich nutze meine Social-Media-Kanäle – Instagram (@seelen.doc), TikTok (@seelendoc) und YouTube (@doktorwissen) – um wissenschaftlich fundierte Informationen verständlich zu vermitteln und Mythen entgegenzuwirken. Mein Ziel ist es, Menschen zu befähigen, informierte Gesundheitsentscheidungen zu treffen ohne den Druck von Klickzahlen oder Trends.

Leider gibt es daneben auch viele Profile, die vor allem auf Aufmerksamkeit und Reichweite aus sind, mit Inhalten, die nicht immer wissenschaftlich abgesichert sind. Deshalb gilt: Vertrau nicht dem Outfit, sondern dem Inhalt. Und hinterfrage stets, wer da spricht und mit welcher Motivation.

Was du kritisch prüfen solltest:

- ☐ Wer spricht da eigentlich?
  - * Ist die Person wirklich *Arzt oder Ärztin?*
  - * *Ist sie im Medizinstudium, in der Assistenzarztausbildung oder hat sie bereits ihren Facharzt erworben und in welchem Bereich?* Ein Facharzt steht für eine abgeschlossene, umfassende Weiterbildung. Je nach Spezialisierung können dabei unterschiedliche Themen besonders kompetent erklärt und bewertet werden.
  - * *Hat die Person eine wissenschaftliche Ausbildung, oder basiert alles auf »eigener Erfahrung«?* Wer selbst wissenschaftlich gearbeitet hat, etwa im Rahmen einer Promotion oder Habilitation, kann Studien oft besser einordnen, die Qualität von Forschungsergebnissen bewerten und versteht, wie wissenschaftliches Arbeiten tatsächlich abläuft.

  Wichtig: Eine Meinung ist nicht automatisch eine medizinische Expertise.
- ☐ Werden Quellen genannt?
  - * Bezieht sich die Person auf aktuelle Studien, Fachgesellschaften oder Leitlinien?
  - * Gibt es Hinweise auf wissenschaftliche Hintergründe oder nur persönliche Anekdoten und Schlagworte wie »neueste Forschung«, »toxisch«, »Detox«, »super gesund«?

  Wichtig: Gute Kommunikation zeigt, worauf sie sich stützt. Schlechte Kommunikation stützt sich auf sich selbst.
- ☐ Werden finanzielle Interessen offengelegt?
  - * Macht die Person Werbung für Produkte, Nahrungsergänzungsmittel, Medikamente oder Marken?

* Gibt es Affiliate-Links oder Produktverlinkungen in Storys oder Beiträgen?
* Verdient sie Geld mit ihren Empfehlungen?

Besonders wichtig bei ärztlichen Profilen: Werbung für Medikamente oder medizinische Produkte ist gesetzlich streng verboten. Auch eine Creme, ein Test oder ein »natürliches Hormon« fallen darunter. Wenn ein Arzt oder eine Ärztin auf Instagram plötzlich für eine bestimmte Marke wirbt, Nahrungsergänzungsmittel »in die Kamera hält« oder Rabattcodes verteilt, solltest du hellhörig werden.

☐ Ist die Kommunikation transparent und differenziert oder vereinfacht und dramatisiert?

* Werden Themen von mehreren Seiten beleuchtet, oder gibt es nur *richtig* oder *falsch?*
* Werden Zweifel, Unsicherheit oder individuelle Einordnung zugelassen oder mit Schlagworten wie *Die Wahrheit, die dir keiner sagt!* gespielt?
* Werden medizinische Entscheidungen emotionalisiert, z. B. mit Dramamusik, Schwarz-Weiß-Botschaften oder Erfahrungsberichten, die verallgemeinert werden?

Wichtig: Echte Aufklärung ist oft leise, vorsichtig und ehrlich. Pseudowissen ist laut, vereinfacht und verkauft sich gut.

Der erste Kontakt: Wie organisiert, freundlich, strukturiert wirkt das Team?

Du hast eine Überweisung in der Hand, ein Anliegen im Kopf und vielleicht ein leichtes Ziehen im Bauch, nicht nur körperlich, sondern auch vor Nervosität. Denn du weißt: Der nächste Arzttermin ist wichtig. Doch bevor du überhaupt ein Wartezimmer betrittst oder mit dem Arzt oder der Ärztin sprichst, findet ein erster Kontakt mit der Praxis statt. Und der läuft heute auf ganz unterschiedliche Weise ab: sei es am Telefon, per E-Mail, über eine Onlineterminvereinbarung oder beim persönlichen Erstbesuch an der Anmeldung.

Es ist oft dieser erste Eindruck, der entscheidet, wie wohl du dich fühlst und wie gut dein Anliegen aufgenommen wird.

Warum der erste Kontakt so viel über eine Praxis aussagt? Der erste Kontakt ist mehr als eine reine Formalität. Hier bekommst du einen Eindruck davon, wie das Team mit Menschen umgeht und wie professionell die Praxis organisiert ist. Achte darauf, wie freundlich und zugewandt der Kontakt ist, egal, auf welchem Weg er stattfindet. Folgende Punkte können dir helfen, das Gespräch oder die Interaktion einzuschätzen:

- *Freundlichkeit:* Fühlst du dich willkommen oder eher als Störfaktor?
- *Geduld und Aufmerksamkeit:* Wird dir zugehört, wenn du dein Anliegen schilderst? Oder wirst du schnell abgefertigt?
- *Organisation und Klarheit:* Weiß das Team, welche Unterlagen oder Überweisungen du brauchst? Werden Termine transparent kommuniziert?
- *Verbindlichkeit und Zuverlässigkeit:* Bekommst du klare Antworten und weißt, was dich erwartet, oder bleiben viele Dinge unklar?

Gerade bei chronischen oder komplexen Beschwerden ist es wichtig, dass das Praxisteam nicht nur fachlich kompetent, sondern auch kommunikativ gut geschult ist. Denn selbst der beste Arzt kann manchmal nur wenig ausrichten, wenn der organisatorische Rahmen nicht stimmt.

Entscheidend ist beim Erstkontakt jedoch nicht die Länge des

Gesprächs, sondern ob dein Anliegen ernst genommen und sinnvoll weiterbearbeitet wird.

Konkrete Fragen, die du stellen kannst – je nach Anliegen:

- »Ich habe Beschwerden X – ist das grundsätzlich etwas, das Sie behandeln?«
- »Benötige ich eine Überweisung oder kann ich direkt einen Termin bekommen?«
- »Wie viel Zeit ist für den Ersttermin vorgesehen?«
- »Kann ich meine Vorbefunde vorab schicken?«
- »Wie lange sind die aktuellen Wartezeiten und was, wenn es mir vorher schlechter geht?«

Wie diese Fragen beantwortet werden, kann oft mehr aussagen als jede Onlinebewertung: Wird mitgedacht oder nur abgearbeitet?

Aber: Auch Praxen haben Belastungsgrenzen. Es ist völlig verständlich, sich beim ersten Kontakt eine freundliche, geduldige Auskunft zu wünschen, und oft erhält man diese auch. Gleichzeitig ist es wichtig zu wissen, dass nicht alle Fragen immer sofort beantwortet werden können. Denn viele Praxen stehen heute unter enormem Druck. Personalausfälle durch Krankheit oder Unterbesetzung, akute Notfälle, die spontan behandelt werden müssen, Zeitfenster, die im Minutentakt durchgetaktet sind, und dazu ein voller Terminkalender mit Menschen, die ebenso ernst genommen werden möchten wie du.

Das bedeutet: Manchmal kann nicht alles vorab geklärt werden. Manche Fragen brauchen den direkten Kontakt mit dem Arzt oder der Ärztin, weil sie zu individuell, zu komplex oder zu beratungsintensiv sind. Und ja, manchmal geht auch einfach niemand ans Telefon und beantwortet keine Mails, weil es in dem Moment schlicht nicht möglich ist. Das ist nicht ideal, aber es ist Realität. Und es sagt nicht automatisch etwas über die Qualität der späteren Versorgung aus.

Viele gute Gespräche entstehen erst vor Ort, wenn du Zeit hast, dein Anliegen in Ruhe zu schildern. Was zählt, ist nicht allein der Erstkontakt, sondern wie es danach weitergeht. Ob du dich als Mensch wahrgenommen fühlst, nicht nur als Fall. Es sind nicht immer die großen Dinge, die Vertrauen schaffen. Manchmal reicht schon ein Rückruf, weil du eine Frage hattest. Oder eine Erinnerungs-SMS mit Uhrzeit und Adresse. Auch eine gut gemachte Website, auf der du alles findest von Anfahrt bis Sprechzeiten und die Möglichkeit, Termine online zu buchen oder Unterlagen vorab hochzuladen.

Das ist nicht nur »netter Service«. Es zeigt, dass eine Praxis den Alltag ihrer Patienten und Patientinnen ernst nimmt. Dass sie strukturiert, modern und mitdenkend arbeitet und nicht im Jahr 1997 stehen geblieben ist. Und: Digitale Praxen sind nicht die Zukunft, sie sind bereits Gegenwart!

Gerade viele jüngere Ärztinnen und Ärzte setzen heute auf digitale Kommunikation: strukturierte Onlinefragebögen, Videosprechstunden und sichere Plattformen für den Upload von Befunden. Oft kann man Termine gar nicht mehr telefonisch vereinbaren, sondern nur noch per Onlineformular oder App. Nicht jeder Patient möchte das. Aber wer solche Lösungen anbietet, zeigt oft: *Wir denken voraus. Wir reduzieren Bürokratie.*

(Darüber sprechen wir ausführlicher in einem späteren Kapitel.)

Bauchgefühl-Check

Habe ich das Gefühl, den besten Ort für mein Anliegen gefunden zu haben?

PASST DER ODER DIE BEHANDELNDE ZU MIR?

Ich erinnere mich noch gut an einen Arztbesuch, bei dem ich mich zum ersten Mal in meinem Leben klein fühlte, nicht körperlich, sondern innerlich. Es war während meines Studiums, ich war Anfang zwanzig und ziemlich verunsichert, weil ich eine Reihe körperlicher Beschwerden hatte, für die es keine klare Erklärung gab. Ein typischer Fall von diffusen Symptomen, vielen Fragezeichen und zu wenig Zeit, um gehört zu werden.

Ich hatte diesen Termin bewusst in einer angesehenen Praxis vereinbart. Große Namen auf dem Klingelschild, beeindruckende Website, Fachartikel, Mitgliedschaften, alles, was man sich unter »medizinischer Exzellenz« vorstellt.

Und doch saß ich da, gegenüber einem älteren Mann im weißen Kittel, der mir nicht einmal in die Augen sah. Der meine Fragen mit knappen »Mhm«s quittierte. Der bei der Anamnese kaum nachfragte, aber bei einer Rückfrage zu seiner Ausbildung, die ich als Medizinstudentin neugierig stellte, einen fünfminütigen Monolog über sich selbst hielt.

Am Ende fühlte ich mich wie jemand, der abgefrühstückt wird. Nicht wie jemand, der Hilfe sucht. Ich verließ die Praxis mit einem Rezept in der Hand, aber ohne das Gefühl, wirklich *gesehen* worden zu sein.

Damals wurde mir klar: Medizinische Kompetenz allein reicht nicht. Ein guter Arzt ist nicht nur jemand, der viel weiß, sondern jemand, der zuhört, einordnet und in Beziehung tritt. Jemand, bei dem ich sagen kann: *Ich weiß, was mir fehlt. Und ich traue mich, es auszusprechen.*

Eine wichtige Frage, die man sich stellen sollte, lautet deshalb: Fühle ich mich wohl bei meinem Arzt oder meiner Ärztin? Was sagt mein Bauchgefühl?

Diese Frage klingt auf den ersten Blick ziemlich banal. Fast so, als würde es hier um Sympathie oder Small Talk gehen. Aber in Wahrheit ist sie zentral, vielleicht sogar die wichtigste Frage überhaupt. Denn dein Bauchgefühl entscheidet nicht darüber, ob eine Diagnose richtig ist. Aber es entscheidet darüber, ob du dich traust, alles zu erzählen, was wichtig wäre. Ob du Fragen stellst oder lieber schluckst. Ob du nachhakst oder still bleibst. Ob du mitarbeitest oder innerlich schon auf dem Rückzug bist. Und was nicht erzählt wird, wird auch nicht behandelt. Was nicht gefragt wird, bleibt ungeklärt. Was nicht ausgesprochen werden darf, bleibt im Dunkeln.

Ich habe oft erlebt, wie viel Mut es Menschen kostet, bestimmte Beschwerden zu benennen: Verdauungsprobleme, sexuelle Funktionsstörungen, depressive Gedanken, Ängste, Versagens- oder Schuldgefühle. Das alles steht in keinem Laborwert auf dem Papier. Es braucht Raum. Und ein Gegenüber, das diesen Raum nicht nur zulässt, sondern aktiv öffnet.

Daher lohnt es sich, bei jedem Arztbesuch, gerade beim Erstkontakt, einmal kurz innezuhalten:

- Kann ich hier alles fragen, ohne mich zu schämen? Oder habe ich das Gefühl, nur »vernünftige« Dinge ansprechen zu dürfen?
- Höre ich nur Fachbegriffe, oder wird mir erklärt, was sie bedeuten? Fühle ich mich abgeholt oder überrollt?
- Werden meine Sorgen eingeordnet oder gleich relativiert? »Ach, das haben viele« oder »Sie sind doch viel zu jung dafür« ist nicht immer eine hilfreiche Antwort.
- Bekomme ich eine Perspektive, einen Plan, einen nächsten Schritt? Oder verlasse ich die Praxis mit mehr Fragen als vorher?
- Habe ich das Gefühl, als Mensch wahrgenommen zu werden oder nur als Fall in der Kartei?
- Wie reagiert mein Gegenüber auf meine Unsicherheit, meine Emotionen, mein Zögern?
- Werde ich unterbrochen? Oder darf ich meinen Gedanken zu Ende führen? Wie geht jemand mit meinem eigenen Tempo um?

Natürlich: Nicht jedes Gespräch kann gleich ein tiefenpsychologisches Beratungsgespräch sein. Ärzte und Ärztinnen haben oft enge Zeitfenster, viele Patienten und einen durchgetakteten Alltag. Aber selbst in zehn Minuten kann spürbar werden, ob jemand präsent ist oder schon beim nächsten Fall. Ob jemand sich wirklich für dich interessiert oder nur für deine Akte. Gleichzeitig haben auch wir als Patienten eine Verantwortung, dieses Vertrauen zu stärken durch Pünktlichkeit und gute Vorbereitung auf den Arztbesuch.

Gute Medizin beginnt nicht mit dem Rezeptblock. Sondern mit dem Gefühl: *Hier darf ich sein, wie ich bin.*

Denn das ist die Basis für jede vertrauensvolle Behandlung. Wenn du das Gefühl hast, gehört, verstanden und ernst genommen zu werden, bist du eher bereit, dich zu öffnen, mitzuarbeiten, dranzubleiben, auch wenn es schwierig wird. Und genau deshalb ist dein Bauchgefühl hier kein »Nice-to-have«. Es ist dein innerer Kompass. Und wenn er bei der ersten Begegnung schon auf Rot springt, hör hin. Nicht panisch, nicht sofort urteilend. Aber aufmerksam.

Bauchgefühl-Check

Nach dem Ersttermin:

- Hatte ich Raum für meine Fragen oder wurde ich durch das Gespräch gedrängt?
- Habe ich verstanden, was man mir erklärt hat, oder nicke ich aus Höflichkeit?
- Hatte ich das Gefühl: Ich kann mit diesem Menschen über alles sprechen oder: Das behalte ich lieber für mich?
- Würde ich meinem besten Freund oder meiner besten Freundin raten, ebenfalls hierher zu gehen?

Auf was sollte ich bei meinem Behandler achten?

Vertrauen entsteht nicht allein dadurch, dass ein Arzt freundlich lächelt oder nett erklärt. Es entsteht auch, und gerade, durch das stille Gefühl: Hier sitzt jemand, der weiß, was er oder sie tut. Deshalb ist es völlig legitim, ja sogar notwendig, auch auf harte Fakten zu achten.

Denn Medizin ist eine Wissenschaft. Und gute Medizin lebt davon, dass jemand nicht nur sein Herz, sondern auch seinen Kopf einsetzt, auf Basis von Wissen, Erfahrung und ständiger Weiterbildung.

Welche Ausbildung hat der Arzt oder die Ärztin?

Ein Facharzttitel ist in Deutschland ein klarer Qualitätsnachweis. Denn bis dahin ist es ein langer Weg:

- mindestens 6,5 Jahre Medizinstudium
- anschließend mehrjährige Facharztausbildung (zwischen fünf bis acht Jahre) mit Prüfung
- teilweise Zusatzweiterbildungen oder Schwerpunktausbildungen

  Wenn du in einer Praxis oder Klinik auf ein Namensschild schaust, lohnt es sich also, kurz innezuhalten:
- Steht da nur »Arzt/Ärztin« – oder Facharzt/Fachärztin für … (z. B. Neurologie, Kardiologie, Orthopädie)?
- Hat die Person zusätzliche Qualifikationen? (z. B. Psychotherapie, Notfallmedizin, Palliativmedizin)

> **WICHTIG:** Ein Facharzttitel bedeutet nicht automatisch, dass jemand »besser« ist. Aber er zeigt: Hier hat jemand eine fundierte, geprüfte Ausbildung in seinem Bereich absolviert und trägt eine entsprechend hohe Verantwortung.

Eine kleine Besonderheit gibt es allerdings: Früher gab es für Hausärztinnen und Hausärzte keine eigene Facharztausbildung für Allgemeinmedizin. Deshalb steht bei manchen älteren Ärztinnen und Ärzten auf dem Praxisschild noch »Praktischer Arzt« oder »Praktische Ärztin«. Trotzdem sind sie oft hervorragend qualifiziert, durch jahrzehntelange Erfahrung, stetige Fortbildungen und eine breite praktische Kompetenz.

Auch der Ort der Ausbildung und Tätigkeit kann ein kleiner Hinweis auf Erfahrungsschwerpunkte sein: Unikliniken sind oft Zentren für komplexe, seltene oder schwierige Fälle. Hier zu arbeiten bedeutet Routine in vielschichtiger Diagnostik, Teamarbeit über Fachgrenzen hinweg und ständiger Kontakt mit aktueller Forschung. Große spezialisierte Kliniken oder zertifizierte Zentren bieten oft spezielle Expertise etwa bei Tumorerkrankungen, Gefäßmedizin oder Autoimmunerkrankungen.

Natürlich macht eine Uniklinik niemanden automatisch zum besseren Arzt. Aber: Längere Erfahrung an spezialisierten Häusern spricht oft dafür, dass jemand tiefere Einblicke in komplexe Krankheitsbilder hat und nicht nur die »gängigen Standardfälle« betreut hat.

In vielen Fachgebieten gibt es heute spezialisierte Zusatzqualifikationen, die freiwillig erworben werden können und oft ein hohes Maß an Engagement und Expertise zeigen. Zum Beispiel spezielle Schmerztherapie, psychosomatische Grundversorgung, Sportmedizin, Ernährungsmedizin, Palliativmedizin, Diabetologie, manuelle Medizin/Chirotherapie, Naturheilkunde, Tropenmedizin und viele mehr.

> **WICHTIG:** Ärzte und Ärztinnen, die sich zusätzlich qualifizieren, investieren Zeit, Geld, Mühe und Prüfungen in ihre Weiterbildung oft weit über die Mindestanforderungen hinaus. Das zeigt: Hier möchte jemand wirklich vertieft helfen.

Gibt es anerkannte Auszeichnungen oder Mitgliedschaften in Fachgesellschaften?

Auch hier lohnt ein kurzer Blick: Mitgliedschaften in Fachgesellschaften (z. B. Deutsche Gesellschaft für Neurologie, Deutsche Krebsgesellschaft, DGIM für Innere Medizin) zeigen, dass jemand fachlich auf dem aktuellen Stand bleibt, Fortbildungen besucht und sich in ein Netzwerk von Kollegen und Kolleginnen einbringt. Zertifikate und Qualitätssiegel (z. B. »Zertifiziertes MS-Zentrum«, »Endoprothetikzentrum der Maximalversorgung«) belegen, dass eine Praxis oder Klinik bestimmte hohe Standards einhält, etwa bei Behandlungsqualität, Hygiene oder Patientensicherheit.

> WICHTIG: Nicht jedes Qualitätssiegel ist gleich streng. Manche sind echte Auszeichnungen, andere eher Werbemittel. Aber eine seriöse Fachgesellschaft oder ein anerkanntes Zentrum kann durchaus ein wertvoller Hinweis auf solide Arbeit sein.

Fallzahlen & Erfahrung – ein unterschätzter Indikator

Gerade bei Eingriffen oder spezialisierten Therapien lohnt sich ein Blick auf die sogenannte Fallzahl, also: Wie oft hat jemand das schon gemacht? Denn die Qualität vieler medizinischer Leistungen hängt stark von der Routine des Behandlers ab. Studien zeigen, dass bei vielen Operationen eine gewisse Zahl an Eingriffen notwendig ist, bis Sicherheit, Präzision und Komplikationsrate stabil sind. Dazu später noch mehr.

Checkliste:
WAS EINEN GUTEN ARZTBESUCH AUSMACHT

Am Ende einer Konsultation solltest du dich fragen:

- ☐ *Fühle ich mich ernst genommen mit allem, was ich mitbringe?*
  Nicht nur mit den Symptomen, die sich leicht erklären lassen, sondern auch mit Unsicherheiten, Ängsten, diffusen Beschwerden.
  Wurde darauf eingegangen oder schroff darüber hinweggegangen?
- ☐ *Habe ich verstanden, was mir geraten wird und warum?*
  Gute Medizin erklärt sich selbst. Du musst kein Medizinstudium absolvieren, um die Grundzüge deiner Diagnose oder Therapie zu verstehen. Wurde dir die Entscheidung nachvollziehbar gemacht oder hattest du das Gefühl, »einfach nur blind zu vertrauen«?
- ☐ *Würde ich hier auch jemanden hinschicken, den ich liebe?*
  Eine der ehrlichsten Prüfungen überhaupt. Wenn du dir überlegst: Würde ich meinen Partner, meine Schwester oder mein Kind guten Gewissens in diese Hände geben? – und du kannst von Herzen »Ja« sagen, dann hast du einen guten Ort gefunden.

Dein Bauchgefühl und dein Verstand sind keine Gegenspieler. Sie sind ein Team. Sie helfen dir gemeinsam, eine Entscheidung zu treffen, die nicht nur auf äußeren Kriterien basiert, sondern auf echtem Vertrauen. Der Verstand prüft die Fakten. Das Bauchgefühl prüft die Beziehung.

Und manchmal spürst du schon nach wenigen Minuten: *Hier*

stimmt etwas. Oder eben auch: *Hier passt etwas nicht.* Beides ist wertvoll. Beides darf gehört werden. Denn am Ende geht es nicht nur um die Behandlung einer Krankheit. Es geht darum, dass du dich auf deinem Weg begleitet fühlst und nicht allein.

Manchmal merkt man es erst nach dem zweiten oder dritten Termin: Etwas stimmt nicht. Das Vertrauen stellt sich nicht ein. Die Gespräche bleiben an der Oberfläche. Oder es ist einfach ein diffuses Gefühl von: *Hier werde ich nicht wirklich gesehen.* Und das ist völlig in Ordnung. Du hast jederzeit das Recht, den Arzt oder die Ärztin zu wechseln, ohne dich schuldig zu fühlen. Ohne dich rechtfertigen zu müssen.

Medizinische Beziehungen sind Vertrauensverhältnisse. Und Vertrauen lässt sich nicht erzwingen. Es wächst oder eben nicht. Gerade in der Psychiatrie und Psychotherapie ist es meiner Erfahrung nach essenziell.

Viele Ärzte bemühen sich sehr, für ihre Patienten da zu sein, doch manchmal stimmt die persönliche Chemie einfach nicht hundertprozentig, oder die Erwartungen an die Behandlung unterscheiden sich. Das ist normal und kein Zeichen von Fehlern oder Versagen. Wenn du spürst, dass du an einem anderen Ort besser aufgehoben wärst, darfst du diesen Schritt gehen. Nicht trotzig, nicht panisch, sondern klar, selbstbestimmt und freundlich. Ein schlichter Satz wie: »Ich möchte mir eine zweite Meinung einholen« oder »Ich habe mich entschieden, einen anderen Weg zu gehen« genügt völlig. Gute Ärzte und Ärztinnen respektieren deine Entscheidung.

Bauchgefühl-Check

Fühle ich mich von meinem Behandler/meiner Behandlerin gesehen, gehört, ernst genommen?

WAS BRINGT MIR DIE UNTERSUCHUNG?

Ich erinnere mich noch gut an einen Vormittag während meines Studiums, im Rahmen eines Bedside-Teaching-Kurses an der Uniklinik. Wir wurden damals regelmäßig in kleine Gruppen eingeteilt und auf verschiedene Stationen geschickt, um echte Patientengespräche zu führen. Anamnese üben, körperliche Untersuchung trainieren, später Bericht erstatten und gemeinsam mit einem Oberarzt den Fall besprechen.

An diesem Tag war es die innere Medizin. Ein typischer Montagmorgen im April. Draußen nieselte es kalt und die Stimmung unter den Ärzteteams war eher funktional als euphorisch.

Mein Fall an diesem Tag war ein älterer Herr, Anfang neunzig. Schmal gebaut, das Gesicht eingefallen, die Haut pergamentdünn. Er lag in einem der großen Mehrbettzimmer, inmitten all der Pieptöne, Infusionsständer und gerasterten Stationsabläufe. Als ich ihn begrüßte, setzte er sich mühsam etwas auf, seine Stimme war brüchig, aber freundlich. Er klagte über zunehmende Schwäche, wenig Appetit, ein allgemeines »Nicht-mehr-Können«, wie er es nannte. Ein Blick in die Akte zeigte: eine stark eingeschränkte Nierenfunktion, dazu eine Herzschwäche, Diabetes und Bluthochdruck – die typischen Weggefährten des Alters.

Auf dem Aufnahmebogen stand die geplante Maßnahme, die einer der Nachtdienstärzte in kaum lesbarer Handschrift als kleine Notiz hingekritzelt hatte: »Kreatinin weiter steigend. Planung CT-Abdomen mit Kontrastmittel zur Abklärung unklarer Niereninsuffizienz.«

Nach unserer Anamnese und Untersuchung trugen wir den Fall dem zuständigen Oberarzt vor. Er hörte aufmerksam zu, nahm die Laborwerte zur Hand, musterte dann unseren Patienten, der erschöpft, aber geduldig im Bett lag. Schließlich stellte er eine dieser Fragen, die so einfach klingen, aber alles verändern:

»Was würde sich konkret an unserem Vorgehen ändern, wenn wir jetzt eine Computertomografie machen und dort etwas finden?«

Wir schauten uns an. Stille. Einer aus unserer Gruppe versuchte, vorsichtig anzusetzen: Vielleicht könnte man dann genauer wissen, was los ist, ob dort ein Tumor war oder etwas anderes, was man operativ versorgen müsste … Der Oberarzt unterbrach freundlich, jedoch bestimmt:

»Wissen ist nicht immer gleichbedeutend mit Helfen. Dieser Patient ist zu gebrechlich für größere Eingriffe. Selbst wenn wir eine neue Diagnose stellen, würden wir ihm dadurch Lebenszeit oder Lebensqualität schenken? Oder ihm nur zusätzliche Belastung zumuten?«

Er schloss die Akte und fügte hinzu: »Manchmal ist die Kunst der Medizin nicht, etwas zu tun. Sondern etwas nicht zu tun. *Primum non nocere:* zuerst nicht schaden!«

Dieser Moment hat sich mir tief eingeprägt. Nicht weil wir spektakuläre Diagnosen fanden. Sondern weil uns klar wurde, dass gute Medizin manchmal bedeutet, Verzicht zu üben. Nicht weil man nichts tun könnte. Sondern weil man erkennt, was für den Menschen vor einem wirklich noch zählt.

Gerade bei älteren, gebrechlichen Patienten kann mehr Diagnostik nicht nur überflüssig sein, sie kann zur Belastung werden. Denn jede Untersuchung ist auch ein Eingriff in die körperliche und seelische Balance. Und irgendwann geht es nicht mehr darum, jede Information zu gewinnen, sondern das Leben so leicht wie möglich zu machen.

> **WICHTIG:** Es geht nicht darum, jede Diagnostik pauschal infrage zu stellen. Sondern darum, bei jedem Arztbesuch bewusst innezuhalten und Nutzen und Risiken gegeneinander abzuwägen.

Was kann ich durch die Untersuchung gewinnen – und was nicht?

Bevor du einer Untersuchung zustimmst, egal, ob MRT, spezieller Bluttest oder Belastungs-EKG, lohnt es sich, einen Schritt zurückzutreten und dir drei einfache, aber entscheidende Fragen zu stellen.

Hinweis: Es geht in diesem Abschnitt nicht um routinemäßige Vorsorgeuntersuchungen, sondern um diagnostische Maßnahmen bei konkreten Beschwerden oder Symptomen.

DER DIAGNOSTIK-CHECK

- ☐ *Was erwarte ich wirklich von dieser Untersuchung?*
  Erhoffe ich mir Klarheit über eine bestimmte Diagnose? Suche ich Bestätigung für eine bereits bestehende Vermutung? Oder geht es mir vor allem um Beruhigung, um die Hoffnung, dass alles »normal« ist?
- ☐ *Was kann ich durch die Untersuchung tatsächlich erfahren, das ich sonst nicht wüsste?*
  Manche Tests liefern gezielte Antworten, andere erzeugen eher Zufallsbefunde, die möglicherweise gar nichts mit deinen Beschwerden zu tun haben.
- ☐ *Wird diese Information mein weiteres Vorgehen verändern?*
  Oder bleibt alles beim Alten, nur dass ich jetzt einen neuen Begriff, einen neuen Grenzwert, einen neuen, aber folgenlosen Eintrag in meiner Patientenakte habe?

Eine Untersuchung ist ein Werkzeug – kein Selbstzweck

Es hilft, sich vor Augen zu führen: Medizinische Tests sind Werkzeuge. Keine Versicherungen. Keine Versprechen. Sie sollen helfen, Diagnosen sicherer zu machen, Therapien zu steuern, echte Risiken früh zu erkennen. Aber sie sind nicht dafür da, einfach alle Unsicherheiten des Lebens auszuradieren. Denn das können sie nicht.

Ein guter Handwerker reißt nicht wahllos Wände auf, nur um »auf Nummer sicher« zu gehen. Er überlegt sich genau: Wo ist der Schaden wahrscheinlich? Wo bringt eine Untersuchung echten Erkenntnisgewinn und wo nicht? Genauso sollte es auch in der Medizin sein.

Diagnostik ist kein Beweis für Fürsorge. Diagnostik ist nur dann sinnvoll, wenn sie eine konkrete Fragestellung beantwortet.

> **WICHTIG:** Manchmal stellt man fest, dass sich eine Untersuchung lohnt, selbst wenn sie keine neue Therapie ermöglicht. Manchmal ist es sogar sinnvoll, aktiv danach zu fragen, auch wenn der Arzt oder die Ärztin sie noch nicht vorgeschlagen hat. Zum Beispiel, um schwere Erkrankungen auszuschließen, unnötige Sorgen zu beenden oder einen differenzierteren Behandlungsplan zu erstellen. Es geht also nicht darum, *gegen* Diagnostik zu sein. Sondern darum, bewusst zu wählen, was für dich in deiner Situation wirklich sinnvoll ist.

Gibt es Risiken, Nebenwirkungen oder mögliche Fehlinterpretationen?

Wenn wir über Diagnostik sprechen, denken wir oft nur an die mögliche Entdeckung eines Problems, nicht an die Risiken, die die Suche selbst mit sich bringen kann. Aber genau diese Risiken gehören zu einer ehrlichen Entscheidung dazu.

Denn auch medizinische Tests und Verfahren sind nicht risikofrei. Sie sind Eingriffe in den Körper, mal kleiner, mal größer, und sie können auf verschiedenen Ebenen Folgen haben.

Manche Untersuchungen bringen physische und psychologische Risiken mit sich, beispielsweise:

- *Kontrastmittelreaktionen bei CT oder MRT:* Es können allergische Reaktionen, Nierenbelastung durch jodhaltige Kontrastmittel, Strahlenbelastung bei CTs, Röntgen oder Szintigrafien auftreten.
- *Blutungen oder Verletzungen nach Biopsien:* Wenn Gewebe entnommen wird, etwa bei einer Prostata-, Brust- oder Leberbiopsie, können Blutergüsse, Infektionen oder Komplikationen auftreten.
- *Belastung durch Narkose oder Sedierung:* Bei größeren Eingriffen oder Untersuchungen unter Narkose tragen vor allem ältere oder vorerkrankte Menschen ein zusätzliches Risiko.
- *Zufallsbefunde, Überdiagnostik und Fehlinterpretationen:* Sie alle können unnötige weitere Tests, Kontrolluntersuchungen, Sorgen und Unsicherheit erzeugen.

> WICHTIG: Diese Risiken sind nicht dazu da, dir Angst zu machen. Aber sie gehören in eine bewusste Abwägung mit hinein: Ist der erwartete Nutzen der Untersuchung größer als die möglichen Nebenwirkungen?

Was bedeutet das für deine Entscheidungen?

Das heißt nicht, dass du aus Angst auf alle Diagnostik verzichten solltest. Genauso wenig heißt es, dass alle Untersuchungen gefährlich oder unnötig sind. Wenn es eine echte Unsicherheit gibt, die dein Leben oder deine Behandlung beeinflussen könnte, lohnt sich fast immer eine gezielte Diagnostik. Ein guter Arzt oder eine gute Ärztin wird dir im Vorfeld nicht nur Vorteile nennen, sondern auch mögliche Nebenwirkungen, Grenzen und Folgefragen ehrlich erklären ohne Panikmache, aber auch ohne Schönfärberei.

Je bewusster du wählst, desto weniger fühlst du dich später ausgeliefert. Denn am schlimmsten ist nicht die Diagnose. Sondern das Gefühl, in eine Untersuchungs- und Entscheidungsmaschinerie hineingezogen worden zu sein, ohne selbst gefragt worden zu sein.

Gut zu wissen

Frag ruhig nach möglichen Nebenwirkungen oder Risiken: Gute Ärzte und Ärztinnen beantworten das sachlich und offen. Lass dir erklären, was ein unklarer Befund bedeuten könnte und was nicht. Kläre im Vorfeld: Welche Konsequenzen hätte ein positives oder negatives Ergebnis? Trau dich, nach Alternativen zu fragen: Gibt es risikoärmere Möglichkeiten? Gibt es gute Gründe zum Zuwarten? Je klarer der Grund für eine Untersuchung, desto klarer ihr Nutzen. Und: Je besser ein Arzt oder eine Ärztin dich aufklärt, ehrlich und differenziert, desto sicherer kannst du entscheiden.

NUTZEN & RISIKEN VON UNTERSUCHUNGEN

Hier ein kompakter Überblick über die häufigsten Untersuchungen, wann welches Verfahren sinnvoll ist und welche Risiken oder Limitationen du kennen solltest:

Untersuchung	Was sie leistet	Risiken	Nützlich bei
Blutabnahme (Labor)	Blutwerte, Entzündungsmarker, Organfunktionen (Leber, Niere, Schilddrüse), Infektionen, Hormone, schnell, relativ günstig, wenig belastend	manchmal unspezifische Veränderungen (»grenzwertige Werte«), die zu unnötiger Besorgnis führen können	Müdigkeit, Infektzeichen, Gewichtsverlust, neuen Stoffwechsel- oder Organproblemen
Röntgen und CT (Computertomografie)	sehr gute Darstellung von Knochen, Lunge, Bauchraum, Blutgefäßen, CTs liefern detailreiche Querschnittsbilder, oft in Notfällen (z. B. bei Verdacht auf Schlaganfall oder Lungenembolie) lebensrettend	Strahlenbelastung, bei CTs höher als bei normalem Röntgen	Verdacht auf Lungenembolien, schwere Verletzungen, komplizierte Brüche, innere Blutungen oder Schlaganfall
MRT (Magnetresonanztomografie)	exzellente Darstellung von Weichteilen (Gehirn, Rückenmark, Gelenke, Organe), keine Strahlenbelastung (arbeitet mit Magnetfeldern)	sehr teuer, oft lange Wartezeiten, Kontrastmittel können bei Nierenschwäche problematisch sein	neurologischen Symptomen (z. B. Lähmungen, Migräne mit Warnzeichen), Gelenkschmerzen, Rückenschmerzen mit Red Flags, Tumorsuche (z. B. Hirntumorverdacht)
Ultraschall (Sonografie)	schnell, schmerzfrei, ohne Strahlenbelastung, Darstellung von Organen (Leber, Niere, Herz), Gefäßen (Thrombosen), Schwangerschaft	kaum vorhanden, völlig nebenwirkungsfrei, abhängig von der Erfahrung des Untersuchers	Bauchschmerzen, unklaren Schwellungen, Kontrolle von Schilddrüse, Herz oder Gefäßen

Untersuchung	Was sie leistet	Risiken	Nützlich bei
Endoskopie (Magenspiegelung, Darmspiegelung, Bronchoskopie)	direkte Betrachtung innerer Organe, gezielte Probenentnahme (Biopsie), ggf. Behandlung	leichte Risiken durch Sedierung (Beruhigungsmittel), sehr selten Verletzungen oder Blutungen	Blut im Stuhl, unklaren Magen-Darm-Beschwerden, Verdacht auf Tumoren oder entzündliche Erkrankungen und zur Vorsorge (Darmspiegelung)
Gelenkspiegelung (Arthroskopie, z. B. Knie, Schulter)	minimalinvasiver Eingriff zur Diagnostik und direkten Behandlung von Gelenkproblemen, kleine Kamera wird ins Gelenk eingeführt, Schäden an Knorpel, Menisken oder Bändern können beurteilt und oft direkt behandelt werden	Operationsrisiken: Infektionen, Blutergüsse, sehr selten dauerhafte Gelenkschäden	Meniskusrissen im Knie, unklaren Gelenkblockaden, Schulterinstabilitäten
EKG und Langzeit-EKG	Aufzeichnung der elektrischen Herzaktivität, Erkennen von Herzrhythmusstörungen, Herzinfarkten, Herzbelastung	keine, schmerzfrei und ungefährlich	Herzstolpern, Schwindel, Brustschmerzen
Belastungs-EKG (Ergometrie)	Überprüfung der Herzfunktion unter körperlicher Belastung (z. B. Fahrradfahren)	extrem selten: Herzinfarktrisiko bei stark vorgeschädigten Herzen	Abklärung von Brustschmerzen bei Belastung, Leistungsdiagnostik
Echokardiografie (Herzultraschall)	bildgebende Untersuchung der Herzfunktion, Herzklappen und Wandbewegungen,	keine bei äußerlichem Ultraschall, minimale Narkoserisiken bei TEE	Herzinsuffizienz, Herzklappenerkrankungen, unklaren Herzgeräuschen

Untersuchung	Was sie leistet	Risiken	Nützlich bei
EEG (Elektroenzephalografie)	Aufzeichnung der elektrischen Aktivität des Gehirns	keine, völlig ungefährlich	Abklärung von Epilepsie, Bewusstseinsstörungen, Schlafstörungen
Lungenfunktionstest (Spirometrie)	Erfassung von Atemvolumen und Luftströmung	keine, ungefährlich	Asthma, COPD, chronischem Husten
Lumbalpunktion (Nervenwasseruntersuchung)	Entnahme von Liquor (Gehirn-Rückenmarksflüssigkeit) zur Diagnostik von Entzündungen, Infektionen oder Blutungen im zentralen Nervensystem	Kopfschmerzen nach der Punktion (postpunktioneller Kopfschmerz), selten Infektionen oder Blutungen	Verdacht auf Hirnhautentzündung, Multiple Sklerose, unklare neurologische Symptome
Knochendichtemessung (DXA-Messung)	Bestimmung der Knochendichte, wichtig zur Früherkennung von Osteoporose	sehr geringe Strahlenbelastung	Osteoporoseverdacht bei Frauen nach den Wechseljahren oder Männern über siebzig
Szintigrafie (nuklearmedizinische Funktionsuntersuchung)	Darstellung von Organfunktionen (z. B. Schilddrüse, Herz, Knochen) mit leicht radioaktiven Substanzen (Tracer), zeigt Stoffwechselaktivität, nicht nur Struktur wie ein MRT oder CT	Strahlenbelastung durch den Tracer (vergleichbar oder geringer als bei einem CT), allergische Reaktionen sind extrem selten	Schilddrüsenszintigrafie bei Knotenverdacht (Über- oder Unterfunktion?), Herzszintigrafie bei Verdacht auf Durchblutungsstörungen, Knochenszintigrafie bei Verdacht auf Metastasen oder Entzündungen

Wann sollte ich untersuchen lassen – und wann nicht?

Nicht jede Beschwerde muss sofort abgeklärt werden. Manche Symptome verschwinden von selbst. Manche Veränderungen im Körper regulieren sich ohne Eingriff. In vielen Fällen ist ein kontrolliertes Beobachten (in der Medizin nennen wir das *Watchful Waiting*) klüger als ein vorschnelles Eingreifen.

Typische Beispiele:

- *Akute Rückenschmerzen ohne Warnzeichen* – oft besser ohne sofortiges MRT
- *Infekte ohne Komplikationen* – oft kein Antibiotikum oder Röntgen nötig
- *Unklare Müdigkeit* – manchmal genügen erst mal eine Basisdiagnostik und Verlaufskontrolle

> **WICHTIG:** Zuwarten bedeutet nicht, nichts zu tun. Es bedeutet: bewusst abwägen, begleiten und flexibel reagieren, wenn sich etwas verändert.

Wann du auf eine Untersuchung bestehen solltest

So wichtig es ist, nicht jede Untersuchung unkritisch mitzumachen, genauso wichtig ist es, sich selbstbewusst für Diagnostik einzusetzen, wenn der eigene Körper etwas anderes sagt als die Statistik. Denn manchmal weiß unser Bauchgefühl früher als jeder Algorithmus: Hier stimmt etwas nicht.

Typische Beispiele:

- *Deine Beschwerden halten an oder verschlimmern sich, obwohl »erst einmal abwarten« empfohlen wurde.*
  Ein zwei Wochen anhaltender Husten? Meistens harmlos. Aber wenn sich dein Zustand nicht bessert oder verschlechtert, lohnt es sich, noch einmal genauer hinzusehen und aktiv eine Bildgebung oder Blutuntersuchung einzufordern.

- *Du spürst Symptome, die neu, stark oder ungewöhnlich sind, auch wenn sie schwer in Worte zu fassen sind.*
  Plötzliche, unerklärliche Schmerzen? Unerwarteter Gewichtsverlust? Anhaltende Erschöpfung ohne klare Ursache? Das sind klassische Gründe, Diagnostik einzuleiten, selbst wenn der erste Eindruck noch unklar ist.
- *Dein Zustand beeinträchtigt dein Alltagsleben deutlich, mehr als »nur ein bisschen«.*
  Wenn du zum Beispiel nicht mehr normal essen kannst, deinen Beruf nicht mehr ausüben kannst oder der Schlaf massiv gestört ist, sollte genauer hingeschaut werden, selbst wenn bisherige Tests unauffällig waren.
- *Dein Bauchgefühl sagt dir: Ich werde hier nicht ernst genommen.*
  Natürlich ist Medizin keine »Wunscherfüllung«. Aber wenn du mehrfach das Gefühl hast, dass deine Sorgen abgewiegelt werden, darfst du höflich, aber bestimmt nachfragen: »Können wir bitte noch eine Untersuchung machen, um sicherzugehen? Ich würde mich mit einer genaueren Abklärung wohler fühlen«.

Warum frühe Diagnostik manchmal entscheidend ist

Bei einigen Erkrankungen zählt Zeit. Je früher sie erkannt werden, desto besser sind die Behandlungschancen, etwa bei:

- *Schlaganfallwarnzeichen* (plötzliche Lähmungen, Sprachstörungen, Sehstörungen – sofort handeln!)
- *Krebserkrankungen* (ungewollter Gewichtsverlust, Nachtschweiß und Fieber, tastbare Knoten, Blut im Stuhl oder Urin)
- *Herzinfarktzeichen* (Brustschmerzen, Atemnot, Schmerzen in linken Arm oder Kiefer, bei Frauen auch Rücken- oder Bauchschmerzen)
- *schweren Infektionen* (anhaltendes Fieber, Verschlechterung des Allgemeinzustands)

Hier darfst – und sollst – du auf eine schnelle und gezielte Abklärung bestehen, auch wenn erst mal »nur eine Vermutung« im Raum steht.

Wie du dich für eine Untersuchung einsetzen kannst – ohne konfrontativ zu wirken? Manchmal hilft ein ruhiger, klarer Satz wie: *Mir ist bewusst, dass viele dieser Symptome harmlos sein können. Aber ich spüre, dass etwas nicht stimmt. Können wir bitte eine weiterführende Diagnostik in Betracht ziehen?* Oder: *Ich vertraue Ihrer Einschätzung, aber es würde mir sehr helfen, wenn wir sicherstellen könnten, dass nichts Ernstes dahintersteckt.*

Gute Ärzte und Ärztinnen nehmen solche Anliegen ernst, auch wenn sie vielleicht erst noch einmal erklären, warum sie eine Untersuchung für sinnvoll oder eben nicht zwingend halten.

> **WICHTIG:** Du bist nicht lästig, wenn du Fragen stellst oder eine genauere Abklärung wünschst. Du bist aktiv an deiner Gesundheit beteiligt, genau so, wie es sein sollte.

Bauchgefühl-Check

Habe ich das Gefühl, dass diese Untersuchung notwendig ist und etwas verbessert?

BRAUCHE ICH EINE ZWEITMEINUNG?

Es gibt Momente in der Medizin, da wünscht man sich nichts sehnlicher als eine zweite Stimme. Eine, die noch mal draufschaut. Eine, die nicht einfach wiederholt, was man schon gehört hat, sondern vielleicht einen anderen Blickwinkel eröffnet. Gerade bei geplanten Operationen, einschneidenden Therapien oder schwierigen Diagnosen kann eine *Zweitmeinung* mehr sein als ein doppelter Boden. Sie kann ein Türöffner sein zu innerer Ruhe, zu alternativen Wegen, zu mehr Sicherheit in der eigenen Entscheidung. Und das Beste daran: Sie steht dir gesetzlich zu.

Checkliste: WANN IST EINE ZWEITMEINUNG SINNVOLL?

- ☐ Bei geplanten größeren Operationen mit Risiken (z. B. Gelenkersatz, Rücken-OP, Gebärmutterentfernung)
- ☐ Bei schweren Diagnosen (Krebs, Autoimmunerkrankungen, neurologische Erkrankungen)
- ☐ Wenn schwerwiegende Therapien anstehen (Chemotherapien, Organentfernungen, dauerhaft einschränkende Behandlungen)
- ☐ Wenn die bisherige Therapie nicht greift und du das Gefühl hast, es geht nicht voran oder verschlechtert sich sogar
- ☐ Wenn du das Gefühl hast: Ich weiß nicht, ob die Diagnose einer schwerwiegenden Erkrankung stimmt oder ich bin nicht sicher, ob das wirklich der richtige Schritt ist

Eine gute Zweitmeinung kann drei wichtige Funktionen haben:

1. *Bestätigung:* Die erste Diagnose oder Therapieempfehlung wird gestützt, das gibt dir Vertrauen und Sicherheit.
2. *Erweiterung:* Es kommen ergänzende Ideen oder neue Diagnostikoptionen ins Spiel, die vorher nicht bedacht wurden.
3. *Korrektur:* In manchen Fällen stellt sich heraus, dass eine andere Diagnose oder ein ganz anderer Behandlungsweg besser passen.

Manche Menschen holen sich eine Zweitmeinung, weil sie verunsichert sind. Ist das die richtige Diagnose? Ist das die richtige Therapie? Andere, weil sie spüren: Der erste Arzt war vielleicht fachlich okay, aber menschlich kein passendes Gegenüber. Wieder andere, weil sie mehr Optionen sehen wollen, bevor sie sich zu einer Entscheidung verpflichten oder sicher sind, dass mehr hinter ihren Symptomen steckt. In Deutschland herrscht bislang freie Arztwahl, dadurch ist es jederzeit möglich, sich bei Unsicherheiten eine weitere fachliche Einschätzung einzuholen.

Doch wie geht man ein solches Zweitmeinungsgespräch am besten an? Solltest du gleich zu Beginn sagen: *»Ich bin hier, um eine Zweitmeinung einzuholen«* oder lieber erst einmal schweigen und abwarten, was der neue Arzt selbst sieht?

Beides ist möglich, aber aus meiner Sicht spricht vieles dafür, offen damit umzugehen. Und zwar am besten gleich zu Beginn oder zumindest in den ersten Minuten des Gesprächs.

Warum?

Erstens: Nur wenn ich als Arzt oder Ärztin weiß, dass es schon eine erste Meinung gibt, kann ich gezielt nachfragen und genau prüfen, ob ich etwas sehe, das übersehen wurde, oder ob ich zur gleichen Einschätzung komme.

Zweitens: Der Zweitmeinungsarzt kann vorhandene Befunde, Voruntersuchungen und Diagnosen mit einbeziehen und vermeiden, dass alles doppelt gemacht werden muss. Das spart nicht nur Zeit und Nerven, sondern manchmal auch körperliche Belastung.

Drittens, und das ist vielleicht das Wichtigste: Es schafft Vertrauen. Denn wer offen sagt, dass er unsicher ist und eine zweite Meinung sucht, bringt genau das mit, was gute Medizin braucht: Eigenverantwortung, Transparenz und den Wunsch, gemeinsam zu einer guten Entscheidung zu kommen.

Ein guter Arzt wird das nicht als Kritik verstehen, sondern als

Chance. Als Gelegenheit, einem Menschen zu helfen, die eigene Situation besser zu verstehen. Und genau das ist ja der Kern einer guten Zweitmeinung: Nicht einfach nur Ja oder Nein zu sagen. Sondern sorgfältig abzuwägen, mit offenem Blick und klarer Haltung.

Darum mein Rat – nicht nur als Ärztin, sondern auch als jemand, der selbst schon in schwierigen Entscheidungen gesteckt hat: Sag es ruhig. Direkt. Freundlich. Und ehrlich. *»Ich war bereits bei einem anderen Arzt, aber ich möchte mir gern noch eine zweite Meinung einholen.«* Das ist kein Misstrauen, sondern kluge Fürsorge für dich selbst.

> **WICHTIG:** Nicht jede Bagatelle oder jedes kleine Symptom braucht sofort eine zweite Meinung. Unser Gesundheitssystem ist ohnehin stark belastet und an seiner Kapazitätsgrenze. Natürlich sollte man sich gut informieren und beraten lassen, aber zu viele Zweitmeinungen einzuholen, kann Ressourcen binden, die anderen Patienten fehlen würden. Ein ausgewogenes Maß ist hier sinnvoll im Sinne aller Beteiligten.

AUF DEN PUNKT GEBRACHT: WELCHE WEGE GIBT ES ZUR ZWEITMEINUNG?

1. **Gesetzlich geregelte Angebote über die Krankenkasse**
   Für bestimmte planbare Eingriffe (z. B. Schultergelenkspiegelung, Einbau eines Kniegelenkersatzes, Mandelentfernung, Gebärmutterentfernung) ist die Krankenkasse verpflichtet, eine Zweitmeinung zu ermöglichen. Du kannst über deine Kasse nachfragen, wo in deiner Nähe zugelassene Ärzte und Ärztinnen

diese Leistung anbieten. Die Beratung ist kostenlos. Die beteiligten Fachärztinnen und Fachärzte müssen eine besondere Qualifikation nachweisen. Außerdem dürfen sie weder in derselben Praxis oder Klinik wie die zuerst behandelnde Person arbeiten noch in dem Krankenhaus beschäftigt sein, in dem der Eingriff stattfinden soll. So bleibt die Einschätzung wirklich unabhängig.

2. **Spezialisierte Onlineplattformen**
   Es gibt mittlerweile gut etablierte Anbieter, die Zweitmeinungen digital ermöglichen: unabhängig, ärztlich geprüft und strukturiert.
   Beispiele:
   * *gesund.bund.de – Ärztliche Zweitmeinung* (gesund.bund.de/suchen/aerztinnen-und-aerzte): Staatliches Portal des Bundesministeriums für Gesundheit; Suche nach Ärztinnen und Ärzten, die gesetzlich geregelte Zweitmeinungen anbieten
   * *Unabhängige Patientenberatung Deutschland (UPD)* (patientenberatung.de): Kostenfreie, unabhängige Beratung zu Patientenrechten, Behandlungsoptionen und dem Einholen einer Zweitmeinung
   * *Medexo* (medexo.com): Digitale ärztliche Zweitmeinungen auf Basis vorhandener Befunde; strukturierter Ablauf, teils in Kooperation mit Krankenkassen
   * *BetterDoc* (betterdoc.org): Unterstützung bei der Suche nach spezialisierten Ärztinnen, Ärzten und Kliniken; häufig als Zweitmeinungs- und Lotsendienst genutzt

* *Zweitmeinung online* (zweitmeinung-arzt.online): Ebenfalls Unterstützung bei der Suche nach spezialisierten Ärztinnen, Ärzten und Kliniken

3. **Unikliniken oder Fachgesellschaften**
   Auch viele Universitätskliniken bieten Zweitmeinungssprechstunden an, besonders bei komplexen Diagnosen, seltenen Erkrankungen oder Tumorbehandlungen. Fachgesellschaften wiederum können bei der Suche nach spezialisierten Ansprechpartnern helfen, oft regional und mit Hinweis auf zertifizierte Zentren.

Mein Tipp: Wenn du nicht weißt, wohin, kontaktiere die Fachgesellschaft deiner Diagnose. Sie kann dir sagen, wer für eine fundierte Zweitmeinung qualifiziert ist.

WAS BRINGT MIR DIE BEHANDLUNG – WIRKLICH?

Manchmal beginnt eine Geschichte, die man später oft erzählt, völlig harmlos. Bei uns war es der Nachmittag, an dem meine Mutter beschloss, sportlich zu werden. Meine Mutter war nie der Typ für Triathlons oder Fitnessstudios. Es war für sie bislang auch nicht nötig, übermäßig aktiv zu werden, denn sie hat etwas, das viele sich nur wünschen können: einen beneidenswert schnellen Stoffwechsel, der ihr Essen ohne Reue ermöglicht. Ob Kuchen, Schokolade oder süße Teilchen – sie scheinen einfach durch ihren Körper hindurchzugehen.

Trotzdem wollte sie vor ein paar Jahren ihrer Gesundheit etwas Gutes tun. Also kaufte sie sich einen Crosstrainer, ein günstiges Modell vom Discounter, schnell durch meinen Vater im Wohnzimmer aufgebaut und bereit für den ersten Testlauf.

Ich war an diesem Tag nicht vor Ort, aber ich kenne die Geschichte aus ihrer eigenen Erzählung, und sie geht ungefähr so: »Ich dachte: Ein bisschen Treten wird ja wohl nicht so schwer sein.«

Voller Elan stieg sie auf das Gerät, trat kräftig los und verlor prompt das Gleichgewicht. Es folgten ein unglücklicher Sturz, ein lautes Krachen, ein schmerzverzerrtes Gesicht.

Diagnose in der Notaufnahme: *Radiusfraktur*. Ein typischer Bruch des Handgelenks. Nicht dramatisch, aber unglücklich genug, dass eine Operation notwendig wurde.

Und hier kommt der vielleicht spannendste Teil: Obwohl meine Mutter privat versichert ist und dadurch theoretisch Anspruch auf eine Chefarztbehandlung gehabt hätte, entschied sie sich ganz bewusst dafür, von dem Oberarzt der unfallchirurgischen Notaufnahme operiert zu werden. Nicht weil sie etwas gegen den Chefarzt hatte, der ebenfalls sehr professionell war. Sondern weil sie den Eindruck gewann, dass dieser Oberarzt in ihrem Fall genau derjenige war, der solche Eingriffe mit der größten Routine und Erfahrung durchführt.

Warum sie diese Entscheidung traf und warum sie mit diesem Bauchgefühl genau richtig lag, erfährst du in diesem Kapitel. Denn egal, ob bei einem Knochenbruch, einer neuen Therapieempfehlung oder einem kleinen Eingriff: Es geht nie nur darum, *dass* behandelt wird. Es geht darum, *wie* behandelt wird und was eine Behandlung für dich ganz persönlich bedeutet.

Was bedeutet »Erfolg« einer Therapie konkret – Schmerzfreiheit? Lebensqualität? Heilung?

Behandlungen klingen oft nach einem Versprechen: Wir kriegen das wieder hin. Das machen wir wieder gut. Das wird wieder.

Doch was genau bedeutet eigentlich Erfolg? Und noch wichtiger: Was bedeutet Erfolg *für dich persönlich?*

Denn Behandlungserfolg ist kein schwarz-weißes Konzept.

Manchmal heißt Erfolg: komplette Heilung. Manchmal: Beschwerdefreiheit. Manchmal: eine spürbare Verbesserung der Lebensqualität, auch wenn die Krankheit bleibt. Und manchmal heißt Erfolg einfach: das Fortschreiten einer Erkrankung zu bremsen oder das Leiden zu lindern.

Kläre dein eigenes Ziel – bevor du eine Behandlung beginnst. Wenn dir eine Therapie oder ein Eingriff angeboten wird, stell dir oder deinem Arzt bzw. deiner Ärztin bewusst folgende Fragen:

Was genau möchte ich erreichen? Geht es mir um völlige Heilung? Geht es darum, Schmerzen zu lindern? Oder darum, wieder mehr am Leben teilnehmen zu können, selbst wenn Beschwerden bleiben?

Was wäre für mich persönlich ein Erfolg? Weniger Schmerzen bei Bewegung? Wieder besser schlafen können? Wieder mit den Enkeln spielen können? Manchmal sind es kleine Verbesserungen, die den Alltag entscheidend verändern.

Wie realistisch ist dieses Ziel aus medizinischer Sicht? Nicht jede Erkrankung ist heilbar. Aber fast jede Erkrankung ist besser behandelbar, wenn die Erwartungen klar sind und realistisch.

Warum unklare Erwartungen oft zu Enttäuschung führen

Einer der häufigsten Gründe, warum Patienten unzufrieden mit einer Behandlung sind, ist nicht immer ein schlechter Verlauf, sondern eine falsche Erwartung. Wenn man glaubt, nach einer Rücken-OP wieder Marathon laufen zu können, obwohl realistisch nur eine Schmerzreduktion um 50 Prozent erreichbar ist, dann wird auch ein gutes Ergebnis enttäuschen. Wenn man hofft, dass eine Tablette die Depression innerhalb von Tagen heilt, obwohl es Wochen braucht, um eine spürbare Veränderung zu erleben, wird man vielleicht verfrüht aufgeben.

Erfolg muss nicht Perfektion bedeuten. Erfolg heißt oft: ein Stück Lebensqualität zurückgewinnen.

CHECKLISTE:
FRAGEN ZUR THERAPIEPLANUNG

- ▢ *Was ist das realistische Ziel dieser Behandlung?* Z. B. vollständige Heilung, Linderung, Funktionsverbesserung.
- ▢ *In welchem Zeitraum ist mit einer Besserung zu rechnen?* Erwarte keine Wunder über Nacht.
- ▢ *Wie wahrscheinlich ist der Behandlungserfolg in meinem individuellen Fall?* Nicht nur Durchschnittswerte zählen, sondern deine persönliche Ausgangslage.
- ▢ *Welche Einschränkungen könnten trotz Behandlung bleiben?* Realistische Vorbereitung schützt vor Enttäuschung.

Wichtig: Eine Behandlung ist kein Zauberstab. Sie ist ein Werkzeug, um Stück für Stück Gesundheit, Lebensqualität und Eigenständigkeit zurückzugewinnen. Und je klarer du dein eigenes Ziel kennst, desto besser kannst du gemeinsam mit deinem Arzt oder deiner Ärztin entscheiden, welcher Weg für dich wirklich Sinn macht.

Was sagt die Evidenz? Was sagt die Erfahrung?

Wenn es um medizinische Entscheidungen geht, stehen wir oft zwischen zwei Polen:

Evidenz – also wissenschaftlich geprüfte Daten, Studien, Empfehlung – und **Erfahrung** – das Wissen und die Intuition der Ärztin oder des Arztes aus der konkreten Behandlungspraxis.

Beides ist wichtig. Aber beides muss auch richtig eingeordnet werden.

Wenn Ärzte von *evidenzbasierter Medizin* sprechen, meinen sie damit: Behandlungen, deren Nutzen durch wissenschaftliche

Studien gut belegt ist. Das heißt, es gibt große, kontrollierte Untersuchungen. Es wurden Nutzen und Risiken systematisch geprüft. Die Therapie wird von Fachgesellschaften empfohlen.

Zum Beispiel wissen wir durch viele Studien, dass Blutdrucksenkung bei Bluthochdruck das Risiko für Schlaganfälle senkt. Dass Bewegungstherapie bei Rückenschmerzen oft besser wirkt als lange Bettruhe. Oder dass Impfungen schwere Krankheitsverläufe verhindern können.

Evidenz gibt also eine Art »Landkarte«, sie zeigt, was im Durchschnitt für viele Menschen wirksam ist. Aber: Nicht jeder Mensch ist ein »Durchschnittsmensch«. Und nicht jede Behandlung, die in Studien gut abschneidet, passt automatisch perfekt zu deiner individuellen Situation.

Hier kommt die *ärztliche Erfahrung* ins Spiel: Wie häufig wurde diese Behandlung in der Praxis erfolgreich eingesetzt? Wie gut vertragen bestimmte Patientengruppen die Therapie (z. B. können für Frauen manche Medikamente schlechter verträglich sein als für Männer)? Welche Alternativen gibt es, wenn Standardverfahren nicht passen?

Erfahrene Ärzte und Ärztinnen erkennen oft Muster, feine Zwischentöne, persönliche Risiken oder Ressourcen, die Studien nicht immer abbilden. Erfahrung heißt: nicht nur das, was in Lehrbüchern steht, sondern das, was im echten Leben funktioniert.

Das Beste entsteht, wenn sich Evidenz und Erfahrung ergänzen und nicht gegeneinander ausgespielt werden. Deshalb kannst du beim Gespräch ruhig offen fragen:

- »Gibt es Studien, die diese Behandlung unterstützen?«
- »Welche Erfahrungen haben Sie persönlich mit dieser Methode gemacht?«
- »Für welche Patientengruppen ist diese Behandlung besonders geeignet, und wo wären Sie vorsichtig?«

Oft gibt es nämlich klare Unterschiede. Frauen bauen zum Beispiel das Schlafmittel Zolpidem sehr viel langsamer ab als Männer. Der Wirkstoff bleibt bei ihnen länger im Blut, was am nächsten Morgen zu Benommenheit und einem deutlich erhöhten Unfallrisiko führen kann. Die amerikanische Arzneimittelbehörde hat die empfohlene Dosis für Frauen deshalb sogar halbiert.

Gut zu wissen

Am besten achtest du auf Folgendes: Wird dir transparent gemacht, was gesichert ist und was Erfahrungswert? Wird offen über Chancen und Grenzen gesprochen? Fühlst du dich eingeladen, Fragen zu stellen, oder eher belehrt? Echte medizinische Qualität zeigt sich nicht nur im Wissen, sondern auch darin, wie offen und respektvoll mit diesem Wissen umgegangen wird.

Fragen vor einem Eingriff

Als meine Mutter damals im Krankenhaus lag, mit ihrer frisch operierten Hand und einem Verband, der fast bis zum Ellenbogen reichte, sagte sie einen Satz, den ich nie vergessen habe: »Ich bin froh, dass ich auf mein Gefühl gehört habe.«

Gemeint war ihre Entscheidung, sich von dem Oberarzt der Notaufnahme operieren zu lassen, nicht weil sie dem Chefarzt misstraute, sondern weil sie spürte: Dieser Arzt hatte in ihrem Fall die meiste praktische Erfahrung mit genau diesem Eingriff. Seine ruhige, konzentrierte Art und die Selbstverständlichkeit, mit der er den Eingriff erklärte, gaben ihr Sicherheit.

Und genau darum geht es, wenn du vor einem Eingriff stehst: Nicht nur: *Wer operiert?* Sondern auch: *Wie routiniert? Wie häufig?*

Wie sicher? Und vielleicht am wichtigsten: *Bei wem fühle ich mich in guten Händen?*

Checkliste: FRAGEN VOR EINER OPERATION

- ☐ **Wie oft führen Sie diesen Eingriff durch?**
  Routine zählt. Studien zeigen immer wieder: Je häufiger ein Eingriff durchgeführt wird, desto geringer sind die Komplikationsraten.
  Ein Operateur oder eine Operateurin, der oder die eine bestimmte Operation regelmäßig macht, hat nicht nur mehr Sicherheit im Ablauf, sondern kann auch kleine individuelle Besonderheiten besser einschätzen. Das kann selbstverständlich auch der Chefarzt der Abteilung sein, besonders wenn er jahrelange Erfahrung und Routine mit dem Eingriff hat.

- ☐ **Was sind mögliche Risiken oder Nebenwirkungen?**
  Kein Eingriff ist risikofrei. Gute Ärzte und Ärztinnen erklären nicht nur den Nutzen, sondern auch offen, was schiefgehen könnte, wie häufig bestimmte Komplikationen sind und was im Fall der Fälle getan werden kann. Ehrliche Aufklärung ohne Dramatisierung schützt dich besser als jede Schönrederei.

- ☐ **Gibt es Alternativen zum Eingriff?**
  Manchmal gibt es konservative Behandlungsoptionen, die man zumindest versuchen kann, bevor operiert wird. Deshalb lohnt sich immer die Nachfrage: »Welche nichtoperativen Möglichkeiten gibt es?« und »Wie

hoch sind die Chancen, dass die Beschwerden auch ohne Eingriff besser werden?«
Manchmal genügt Physiotherapie, manchmal kann eine medikamentöse oder naturheilkundliche Behandlung helfen, und manchmal ist der Eingriff tatsächlich die beste und sicherste Option.
Aber wichtig ist: Du solltest eine echte Wahl haben.

- [ ] **Was würden Sie Ihrer Familie empfehlen?**
Das ist vielleicht die ehrlichste und menschlichste Frage, die du stellen kannst: »Wenn ich Ihr Vater/Ihre Mutter/Ihr Geschwisterteil wäre, würden Sie mir dieselbe Therapie empfehlen?«
Wenn dein Arzt oder deine Ärztin dann immer noch überzeugt wirkt, kannst du meist relativ sicher sein: Hier geht es wirklich um dein Wohl, nicht um Richtlinien oder Routine.

Fallzahlen & Erfahrung – ein oft unterschätzter Qualitätsfaktor

Wenn wir über Qualität in der Medizin sprechen, denken viele Menschen zuerst an große Namen, Titel, Zertifikate oder das Ansehen einer Klinik. Aber es gibt einen anderen, oft viel wichtigeren Hinweis darauf, wie gut jemand in einem bestimmten Verfahren wirklich ist: die sogenannte Fallzahl. Und gerade hier entscheidet Routine.

Medizinisches Wissen kann man sich anlesen, in Vorlesungen lernen, in Prüfungen abfragen. Aber handwerkliches Können, das sichere, präzise, routinierte Umsetzen, lernt man nur durch echte Erfahrung. Jede Operation, jede Intervention, jede schwierige

Diagnose folgt zwar bestimmten Standards. Aber erst durch regelmäßiges Tun wird aus Theorie echte Meisterschaft.

Studien zeigen immer wieder: Bei vielen Eingriffen sinkt die Komplikationsrate deutlich, sobald ein Arzt oder ein Team eine bestimmte Zahl von Fällen pro Jahr erreicht hat. Gerade bei sensiblen Eingriffen wie Gelenkersatz, Herzkatheter, Krebsoperationen oder komplexer Wirbelsäulenchirurgie gibt es klare Zusammenhänge zwischen Häufigkeit und Patientensicherheit. Auch bei diagnostischen Verfahren wie Endoskopien, Ultraschalluntersuchungen oder dem Lesen von MRT-/CT-Bildern steigt die Sicherheit deutlich mit zunehmender Routine.

Ein Arzt oder eine Ärztin, die einen Eingriff wöchentlich oder sogar täglich durchführt, bewegt sich ganz anders durch den Ablauf – feiner, vorausschauender, schneller im Erkennen kleiner Abweichungen – als jemand, der ihn dreimal im Jahr macht. Erfahrung schafft nicht nur Tempo. Erfahrung schafft Feingefühl, Antizipation und verhindert viele Fehler, bevor sie überhaupt entstehen.

Wann Routine schützt – und wann sie kippen kann

Dass Routine in der Medizin tatsächlich Leben rettet, ist wissenschaftlich gut belegt. Eine bekannte Studie, veröffentlicht im *New England Journal of Medicine* (2003), zeigte: Chirurgen, die bestimmte Eingriffe häufiger durchführten, hatten signifikant niedrigere Komplikations- und Sterblichkeitsraten als weniger erfahrene Kollegen. Besonders bei komplexen Operationen wie Magenresektionen, Herzbypässen oder Krebsoperationen war die Fallzahl entscheidend.

Doch es gibt auch eine interessante Kehrseite. Neuere Untersuchungen deuten darauf hin, dass nach sehr vielen Jahren, wenn ein Eingriff für einen Operateur zur reinen Routine wird, die Aufmerksamkeit leicht nachlassen kann. Man spricht hier von *Experience decay* (Erfahrungsverfall).

Eine US-amerikanische Studie, veröffentlicht in *Annals of Surgery* (2006), analysierte eine große Zahl von Operationen aus einem nationalen Krankenhausregister. Das Ergebnis: Chirurgen im mittleren Alter (41–60 Jahre) hatten die niedrigsten Sterblichkeitsraten. Bei jüngeren (< 40 Jahre) und älteren Operateuren (> 60 Jahre) war die war die Zahl der Patienten, die an den Folgen der Operation starben, leicht erhöht. Die Autoren vermuten als Ursache eine Kombination aus fehlender Routine bei Jüngeren und möglicherweise nachlassender Präsenz oder weniger aktive Übung bei Älteren.

Das heißt nicht, dass ältere Ärzte und Ärztinnen schlechter sind! Im Gegenteil: Viele erfahrene ältere Kollegen sind hervorragende Operateure, gerade weil sie über Jahre hinweg selbst viel operiert und dabei eine tiefe, reflektierte Expertise aufgebaut haben. Entscheidend ist nicht das Alter oder der Titel, sondern ob jemand weiterhin aktiv operiert, komplexe Eingriffe regelmäßig selbst durchführt und dabei aufmerksam und präsent bleibt.

Und nicht zuletzt: Chefärztinnen und Chefärzte können exzellente Operateure sein, vor allem dann, wenn sie selbst regelmäßig operieren und auf eine lange operative Praxis zurückblicken. Wenn sie allerdings überwiegend organisieren, delegieren oder rein wissenschaftlich arbeiten, kann es sein, dass ihre tägliche praktische Routine mit der Zeit abnimmt, auch wenn ihr Wissen und ihre strategische Erfahrung hoch bleiben.

Deshalb zählt nicht nur die Länge der Berufstätigkeit, sondern: Wie oft wird genau das, was du brauchst, aktuell und praktisch durchgeführt? Gerade bei spezialisierten Operationen oder komplexen Interventionen lohnt sich deshalb eine freundliche, offene Nachfrage:

- »Wie oft führen Sie diesen Eingriff pro Jahr persönlich durch?«
- »Wie viele Patienten mit dieser Erkrankung haben Sie bisher behandelt?«
- »Wie aktuell ist Ihre persönliche praktische Erfahrung in diesem speziellen Verfahren?«

Manchmal haben Patienten Sorge, solche Fragen könnten »respektlos« wirken. Aber das Gegenteil ist der Fall, und gute Ärzte und Ärztinnen schätzen mündige Patienten. Das Ziel ist: die bestmögliche Entscheidung für die eigene Gesundheit zu treffen. Und dazu gehört, sich gut zu informieren ohne blinden Respekt, aber auch ohne unnötige Skepsis.

Bauchgefühl-Check

Auch wenn ich Angst habe: Fühlt sich dieser Weg mit diesem Behandler richtig an?

IST DAS ERGEBNIS DAS, WAS ICH MIR ERHOFFT HABE?

Manchmal kommt man aus einer Arztpraxis oder dem Krankenhaus, hat einen Stapel Befunde in der Hand und trotzdem ein seltsames Gefühl im Bauch. Manchmal ist alles »in Ordnung«, aber der Körper fühlt sich nicht in Ordnung an. Manchmal ist die Therapie abgeschlossen, aber die Erleichterung bleibt aus.

Das ist keine Schwäche. Das ist kein »Sich-anstellen«. Das ist der Moment, in dem du als Patient eine der wichtigsten Fähigkeiten brauchst: Reflexion. Und manchmal auch: den Mut, nachzufragen. Noch einmal zu prüfen. Weiterzudenken.

In diesem Kapitel geht es darum, wie du mit diesem Moment umgehst. Was du tun kannst, wenn sich die erhoffte Besserung nicht einstellt. Und warum Feedback, auch kritisches, nicht nur erlaubt ist, sondern ein wichtiger Teil von guter Medizin.

Was tun, wenn ich mich nach der Behandlung nicht besser fühle?

Der Moment, auf den du so gehofft hast, ist da: Die Therapie ist abgeschlossen. Die Medikamente eingenommen. Der Eingriff gemacht. Der Arztbesuch liegt hinter dir. Und doch: Dein Körper sagt etwas anderes. Die Beschwerden sind noch da. Vielleicht sogar neue dazugekommen. Oder du fühlst dich einfach … nicht besser. Nicht so, wie du es erwartet hast.

Was jetzt?

Zuerst: Du bist damit nicht allein. Und nein, du bildest dir das nicht ein. Denn in der Realität sieht der Verlauf nach einer Behandlung oft weniger gradlinig aus, als wir es uns wünschen würden.

Warum eine Behandlung nicht sofort wirkt

Es gibt viele Gründe, warum du dich nicht sofort besser fühlst, auch wenn die Behandlung grundsätzlich sinnvoll war.

Der Körper braucht Zeit: Medikamente müssen erst ihre volle Wirkung entfalten. Heilungsprozesse brauchen Ruhe, Regeneration und oft mehr Geduld, als uns lieb ist. Nervensysteme beruhigen sich, Entzündungsprozesse klingen ab, und Funktionsstörungen können sich durch Lebensstilmaßnahmen und Stressabbau verbessern auch ohne medikamentöse Eingriffe. Hier helfen manchmal einfache Dinge wie genügend Schlaf, Achtsamkeit, gesunde Ernährung und Bewegung mehr als weitere apparative Untersuchungen.

Anpassungsreaktionen sind normal: Viele Therapien führen anfangs sogar zu einer vorübergehenden Verschlechterung (z. B. Müdigkeit bei Antidepressiva, muskuläre Schmerzen nach Physiotherapie, Reizzustände nach Operationen).

Die Ursache war komplexer als gedacht: Nicht jede Diagnose ist eindeutig. Manchmal zeigt sich erst im Verlauf, dass ein Zusammenhang übersehen oder ein weiterer Faktor beteiligt war.

Und manchmal, ja, auch das, passt die gewählte Behandlung nicht ideal zum individuellen Krankheitsbild. Auch das ist menschlich. Auch das ist Teil von Medizin.

STRATEGIE: WENN DIE BESSERUNG AUSBLEIBT

Du hast das Recht, nachzuspüren. Nachzuhaken. Dich nicht mit einem vagen »Das wird schon noch« abspeisen zu lassen, ohne gleich in Alarmismus zu verfallen. Hier ein paar bewährte Schritte, die dir helfen können, den Überblick zu behalten:

1. **Mach dir Notizen**
   Halte schriftlich fest:
   * Welche Symptome bestehen noch?
   * Haben sie sich verändert, in Häufigkeit, Intensität, Dauer?
   * Gibt es neue Beschwerden?
   * Wann treten sie auf? Gibt es bestimmte Auslöser, Verstärker, Tageszeiten, Situationen?
   * Gibt es Besserungen z. B. durch Ruhe, Wärme, Entspannung?
   * Wie wirken sich Stress, Ernährung, Schlaf oder Bewegung aus?

   Ein kleines Symptomtagebuch kann Gold wert sein, für dich selbst und für das nächste Gespräch mit deiner Ärztin oder deinem Arzt.

2. **Erinnere dich an das ursprüngliche Ziel**
   Frage dich ehrlich: Was war eigentlich das Ziel der Behandlung? War es realistisch, dass du innerhalb weniger Tage schmerzfrei bist? Ging es um Heilung, Linderung oder Verlangsamung des Verlaufs?
   Oft helfen kleine Rückblicke, um einzuschätzen, ob deine Erwartungen vielleicht zu hoch oder zu unklar formuliert waren.

3. **Kontaktiere die Praxis – sachlich, nicht vorwurfsvoll**
   Viele Ärzte und Ärztinnen planen ohnehin Kontrolltermine ein und verstehen, wenn Patienten sich aktiv melden, bevor Unsicherheit oder Unzufriedenheit zu groß werden. Sag offen, was dich beschäftigt. Du brauchst keine medizinischen Fachbegriffe, dein Erleben ist die wichtigste Information.
   Beispiel: »Ich hatte gehofft, dass sich mein Zustand nach zwei Wochen bessert. Stattdessen ist die Müdigkeit stärker geworden und mein Schlaf schlechter. Ist das im Rahmen, oder sollten wir noch mal drüberschauen?«

4. **Frage konkret nach**
   * Ist das aktuelle Befinden im Rahmen des Erwartbaren?
   * Gibt es typische Anpassungsphasen?
   * Woran würden wir merken, dass die Behandlung wirkt, und woran, dass sie vielleicht nicht wirkt?
   * Wann wäre der richtige Zeitpunkt, um über Alternativen nachzudenken?

Warum Nachfragen ein Zeichen von Stärke ist

Manchmal, wenn wir nach einem Arztbesuch noch Fragen haben, fühlt es sich an wie ein persönliches Scheitern:

Ich hätte besser aufpassen müssen. Warum habe ich das nicht gleich gefragt? Jetzt nerve ich bestimmt.

Aber genau das ist ein Trugschluss. Denn Medizin ist komplex. Gesundheit ist emotional. Und Entscheidungen, besonders die wichtigen, brauchen manchmal einfach mehr als ein Gespräch.

In unserer schnell getakteten Welt sind wir es gewohnt, »funktionieren« zu müssen. Eine Frage zu stellen und Unsicherheit zuzugeben, das fühlt sich manchmal an wie eine Schwäche. Aber in Wahrheit ist es genau das Gegenteil. Nachzufragen bedeutet, du nimmst deine Gesundheit ernst. Du willst verstehen, was mit deinem Körper passiert. Du bist bereit, Verantwortung für deine Entscheidungen zu übernehmen.

Und das ist kein Versagen. Das ist gelebte Selbstbestimmung.

Gesundheit ist zu wichtig, um sie aus Höflichkeit in Unsicherheit zu lassen. Fragen zu stellen, eine Antwort noch einmal zu hören, eine Unsicherheit zu klären, all das gehört zu einer selbstbestimmten, respektvollen Partnerschaft in der Medizin.

Aber gleichzeitig gilt: Im normalen Praxisalltag ist es nicht immer möglich, alle Fragen sofort und ausführlich zu beantworten. Das liegt weniger an mangelndem Willen, sondern oft am System selbst: an Zeitdruck, knappen Ressourcen und einem Gesundheitswesen, das für echte Zuwendung oft zu wenig Raum lässt. Deshalb: Frag mit Klarheit, aber auch mit Rücksicht auf die knappe Zeit. Gute Medizin lebt von gegenseitigem Verständnis.

WICHTIG: Ein »guter« Befund ist wichtig, er gibt Sicherheit, dass keine akute Gefahr besteht. Aber er ersetzt nicht deine eigene Körperwahrnehmung. Wenn dein Körper dir etwas signalisiert, dann hör hin. Gleichzeitig solltest du aber darauf achten, die Balance zu wahren: Manche Beschwerden entstehen durch körperliche Prozesse, andere haben psychische oder funktionelle Ursachen, und manchmal geraten Menschen auch in einen Teufelskreis aus Sorge und Überinterpretation ihrer Symptome. Deshalb ist es entscheidend, gemeinsam mit deinem Arzt oder deiner Ärztin zu prüfen, ob Symptome plausibel erklärt werden können, und dabei sensibel zu unterscheiden, wann weitere Untersuchungen sinnvoll sind und wann es darum geht, Ängste zu begleiten und zu bewältigen.

Warum Feedback für Ärzte und Ärztinnen wichtig ist (positiv oder kritisch!)

Viele Menschen verlassen eine Arztpraxis mit gemischten Gefühlen: Erleichterung, Hoffnung, manchmal aber auch Unsicherheit oder Unzufriedenheit mit der Behandlung.

Und dann passiert oft das: Man schweigt. Aus Respekt. Aus Angst, undankbar zu wirken. Oder weil man denkt: Das bringt doch sowieso nichts.

Aber genau hier liegt eine verpasste Chance. Denn gutes Feedback, ehrlich, respektvoll und konkret, ist ein wertvoller Teil guter Medizin und bringt deinen Behandler und dich weiter.

Ärzte und Ärztinnen stehen heute unter enormem Druck. Die Herausforderungen sind Zeitdruck in der Sprechstunde, Dokumentationspflichten, wirtschaftliche Zwänge und Patienten, die zu Recht immer informierter und kritischer werden.

In diesem Spannungsfeld ist es gar nicht so einfach, immer genau zu wissen: Kam meine Erklärung wirklich an? Hat sich der Patient oder die Patientin gesehen gefühlt? Gab es Missverständnisse, Unsicherheiten, stille Enttäuschungen?

Deshalb ist dein Feedback wichtig. Es hilft nicht nur dir, sondern auch deinem Arzt oder deiner Ärztin, sich weiterzuentwickeln.

Positives Feedback – warum du es geben solltest

Neulich, am Ende der Sprechstunde, saß mir eine Patientin gegenüber und sagte zögerlich: »*Frau Doktor, da gibt es noch etwas, was ich ansprechen wollte.*« Ich rechnete mit allem Möglichen, einer Rückfrage zur Therapie, etwas, das ich übersehen hatte, oder neuen Beschwerden. Aber nicht mit dem, was dann kam.

Die Patientin holte eine kleine Karte aus ihrer Tasche und sagte leise »Danke«, während sie sie mir überreichte. Ein handgeschriebener Gruß, in dem sie sich für die gute Betreuung bedankte. Dafür, dass ich ihr zugehört hatte. Dass ich sie ernst nahm. Dass ich die einzelnen Schritte mit ihr in Ruhe, verständlich und auf Augenhöhe besprochen hatte. Es hat mich tief berührt.

Wenn du das Gefühl hattest, hier wurde wirklich zugehört. Hier wurde geduldig erklärt. Hier wurden Respekt, Mitgefühl und Fachkompetenz spürbar. Und du warst mit der Behandlung zufrieden.

Dann sag es.

Es muss kein großes Lob sein, oft reicht ein Satz:

Danke, dass Sie sich Zeit genommen haben.

Ich habe mich gut aufgehoben gefühlt.

Es tut gut, dass ich alles fragen konnte.

Denn: Auch Ärzte und Ärztinnen brauchen Bestärkung. Gerade die Guten. Gerade die, die oft still und bescheiden ihr Bestes geben.

Kritisches Feedback – wann du dich trauen solltest

Und genauso gilt: Wenn du etwas Wichtiges vermisst hast, sag es. Nicht als emotional aufgeladener Vorwurf in einer Google-Rezension. Nicht als Anklage. Sondern als ehrliche Rückmeldung beim nächsten Termin.

Zum Beispiel:

- »Ich hätte mir noch mehr Erklärung zu den nächsten Schritten gewünscht. Könnten wir das noch nachholen?«
- »Mir war leider nicht klar, dass ich bestimmte Voruntersuchungen hätte mitbringen sollen.«
- »Die vorgeschlagene Behandlung hat bei mir leider nicht geholfen. Was können wir jetzt tun?«

Gute Ärzte und Ärztinnen werden dir dankbar sein, auch wenn es im ersten Moment vielleicht unbequem ist. Denn nur, wenn Schwachstellen sichtbar werden, kann sich etwas verändern. Und ganz wichtig: Dein Feedback verändert nicht nur deine eigene Erfahrung, sondern auch die der nächsten Patienten.

Mein Tipp:
WIE DU FEEDBACK KONSTRUKTIV GIBST

Hier ein paar Tipps, damit dein Feedback auf offene Ohren stößt:

* *Ich-Botschaften nutzen:* »Ich habe mich ... gefühlt« statt »Sie haben ... falsch gemacht«
* *Konkret werden:* Was genau war gut? Was genau könnte besser laufen? Dabei die Sandwich-Technik anwenden: Die Kritik wird durch ein Lob zuvor und danach verpackt.
* *Respektvoll bleiben:* Kritik in der Sache, aber immer wertschätzend im Ton.

* *Nicht abwarten:* Gib Feedback möglichst zeitnah, solange dein Eindruck frisch ist.

Wichtig: Ein kurzes Feedback nach einer Untersuchung oder Behandlung ist ein wertvoller Teil einer menschlicheren Medizin. Ob Lob oder Verbesserungsvorschlag: Deine Erfahrung zählt. Dein Eindruck zählt. Deine Stimme zählt. Und manchmal bewirkt ein einziger Satz mehr, als du denkst.

Kleiner Einblick: was die Forschung zeigt

Studien zur Arzt-Patienten-Kommunikation zeigen immer wieder: Patienten und Patientinnen, die sich ernst genommen fühlen, sind zufriedener, unabhängig vom medizinischen Ergebnis. Offene, empathische Kommunikation senkt die Rate an Klagen, Missverständnissen und Behandlungsabbrüchen deutlich. Und positives Feedback an die Behandelnden stärkt die Motivation und das Engagement von medizinischem Personal und letztlich auch die Versorgungsqualität.

Bauchgefühl-Check

Hat sich mein Befinden nach der Behandlung realistisch verbessert?

ZUSAMMENGEFASST

Ein Arztbesuch ist weit mehr als nur ein Termin im Kalender. Er ist eine Entscheidungssituation, bei der wir uns manchmal klein und ausgeliefert fühlen – überfordert von Fachbegriffen und der Angst, die falsche Wahl zu treffen. Ich denke dabei oft an meine Oma Resi und frage mich, ob ihr Schicksal anders verlaufen wäre, hätten wir damals die richtigen Fragen gestellt.

Doch wir sind diesem System nicht hilflos ausgeliefert. Wir können lernen, unseren inneren Kompass neu auszurichten. Dazu gehört die Erkenntnis: **Gute Medizin ist Beziehungssache.** Ein Arzt oder eine Ärztin, bei dem/der du dich nicht ernst genommen fühlst, kann deine Gesundheit nicht optimal begleiten. Vertrauen ist die Basis für Heilung.

Gleichzeitig müssen wir verstehen: **Diagnostik und Therapien sind Werkzeuge, kein Selbstzweck.** Nicht jede Untersuchung bringt Klarheit, nicht jede Behandlung ist zwingend. Die wichtigste Frage lautet immer: Was ändert sich durch das Ergebnis wirklich für mein Leben? Dabei gilt bei Eingriffen oft ein unterschätztes Kriterium: **Erfahrung schlägt Hierarchie.** Es zählt die aktuelle Routine im jeweiligen Verfahren, nicht der Titel auf dem Türschild.

Deshalb: Trau dich, deine Stimme zu nutzen. **Nachfragen ist keine Schwäche,** sondern dein Recht auf Klarheit. Wenn Zweifel bleiben, hole dir Unterstützung, denn **Zweitmeinungen sind keine Misstrauensvoten,** sondern gelebte Selbstverantwortung. Worte haben Macht – nutze sie, um Entscheidungen zu treffen, hinter denen du voll und ganz stehen kannst.

FRAGE DICH SELBST

- Habe ich verstanden, was mein Arzt oder meine Ärztin mir empfohlen hat und warum?
- Wurde meine Wahrnehmung ernst genommen oder einfach wegerklärt?
- Fühle ich mich auf meinem Weg gut begleitet oder alleingelassen?
- Habe ich die Möglichkeit gehabt, Alternativen zu besprechen?
- Verlasse ich die Praxis oder Klinik mit mehr Klarheit oder mit mehr Unsicherheit?

Kapitel 6

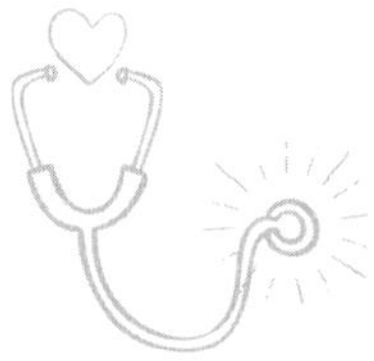

Good Doc, bad Doc

Woran man gute Ärzte erkennt und was Red Flags sind

»Man soll vor allem Mensch sein,
und dann erst Arzt.«

VOLTAIRE (1694–1778)

WER MÖCHTE DR. HOUSE?

Oft bleiben einem nicht die großen Vorlesungen oder Prüfungen aus dem Studium im Gedächtnis. Sondern Szenen wie diese: Auf der Couch, nach einem langen Lerntag. Ich war damals noch Medizinstudentin, mitten in der heißen Phase der Vorbereitung auf mein Staatsexamen. Davon mussten wir im Laufe des Studiums gleich drei absolvieren, und die Vorbereitung verlief bei allen ähnlich. Die Tage waren vollgestopft mit dem Lernen von Fakten, Leitlinien und Krankheitsbildern. Mein Kopf fühlte sich damals oft wie ein prall gefüllter Ballon an, kurz vor dem Platzen. Um abends abzuschalten, begann ich deswegen ein kleines Ritual. Ich setzte mich auf die Couch, kuschelte mich in meine Lieblingsdecke und schaute nach einem anstrengenden Lerntag eine Folge meiner Lieblingsarztserie, meistens *Grey's Anatomy* oder *Dr. House*. Und, zugegeben, ich redete es mir schön: Vielleicht konnte ich ja nebenbei noch etwas für meine großen Prüfungen daraus mitnehmen.

Ich erinnere mich noch genau an eine Folge von *Dr. House,* die mich damals tief beeindruckte. Eine junge Frau wurde mit rätselhaften Beschwerden aufgenommen. Fieberschübe. Hörverlust. Sehstörungen. Wasser in der Lunge. Schließlich eine Herzschwäche. Alle Ärzte standen vor einem Rätsel. Sie bekam unzählige Untersuchungen, aber keiner fand die Ursache.

Und dann kam er. Dr. House. Arrogant. Sarkastisch. Brillant. Er spürte, was alle anderen übersehen hatten. Das künstliche Hüftgelenk der Patientin hatte sich über Jahre im Körper abgerieben, wie feines Schmirgelpapier. Mikroskopisch kleine Metallpartikel aus Chrom und Kobalt gelangten in ihren Körper und vergifteten nach und nach ihre Organe. Ein einfacher Bluttest auf Metallionen hätte es verraten, aber darauf musste man erst einmal kommen.

Ich saß da, völlig fasziniert. Denn so überspitzt die Charaktere auch waren, die medizinischen Fälle von *Dr. House* basieren auf wahren Grundlagen. Und tatsächlich: Jahre später las ich, dass reale Ärzte dank dieser Serienfolge auf dieselbe, seltene Diagnose gestoßen sind und so echtes Leben retten konnten.

Aber eines wurde in dieser Serie auch immer schmerzhaft klar: Dr. House mag genial sein. Er rettet Leben. Aber er beleidigt seine Patienten, verspottet ihre Sorgen und behandelt sie wie lästige Störfaktoren. Für ihn sind sie Puzzlestücke, nicht Menschen. Und ich dachte damals und denke es noch heute: Wir alle wünschen uns einen Dr. House als Behandler. Aber einen, der uns nicht nur mit demselben Verstand behandelt, sondern auch mit Herz.

Vielleicht erinnerst du dich selbst an einen Arztbesuch, bei dem du dich menschlich gesehen gefühlt hast. Der Arzt oder die

Ärztin war freundlich, zugewandt, hörte dir wirklich zu. Und doch: Vielleicht blieb am Ende ein komisches Gefühl zurück, weil du spürtest, dass zwar empathische Worte fielen, aber die fachliche Tiefe fehlte.

Oder das Gegenteil: Ein brillanter Diagnostiker, der auf Anhieb wusste, was dir fehlte, aber dessen kalte, herablassende Art dich wie ein Stück Ware auf einem Fließband fühlen ließ.

Beides ist unvollständig. Beides hinterlässt eine Lücke. Denn gute Medizin braucht zwei Dinge: Kompetenz und Herz.

Nur nett zu sein reicht nicht, wenn lebenswichtige Diagnosen übersehen werden. Und nur fachlich brillant zu sein reicht auch nicht, wenn der Patient dabei als Mensch verloren geht.

Die drei Säulen guter Medizin

Wenn ich alles, was ich über gute Medizin gelernt habe – in Vorlesungen, Praktika, Nachtdiensten, Gesprächen mit Kolleginnen und Kollegen –, auf eine einfache Formel bringen müsste, dann wären es diese drei Grundpfeiler:

1. *Evidenz – wissenschaftlich fundierte Entscheidungen*

   In einer Welt voller Informationen, Meinungen und Heilsversprechen brauchen wir Evidenz als stabile Basis. Evidenzbasierte Medizin bedeutet: Behandlungen werden nicht nur aus dem Bauch herausgewählt. Sie beruhen auf Studien, auf sorgfältiger Forschung, auf geprüftem Wissen. Ob ein Medikament empfohlen wird. Ob eine Operation wirklich nötig ist. Ob eine neue Therapie echten Nutzen bringt. All das wird nicht einfach nach Gefühl entschieden, sondern auf Basis wissenschaftlicher Daten. Evidenz schützt uns vor Irrtümern, vor Modewellen, vor gefährlicher Pseudomedizin.

   Das heißt nicht, dass jede Studie fehlerfrei ist. Wissenschaft ist ein Prozess, kein Dogma. Erkenntnisse können sich verändern und auch revidiert werden. Das haben wir spätestens seit der Coronapandemie verstanden. Aber sie ist der beste Kompass, den wir haben, um nicht im Nebel der Möglichkeiten die Orientierung zu verlieren. Gute Ärzte und Ärztinnen halten sich an diesen Kompass. Und sie erklären ihn auch ihren Patienten, verständlich, ehrlich, transparent.

2. *Empathie – den Menschen sehen, nicht nur die Erkrankung*
Trotz aller Technik bleibt die Medizin eine zutiefst menschliche Kunst. Denn Krankheiten betreffen nicht nur Körperteile. Sie betreffen ganze Biografien, Beziehungen, Identitäten. Und das gilt für jedes medizinische Fachgebiet, das sich mit Menschen befasst – nicht nur für die Psychiatrie und Psychotherapie.
Empathie bedeutet, wirklich zuzuhören, ohne sofort Ratschläge abzuspulen. Zu sehen, was zwischen den Worten mitschwingt, und einen Menschen nicht auf seine Krankheit zu reduzieren. Nicht alles auf die Psyche zu schieben und Fachbegriffe verständlich zu erklären. Gerade in der modernen Medizin, wo Zeit oft knapp und Abläufe standardisiert sind, wird diese Fähigkeit immer kostbarer. Empathie kann keinen Tumor entfernen. Aber sie kann Angst lindern, Vertrauen schaffen, Hoffnung schenken. Und manchmal ist das der entscheidende Unterschied zwischen Aufgeben und Weitermachen.
Dabei kann auch Humor helfen.
»Sie sind die erste Ärztin, bei der ich beim Reden lache – nicht weine.« Das sagte mir einmal eine Patientin am Ende unserer ersten gemeinsamen Sitzung. Eine Frau mit schwerer Krankengeschichte, vielen Klinikaufenthalten und unzähligen Diagnosen. Irgendwann, als der Moment passte, wagte ich einen kleinen Witz. Nur eine beiläufige Bemerkung mit einem kleinen Augenzwinkern, das uns beide zum Lachen brachte.
Plötzlich war der Raum nicht mehr so schwer, auch wenn die Krankheit blieb. Humor ist nicht das Gegenteil von Ernst. Er ist sein Begleiter. Manchmal öffnet ein ehrliches Lachen Türen, die

mit medizinischem Fachwissen allein verschlossen geblieben wären. Medizinische Professionalität und Humor schließen sich nicht aus, solange nicht übereinander, sondern miteinander gelacht wird.

Studien der Friedrich-Schiller-Universität Jena belegen in einer Meta-Analyse aus 2022, dass Interventionen, die Lachen fördern, in der medizinischen Betreuung Stress reduzieren, die Kommunikation verbessern und positive Effekte auf Schmerzempfinden und sogar das Immunsystem haben können.

3. *Erfahrung – klinische Routine und ehrliches Einschätzen eigener Grenzen*

   Erfahrung bedeutet zu wissen, welche Symptome ernst sind und welche nicht. Zu ahnen, wann ein Patient aus Angst oder Scham nicht alles erzählt. Und zu spüren, wenn der Körper echte Beschwerden macht, der Befund das aber noch nicht zeigen kann. Aber Erfahrung bedeutet auch: zu wissen, wo die eigenen Grenzen liegen. Niemand, kein Professor, kein Spezialist, weiß alles. Ein guter Arzt oder eine gute Ärztin erkennt das. Sie geben Fehler und Unsicherheiten offen zu.

   Sie sagen ehrlich:

   - »Ich bin mir nicht sicher, lassen Sie uns jemanden dazuholen.«
   - »Hier holen wir eine Zweitmeinung ein.«
   - »Das war nicht richtig, es tut mir leid.«
     Oder:
   - »Ich kläre das für Sie ab.«

   Ich erinnere mich an eine Szene aus meiner Klinikzeit: Ein erfahrener Oberarzt hatte einen Fehler gemacht. Nicht dramatisch, aber er hätte die Symptome eines Patienten früher erkennen können. Als er es bemerkte, versammelte er das gesamte Team. Er sagte: »Ich habe mich geirrt. Ich hätte schneller reagieren müssen. Ich übernehme die Verantwortung.«

Er erklärte, wie es dazu kommen konnte. Und was wir daraus lernen konnten. Kein Ausweichen. Kein Schuldverschieben. Kein Herunterspielen. Er entschuldigte sich offen beim Patienten. Es war einer der stärksten Momente, die ich je im Klinikalltag erlebt habe.

Fehler und Unsicherheiten gehören zur Medizin, so sehr wir uns auch wünschen, dass es anders wäre. In kaum einem anderen Berufsfeld treffen Menschen jeden Tag mehr Entscheidungen unter Zeitdruck, mit lückenhaften Informationen und mit so gravierenden Folgen. Auch wenn die Fehlerkultur in vielen Kliniken und Praxen ausbaufähig ist, ist der einzige Weg, wie Heilung möglich bleibt, nicht auf Allwissenheit zu beharren. Sondern den Mut zu finden, Unsicherheiten und Fehler offen anzusprechen und mit jeder neuen Erfahrung zu lernen, um es beim nächsten Mal besser zu machen.

Auch in der Forschung ist das klar belegt: Wenn Ärzte offen und konstruktiv mit Fehlern umgehen, stärkt das nicht nur das Vertrauen der Patienten, es verbessert auch langfristig die Versorgungsqualität.

THE GOOD DOCTOR

Es gibt Geschichten, die beeindrucken einen so sehr, dass man noch lange an sie denkt. Selbst wenn sie von Menschen handeln, die man nie persönlich getroffen hat. Eine solche Geschichte ist für mich die von Dr. John Hinds, einem englischen Notfallmediziner, der in der Szene bis heute als Legende gilt. Er war jemand, der an die medizinische Front ging, zu jedem großen Notfall eilte, zu verunglückten Motorradfahrern, zu Massenunfällen, in die chaotischsten Situationen. Er war schnell, er war brillant und doch war er alles andere als ein Draufgänger.

Sein Leitsatz lautete: »Are my intentions honorable?«, also: »Sind meine Absichten ehrenhaft?«

Er prägte diese Frage im Zusammenhang mit einem der drastischsten Eingriffe, die es in der Notfallmedizin gibt: der Clamshell-Thorakotomie. Dabei wird, oft in verzweifelter Situation, der Brustkorb eines Patienten eröffnet. Das Brustbein wird mit einer Säge oder einer kräftigen Schere durchtrennt, anschließend werden die Rippenbögen mit einem großen Metallspreizer auseinandergedrückt. So öffnet sich der Brustkorb wie zwei Flügel nach oben und außen, ähnlich einer Muschelschale *(englisch Clamshell),* die aufklappt. Dadurch können Notfallmediziner direkt an Herz und Lunge arbeiten, zum Beispiel um massive Blutungen stoppen oder eine direkte Herzdruckmassage durchführen. Es ist ein sekundenschneller, aber auch gewaltiger und brachialer Eingriff.

Man kann damit Leben retten, ja. Aber: Man kann damit auch Leid verlängern, unnötige Qualen verursachen, Grenzen überschreiten. Und genau deshalb stellte Hinds Ärzten diese einfache, unbequeme Frage. Sie hinterfragt:

- »Mache ich das gerade, weil ich es kann?«
- »Mache ich es, weil es irgendwo in einer Leitlinie steht?«
- »Mache ich es, weil es spektakulär ist oder Eindruck macht?
- »Oder mache ich es, weil es wirklich – *wirklich* – das Beste für diesen Menschen ist?«

Er warnte davor, blind nach Protokoll zu handeln. Gerade bei älteren, schwer kranken Patienten, bei denen ein solcher Eingriff zwar möglich, aber medizinisch und ethisch fragwürdig sein kann.

Er nannte es: »Crack the chest, get crucified.« (»Brich den Brustkorb, werde gekreuzigt.«) Man kann den Brustkorb aufbrechen, aber man muss auch bereit sein, die Verantwortung dafür zu tragen.

Was das für die Medizin bedeutet?

Ein guter Arzt behandelt nicht einfach nach Schema F. Er

überlegt, was zu diesem speziellen Patienten passt, genau jetzt, in diesem Moment. Welche Maßnahme wirklich Nutzen bringt und welche vielleicht mehr schadet, als sie hilft. Welche Therapie er für sich selbst, für sein eigenes Kind, für seine eigenen Eltern wählen würde.

Gute Medizin ist reflektierte Medizin. Sie fragt nicht nur: *Was könnte ich tun?* Sondern auch: *Was* sollte *ich tun?*

Und manchmal heißt das eben auch, auf einen Eingriff zu verzichten. Eine Therapie zu verschieben. Eine Untersuchung nicht zu erzwingen, besonders wenn der Betroffene danach nicht so weiterleben kann, wie er es will.

RED FLAGS BEI BAD DOCS

In meiner Ausbildung wurde uns oft beigebracht: »Hinterfrage deine Intuition, sie kann täuschen.« Das stimmt. Aber in der Arzt-Patienten-Beziehung gibt es Situationen, da solltest du deinem inneren Kompass unbedingt vertrauen.

Hier ein paar typische Red Flags in der Medizin, bei denen du aufmerksam werden solltest:

1. *Wenn Alarmismus herrscht*

   Ein älterer Herr, vielleicht Mitte sechzig, sitzt mir gegenüber. Er berichtet von gelegentlichen Rückenschmerzen. Keine dramatischen Symptome. Kein Kraftverlust, keine Lähmung, keine Alarmsignale. Er erzählt mir stockend von seinem letzten Arztbesuch: »Die haben gesagt, wenn ich nicht sofort operieren lasse, lande ich im Rollstuhl.«

   Ich frage: »Gab es MRT-Befunde? Hinweise auf ein Rückenmarkstrauma?«

   Er schüttelt den Kopf. »Keine Ahnung. Aber das haben sie gesagt.«

Solche Szenen passieren häufiger, als man denkt. Und ja: Es gibt Erkrankungen, bei denen schnelles Handeln entscheidend ist. Aber wenn fast reflexartig mit dem schlimmsten denkbaren Szenario gedroht wird ohne transparente Diagnostik, ohne Zeit für Abwägung, ist Vorsicht geboten.

Angst ist ein schlechter Ratgeber. Medizinische Entscheidungen sollten auf Klarheit basieren, nicht auf Panik.

2. *Wenn es immer »nur eine einzige richtige Lösung« gibt*

   Stell dir vor, du gehst mit Knieschmerzen zu einem Orthopäden. Nach fünf Minuten Untersuchung sagt er: »Ganz klar: Operation. Alles andere bringt nichts.«

   Keine weiteren Optionen. Kein Versuch konservativer Behandlung. Kein Hinweis auf Alternativen wie Physiotherapie, Infiltrationen oder gezielte Schmerztherapie.

   Natürlich gibt es Situationen, in denen eine Therapie alternativlos ist. Aber in der überwältigenden Mehrheit der medizinischen Fragen gibt es mehrere Wege. Mehrere Optionen. Mehrere Schritte. Wenn jemand dir nur eine einzige »richtige« Lösung präsentiert und alle anderen Optionen sofort als »Zeitverschwendung« abtut, solltest du misstrauisch werden.

3. *Wenn sofort teure Privatleistungen angeboten werden*

   Eine junge Frau erzählt mir, dass sie bei einer Routineuntersuchung »dringend« eine kostenpflichtige Zusatzleistung empfohlen bekam, als sie von ihrer letzten Erkältung berichtete: eine spezielle Vitamininfusion für 250 Euro. Sie würde das Immunsystem stabilisieren, habe es geheißen. Auf Nachfrage, ob das wirklich notwendig sei, habe man nur geantwortet: »Man kann ja nie vorsichtig genug sein.«

   Kein Hinweis auf die tatsächliche Studienlage. Keine Begründung, warum sie – jung, gesund, ohne chronische Erkrankung – diese Infusion benötigen sollte.

   Natürlich: Privatleistungen haben ihren Platz. Denn nicht jede

Untersuchung oder Behandlung wird durch die Krankenkasse gedeckt. Aber gute Medizin berät. Sie verkauft nicht einfach. Wenn dir ohne gründliche Erklärung sofort teure Zusatzangebote gemacht werden, ohne dass klar wird, was sie bringen sollen, auf welcher Grundlage sie beruhen und welche Alternativen es gibt, solltest du einen Schritt zurücktreten.

Gut zu wissen

Ein Blick in den IGeL-Monitor lohnt sich (www.igel-monitor.de). Das Portal wird vom Medizinischen Dienst betrieben und bewertet individuelle Gesundheitsleistungen anhand der verfügbaren Evidenz. Kurz gesagt: Du bekommst dort eine nüchterne Einschätzung, ob eine Selbstzahlerleistung nützlich, fragwürdig oder klar *nicht* empfehlenswert ist, und kannst so besser einschätzen, ob dir jemand etwas Sinnvolles nahelegt oder nur etwas verkaufen will.

4. *Wenn kritische Fragen abgeblockt werden und du kleingehalten wirst*

   Eine Frau mittleren Alters erzählt mir leise, dass sie beim letzten Arztbesuch gewagt hatte zu fragen, ob es zu der geplanten Therapie alternative Ansätze gebe. Die Antwort: »Wenn Sie glauben, dass Sie es besser wissen, dann googeln Sie doch selbst.« Man spürt förmlich die Scham in ihrer Stimme, als sie das berichtet.

   Dabei sind kritische Fragen keine Provokation. Sie sind ein Zeichen von Mitdenken. Und ein guter Arzt sollte sich nie davon bedroht fühlen. Respektvolle Fragen verdienen respektvolle Antworten. Ohne Spott. Ohne Abschätzigkeit.

Wenn medizinisches Personal herablassend auf wichtige Fragen oder Schilderungen eines Patienten reagiert, ist das ein massiver Warnhinweis. Denn genau hier beginnt, was man inzwischen *Medical Gaslighting* nennt: Patienten wird eingeredet, sie seien überempfindlich, ahnungslos oder schwierig, obwohl sie einfach nur verstanden werden wollen.

In der Forschung wird dieses Phänomen zunehmend bekannter. Es zeigt sich, dass bestimmte Patientengruppen besonders häufig davon betroffen sind, nicht gehört oder nicht ernst genommen zu werden. Vor allem Frauen, Menschen mit psychischen Vorerkrankungen oder mit Migrationsgeschichte. Ihre Symptome werden häufiger als übertrieben, psychosomatisch oder diffus eingeordnet. So entsteht ein gefährlicher Kreislauf: Wer immer wieder das Gefühl bekommt, sich rechtfertigen zu müssen, beginnt irgendwann, an sich selbst zu zweifeln.

Bei bestimmten Diagnosen lassen sich diese Muster sogar messen. Im Fall der Erkrankung Endometriose vergehen im Durchschnitt mehrere Jahre, oft sogar Jahrzehnte, bis eine eindeutige Diagnose gestellt wird. Zahlen aus internationalen Studien sprechen von vier bis fünfundzwanzig Jahren. In dieser Zeit erleben viele Betroffene, dass ihre Schmerzen verharmlost oder mit einem lapidaren »Das ist halt normal« abgetan werden. Nicht weil die Ärztinnen und Ärzte böswillig handeln, sondern weil strukturelle Engpässe, stereotype Denkmuster und Zeitdruck sich gegenseitig verstärken. Genau deshalb ist es so entscheidend, dass medizinisches Wissen nicht nur im Lehrbuch, sondern auch im Gespräch spürbar wird. Wer Menschen behandelt, sollte ihnen zuhören können. Nicht nur, um die richtige Diagnose zu finden, sondern um Vertrauen nicht zu verspielen, bevor die Behandlung überhaupt begonnen hat.

Wenn Verunsicherung und Machtausübung statt Empathie das Arzt-Patienten-Gespräch beherrschen, ist das eine eindeutige Red Flag.

5. *Wenn der Arzt oder die Ärztin nie von Unsicherheit oder Grenzen spricht*
   In der Medizin gibt es keine absolute Sicherheit. Kein Test ist perfekt. Keine Therapie ist ohne Risiken. Keine Diagnose ist unfehlbar. Gute Ärzte und Ärztinnen sprechen diese Unsicherheiten an. Sie erklären, wo noch Spielräume bestehen, wo Ergebnisse nicht eindeutig sind, wo Beobachtung nötig ist.
   Wenn du hingegen den Eindruck hast, dass jemand eine omnipotente Gewissheit ausstrahlt, nie zögert, nie nachdenkt, nie einen Zweifel einräumt, dann solltest du sehr vorsichtig werden. Übermäßige Selbstsicherheit kann gefährlich sein. In der Medizin wie im echten Leben.
   Gute Ärzte werden dir erklären, was realistisch möglich ist und was nicht. Sie sagen nicht: »Das kriegen wir ganz sicher in den Griff«, wenn sie wissen, dass der Verlauf unberechenbar ist. Sie sagen: »Wir haben gute Optionen und werden gemeinsam sehen, wie Ihr Körper darauf reagiert.«
   Sie sagen nicht: »Machen Sie sich keine Sorgen, alles wird gut«, wenn ernsthafte Risiken bestehen, dass es nicht so wird. Sie sagen: »Wir tun alles, was möglich ist, und ich bin an Ihrer Seite.«
   Gute Medizin bedeutet, Hoffnung zu geben, aber keine falschen Versprechen zu machen. Sie bedeutet, mit dir in die Unsicherheit zu gehen, anstatt sie zu beschönigen. Sie bedeutet, dir nicht die heile Welt zu versprechen, sondern ehrlich aufzuzeigen, was du erwarten kannst. Und dabei trotzdem Mut zu machen.

GROSSE VERSPRECHEN – K(L)EINE EVIDENZ

Neulich, nach einem langen Arbeitstag, ließ ich mich erschöpft aufs Sofa fallen. Draußen dämmerte es schon, mein Lieblingstee dampfte auf dem Couchtisch, und mein Kopf war eigentlich viel zu müde, um noch etwas Sinnvolles aufzunehmen. Also tat ich, was man an solchen Abenden eben oft tut: Ich nahm mein Handy in die Hand und scrollte gedankenverloren durch die Social-Media-Feeds.

Rezeptvideos zogen vorbei, süße Katzen, Reisetipps nach Bali. Ein paar medizinische Infohäppchen hier und da. Nichts, was hängen blieb. Meine Finger wollten weiterwischen, mein Gehirn eigentlich schlafen. Bis plötzlich ein Video aufploppte, das meine Aufmerksamkeit fesselte.

Auf dem Bildschirm erschien eine ältere Dame. Freundliches Lächeln. Weißer Kittel. Stethoskop locker um den Hals gelegt. Sie wirkte wie die Idealvorstellung einer erfahrenen Ärztin: mütterlich, klug, vertrauenswürdig.

Ihre Stimme war ruhig, fast wie ein beruhigendes Murmeln: »Asthma«, sagte sie, »wird in Wahrheit nicht durch Allergien oder genetische Veranlagung verursacht. Sondern durch Parasiteninfektionen. Durch Bakterien wie Chlamydien. Oder Mykoplasmen. Aber Hausärzte verschweigen das. Sie behandeln nur die Symptome und nicht die Ursache, verschreiben Sprays, ohne die Wurzel des Problems zu packen.«

Meine Augenbrauen zogen sich leicht zusammen. Instinktiv richtete ich mich auf. Das klang … anders. Und doch sprach sie so überzeugend weiter, dass ich lauschte:

»Es gibt eine echte Heilung. Antibiotika. Spezielle Infusionen. Ein amerikanischer Professor hat das alles erforscht. Aber natürlich erfährt man davon in Deutschland nichts. Die Pharmaindustrie will keine gesunden Patienten.«

Ihre Worte wirkten wie ein Schlüssel, der gezielt in Ängste passt, die viele Menschen haben. *Was, wenn sie recht hat?* flackerte es einen Moment lang in meinem müden Kopf. Asthma heilen? Mit Antibiotika? Das wäre eine Sensation. Etwas, das die Medizin revolutionieren würde.

Und trotzdem, tief in mir, regte sich ein leises Ziehen. Eine Mischung aus Skepsis und Bauchgefühl. Also begab ich mich auf die Suche. Mir wurde schnell klar, dass ich hier tiefer graben musste.

1. *Wer ist diese Ärztin überhaupt?*
   Ein paar Suchanfragen später war klar: Ja, sie hatte eine Approbation, war also tatsächlich Ärztin. Aber keinen Facharzttitel. Und noch auffälliger: über 40 Jahre angebliche medizinische Praxis und kaum ein seriöser Hinweis darauf, *wo* sie gearbeitet hatte.
   Stattdessen Hinweise auf Beratertätigkeiten bei fragwürdigen alternativen Instituten. Eine Heilpraktikerschule in Indien. Keine Publikationen. Keine seriösen Kliniken.
2. *Wo sind die Quellen?*
   Ich suchte nach dem angeblichen amerikanischen Professor, der diesen Zusammenhang entdeckt haben sollte. Nichts. Kein Name. Keine Studie. Kein Artikel in seriösen Fachzeitschriften.
   Ich schaute in nationale und internationale Leitlinien zur Asthmabehandlung, auch in die amerikanischen, die oft Vorreiter sind. Nirgends fand sich der Hinweis, dass Chlamydien oder Mykoplasmen ursächlich für chronisches Asthma wären. Infektionen können Asthma *verschlechtern*, ja. Aber Asthma heilen durch eine Antibiotikakur? – Nein.

Gut zu wissen

Auch ohne medizinisches Studium kann man solche Dinge prüfen. Google Scholar nutzen: Finden sich dort seriöse Studien zu dieser Behauptung? In Leitlinien nachsehen: Was sagen die anerkannten Fachgesellschaften? Oder einfach den eigenen Hausarzt oder einen bekannten vertrauensvollen Mediziner fragen: Warum hat sonst noch niemand diese angebliche Wundertherapie vorgeschlagen?

3. *Und die Preise?*
   Ein Blick auf die Website der Ärztin ließ die letzten Zweifel schwinden.
   Der Ersttermin inklusive sogenannter *Spezialdiagnostik der Chlamydien/Mykoplasmen:* über 500 Euro, natürlich komplett privat zu zahlen. Der anschließende Therapieplan: eine einmalige Antibiotikagabe und dann zwei Vitamininfusionen pro Woche, je 300 Euro, über mehrere Wochen hinweg.
   Zum Vergleich: Ein Chlamydientest im Labor kostet ca. 25 Euro, ein Mykoplasmentest etwa 50 Euro. Eine komplette Antibiotikabehandlung, sofern medizinisch indiziert, liegt in Deutschland je nach Präparat und Dosierung meist zwischen 20 und 80 Euro.
   Der Rest, insbesondere die teuren Vitamininfusionen, wirft Fragen auf: Warum braucht es wochenlange Infusionen, wenn die Infektion angeblich längst behandelt ist? Was genau wird hier eigentlich gestärkt und mit welcher medizinischen Grundlage?
   Fakt ist: Für solche Vitamin-»Aufbaukuren« gibt es keinen belastbaren wissenschaftlichen Nachweis, dass sie nach bakteriellen Infektionen notwendig oder wirksam wären. Sie dienen häufig eher dem Umsatz als der evidenzbasierten Behandlung.
   Und warum wird das alles privat abgerechnet? Im deutschen

Gesundheitssystem übernehmen gesetzliche Krankenkassen nur solche Leistungen, die:

- medizinisch notwendig sind,
- nachweislich wirksam (evidenzbasiert) sind
- und wirtschaftlich vertretbar erbracht werden.

Das ist gesetzlich so geregelt und wird von Fachgremien wie dem Gemeinsamen Bundesausschuss (G-BA) regelmäßig überprüft. Leistungen ohne nachgewiesenen Nutzen oder klare Indikation, wie viele »Spezialtests« oder aufbauende Infusionskuren, müssen daher selbst bezahlt werden.

Die Fragen, die sich außerdem stellen: Wenn ein normaler Labortest 25 bis 50 Euro kostet, warum sollte eine »Spezialdiagnostik« plötzlich 500 Euro wert sein? Und warum sollten Patienten nach abgeschlossener Behandlung über Wochen hinweg teure Infusionen erhalten?

Hier stand offensichtlich nicht die medizinisch sinnvolle Heilung im Mittelpunkt, sondern ein lukratives Geschäftsmodell, das auf die Hoffnung verzweifelter Patienten setzt.

Warum das gefährlich ist?

Auf den ersten Blick wirkte das Video der Ärztin harmlos, fast fürsorglich. Aber genau hier liegt das Problem.

Asthmapatienten, die auf eine »Heilung« hoffen, könnten ihre bewährte Medikation aus Kortison und Notfallsprays absetzen. Asthma kann sich ohne richtige Behandlung dramatisch verschlechtern, im schlimmsten Fall bis hin zu schweren Anfällen oder sogar Todesfällen durch Erstickung. Wissenschaftlich nicht belegte Therapien sind nicht nur teuer, sie sind riskant, wenn sie bewährte Behandlungen ersetzen.

Und schlimmer noch: Sie wecken Misstrauen gegenüber seriöser Medizin. Sie schüren die Illusion, dass Heilung immer einfach, immer schnell, immer »natürlich« möglich ist, wenn man nur genug zahlt.

Warum nicht alles, was sich gut anfühlt, auch gut ist

Es fühlt sich gut an, wenn jemand endlich eine klare, einfach verständliche Erklärung für diffuse Beschwerden liefert. Es fühlt sich gut an, wenn ein Arzt oder eine Ärztin mit ruhiger Stimme sagt: »Ich weiß, was Ihnen fehlt, und ich kann Sie heilen.«

Gerade wenn man lange auf Antworten gewartet hat, vielleicht von Termin zu Termin geschickt wurde, wenn Ängste nagen und Symptome den Alltag einschränken, dann kann ein solches Versprechen wie ein rettender Anker wirken. Aber hier lauert eine gefährliche Falle: Denn nicht alles, was sich richtig anfühlt, ist automatisch richtig. Und nicht jede klare Antwort ist eine wahre Antwort.

In der seriösen Medizin gibt es oft keine absoluten Sicherheiten. Nur Wahrscheinlichkeiten und Schätzungen. Therapievorschläge, die mit Risiken und Nebenwirkungen abgewogen werden müssen. Medizin ist komplex, weil der Mensch komplex ist.

Deshalb sollte man besonders wachsam werden, wenn:

- eine einzig wahre Ursache für alle Beschwerden behauptet wird (»Es sind immer Parasiten! Immer Schwermetalle! Immer versteckte Entzündungen!«),
- eine einzige Therapie angeblich alles heilen soll
- und jeder Zweifel als »fehlendes Vertrauen« oder »Unwissenheit der Schulmedizin« abgetan wird.

In der seriösen Medizin gibt es eine eiserne Grundregel: Je schwerwiegender eine Erkrankung, desto zurückhaltender sind echte Ärzte und Ärztinnen mit Heilsversprechen.

Warum? Weil echte Experten wissen, wie viele Unwägbarkeiten es gibt. Weil sie wissen, dass jede Therapie auch Nebenwirkungen haben kann. Weil sie Respekt vor dem Unberechenbaren haben.

Wenn also jemand verkündet: »Ich kann Sie garantiert mit sanften, alternativen Methoden von Krebs heilen!« – »Mit meiner

Methode werden Sie in sechs Wochen schmerzfrei!« – »Chronische Krankheiten? Einfach entgiften, und alles ist weg!« –, dann sollte eine innere Alarmglocke schrillen.

Echte Heilung ist niemals garantiert. Besserung, ja. Hoffnung, ja. Aber niemals absolute Sicherheit.

Es gibt eine wachsende Zahl von Anbietern, die sich bewusst zwischen seriöser Medizin und Esoterik bewegen, oft unter dem Deckmantel alternativer Heilmethoden. Typische Muster sind dabei:

Versprechen ohne wissenschaftliche Basis: Aussagen wie »Wir behandeln die Ursache, nicht nur die Symptome!« oder »Nur meine Behandlung wirkt!«, aber ohne belastbare Studien, ohne Evidenz, ohne transparente Prüfverfahren.

Emotionales Marketing: »Die Schulmedizin will Sie nur krank halten!«, »Nur wir haben den Mut, die wahre Ursache zu behandeln!«, »Hören Sie auf Ihr Herz, nicht auf die Pharmaindustrie!«

Glatte, verführerische Versprechen: Teure Vitamininfusionen für gesunde Menschen (angeblich zur Stärkung, obwohl normal ernährte Menschen keine Hochdosisvitamine brauchen). Oder eine Ozontherapie, die angeblich das Immunsystem »anregt«, aber in großen Studien keine klare Wirkung gezeigt hat.

Wunderkuren bei Krebs, oft auf Basis von angeblichen Entgiftungen, Sauerstoffkuren oder exotischen Pflanzenextrakten, ohne belastbare Daten.

> **WICHTIG:** Vorsicht bei zu schnellen, zu einfachen Antworten. Behalte eine gesunde Skepsis, wenn hohe Kosten auf vage Heilsversprechen treffen. Frage kritisch nach: Gibt es wissenschaftliche Studien? Wo sind die Daten? Was sagt die offizielle Leitlinie dazu? Vertraue deinem Bauchgefühl, wenn sich etwas manipulativ, zu glatt oder zu perfekt anfühlt.

ZUSAMMENGEFASST

Viele von uns tragen das Bild des genialen, aber zynischen Diagnostikers im Kopf – den »Dr. House«, der Leben rettet, aber Gefühle mit Füßen tritt. Doch im echten Leben ist dies ein gefährlicher Trugschluss. **Guter Arzt oder gute Ärztin = Expertise + Empathie + Erfahrung – nicht nur eines davon allein.** Fachwissen ohne Herz lässt uns allein, und Mitgefühl ohne Kompetenz hilft uns medizinisch nicht weiter.

Woran erkennen wir also gute Medizin? Sie begegnet uns auf Augenhöhe. Sie erlaubt Zweifel. **Fragen stellen ist erlaubt,** und gute Ärzte und Ärztinnen beantworten sie gern, auch wenn es manchmal ehrlich heißt: »Ich muss selbst erst nachsehen.« Ein Mediziner, der behauptet, alles zu wissen, und jede Unsicherheit überspielt, sollte dich misstrauisch machen.

Deshalb gilt: **Höre auf deine innere Alarmglocke,** wenn du dich klein, unter Druck gesetzt oder unsicher fühlst. Besonders hellhörig solltest du werden, wenn Angst als Verkaufsargument genutzt wird oder nur eine einzige, oft teure Lösung als der »wahre Weg« angepriesen wird. **Vorsicht bei großen Versprechen,** denn je unglaublicher die Heilung klingt, desto kritischer solltest du prüfen.

Oft klingen einfache Lösungen verlockend, gerade wenn man lange leidet. **Medizin darf und soll sich weiterentwickeln,** aber **seriöse Innovation basiert auf Forschung, nicht auf Marketing.** Wahre Heilkunst ist oft leise: Sie schreit nicht mit Superlativen, sondern überzeugt durch Begleitung, Aufklärung und den Respekt vor deiner Selbstbestimmung.

FRAGE DICH SELBST

- Fühle ich mich ernst genommen und verstanden oder eher abgefertigt?
- Erklärt mein Arzt oder meine Ärztin mir nachvollziehbar, was gerade passiert und warum bestimmte Schritte nötig sind?
- Kann mein Arzt/meine Ärztin Unsicherheiten aushalten und ehrlich antworten?
- Werde ich emotional unter Druck gesetzt, etwas sofort zu tun oder zu kaufen?
- Habe ich jederzeit das Gefühl, freiwillig zu entscheiden, oder eher, manipuliert zu werden?

Kapitel 7

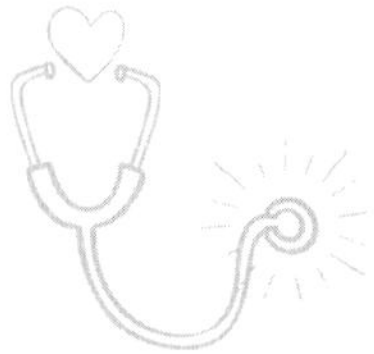

Wenn die richtige Leitlinie nicht zur richtigen Entscheidung führt

»Gesundheit ist zwar nicht alles,
aber ohne Gesundheit ist alles nichts.«

Arthur Schopenhauer (1788–1860)

ZWISCHEN STETHOSKOP UND INSTINKT

In der Medizin geht es oft darum, Fehler zu vermeiden. Und das gelingt, statistisch gesehen, gar nicht mal schlecht. Wir haben klare Empfehlungen, die in medizinischen Leitlinien festgehalten sind. Das sind strukturierte Vorgehensweisen und Diagnostikpfade, denen wir als Ärzte folgen sollen.

Routinen geben Sicherheit, für Ärzte wie Patienten. Aber manchmal ist das, was formal korrekt ist, trotzdem nicht genug. Es ist nicht falsch, aber eben auch nicht richtig genug für diesen einen Menschen. Denn Leitlinien sind nicht dafür gemacht, jedes Einzelschicksal abzubilden. Sie beruhen auf Durchschnittswerten, auf typischen Verläufen. Sie sagen uns, was wahrscheinlich ist und nicht, was individuell möglich ist. Manchmal bedeutet das: Die richtige Entscheidung nach Schema F führt am Ende zur falschen Realität.

Die Kunst besteht darin, genau das zu erkennen. Wann das »Korrekte« nicht mehr ausreicht. Wann das, was laut Handbuch reicht, für einen individuellen Menschen zu wenig ist. Wann es Zeit ist, innezuhalten und noch einmal neu hinzuschauen.

Die Geschichte des Mannes, der eines Tages in meinem Behandlungszimmer stand, war genau so ein Moment. Ich ordnete gerade meine Unterlagen, als es an der Tür klopfte.

Er trat ein. Ein schlanker, fast hagerer Mann, vielleicht Mitte dreißig mit dunklen glatten Haaren und einem erschöpften Lächeln auf dem Gesicht. Sein Blick verriet eine tiefe Müdigkeit, die nicht mit Schlaf zu heilen war. Er sprach Englisch mit mir. Höflich, gewählt, aber mit diesem leichten Unterton von Erschöpfung, der über alle Sprachgrenzen hinweg verständlich war.

Sein Anliegen: Er kämpfte seit Jahren mit Depressionen. Er hatte schon mehrere Therapieversuche hinter sich. Fünf verschiedene Antidepressiva und psychotherapeutische Gespräche.

Und doch war er nie wirklich gesund geworden. Er hatte keine stationäre Therapie gemacht, keine Spezialklinik aufgesucht. Nur gelegentliche Hausarztbesuche, bei denen oberflächliche Routineblutbilder erhoben wurden, die immer im Normbereich lagen, jedoch nie mehr.

»Manchmal ist es besser, manchmal schlechter«, sagte er leise. »Aber nie wirklich gut.« Dann, fast schüchtern fragte er: »Gibt es noch etwas, das ich tun kann?«

Ich spürte, wie sehr ihn diese Frage bewegte, weil sie seinen Wunsch zeigte, trotz aller bisherigen Enttäuschungen weiter nach Lösungen zu suchen. Bevor ich über neue, spezialisierte Therapieformen wie eine repetitive transkranielle Magnetstimulation (rTMS) oder eine Ketamintherapie nachdachte, schlug ich vor, zunächst eine gründliche Abklärung möglicher innerer Ursachen vorzunehmen – einschließlich körperlicher Faktoren, Laborwerten und psychischer Belastungen. Ich begann mit einer gründlichen Blutuntersuchung. Nicht nur ein Schnellcheck, sondern umfassend, breit angelegt. Nicht weil es einen konkreten Hinweis auf eine bestimmte Erkrankung gab, sondern weil mein Bauchgefühl sagte: Hier könnte mehr hinter den Beschwerden stecken, etwas, das bisher übersehen wurde.

Die Ergebnisse waren ein Schock. Sein Vitamin-D-Spiegel lag bei gerade mal 1 ng/ml und war damit praktisch nicht mehr messbar. Zum Vergleich: Ein gesunder Wert sollte mindestens bei 30 ng/ml liegen. Ein so drastischer Mangel kann das Immunsystem schwächen, Knochen und Muskeln schmerzen lassen und die allgemeine Kraft erheblich beeinträchtigen.

Gleichzeitig zeigten sich im Labor typische Zeichen einer Schilddrüsenunterfunktion. Der TSH-Wert war massiv erhöht, ein klares Signal der Hirnanhangsdrüse, dass die Schilddrüse zu wenig Hormone produziert. Die Werte für das freie T3 und freie T4, die aktiven Schilddrüsenhormone, waren dagegen deutlich erniedrigt. Kein Wunder, dass seine Symptome sich so verschlimmert hatten. Müdigkeit, Antriebslosigkeit, Kälteempfindlichkeit und Konzentrationsstörungen sind klassische Folgen einer unbehandelten Schilddrüsenunterfunktion.

Sein Körper hatte vermutlich schon lange im Überlebensmodus gearbeitet, weil wichtige Stoffwechselprozesse durch den Hormonmangel massiv eingeschränkt waren.

Ich entschied mich, sofort zu handeln, behutsam, aber konsequent. Hochdosiertes Vitamin D wurde verabreicht, um die gravierende Unterversorgung auszugleichen. Parallel begann er mit seinem Endokrinologen, eine sorgfältig dosierte Substitution der Schilddrüsenhormone durchzuführen. Sie wurde langsam gesteigert, um den Körper nicht zu überfordern.

Dieser Moment war ein Wendepunkt. Zum ersten Mal fühlte es sich an, als könnten wir die Ursachen für seine depressiven Beschwerden wirklich angehen. Und dann geschah etwas, das mich bis heute bewegt: Innerhalb weniger Wochen hellte sich seine Stimmung spürbar auf. Er begann, sich wieder für seine Umwelt zu interessieren und Hobbys nachzugehen. Seine Energie kehrte zurück, er traf Freunde, er lachte. Sein Gesicht wurde wacher, seine Stimme fester.

Nach einigen Monaten konnte er seine Antidepressiva vorsichtig reduzieren. Später setzte er sie sogar vollständig ab. Vitamin D alleine heilt keine Depression. Aber in Kombination mit dem Ausgleich der Schilddrüsenunterfunktion wurden endlich die körperlichen Ursachen richtig mitbehandelt, die seine Seele so lange im Dunkeln gehalten hatten.

Diese Geschichte ist für mich bis heute ein stiller Reminder. Weil sie zeigt, wie eng Körper und Seele miteinander verwoben sind. Weil sie daran erinnert, wie wichtig echte, gründliche Diagnostik in der Abklärung besonders von psychischen Erkrankungen ist. Und weil sie beweist, dass manchmal ein einfacher, grundlegender Blick auf das Ganze mehr verändert als die komplizierteste Spezialtherapie.

Dieser Fall ist kein Einzelfall. Er ist ein leiser, aber eindrücklicher Weckruf: Wie schnell können wir, selbst in bester Absicht, etwas übersehen? Wie leicht rutschen wir in Muster hinein, in Schubladen, in standardisierte Behandlungen, ohne den Menschen dahinter neu und ganzheitlich zu betrachten?

In einer Medizin, die immer schneller, spezialisierter, effizienter werden soll, ist eines wichtiger denn je: klinische Wachsamkeit.

Das bedeutet: nicht jedem Symptom blind die erstbeste Erklärung zuzuordnen! Nicht jede Diagnose als unumstößlich hinzunehmen. Nicht die Augen vor der Möglichkeit zu verschließen, dass etwas Entscheidendes fehlen könnte.

Und es bedeutet auch: das eigene Bauchgefühl ernst zu nehmen. Denn manchmal spüren wir schon in den ersten Minuten, dass etwas nicht zusammenpasst. Ein Krankheitsbild, das irgendwie nicht rund wirkt. Beschwerden, die sich nicht logisch in das übliche Raster einfügen. Symptome, bei denen »mehr dahinter« zu sein scheint.

Klinische Wachsamkeit ist kein Misstrauen gegenüber medizinischen Diagnosen. Es ist die tiefe, professionelle Haltung: »Ich prüfe. Ich frage nach. Ich verlasse mich nicht allein auf Routinen.«

In den aktuellen medizinischen Leitlinien zur Behandlung von Depressionen (S3 Leitlinie unipolare Depression) wird betont, dass es wichtig ist, auch körperliche Ursachen mit in den Blick zu nehmen. Empfohlen wird, gezielt nach sogenannten Red Flags zu suchen, also Warnzeichen wie zum Beispiel starke Gewichtsabnahme, neurologische Auffälligkeiten oder schwere körperliche Vorerkrankungen. Nur wenn solche Hinweise vorliegen, raten die Leitlinien dazu, gezielte Untersuchungen wie Bluttests oder eine Bildgebung zu machen.

Es wird also nicht vorgesehen, bei allen Menschen mit Depressionen automatisch ein umfassendes »Standardlabor« durchzuführen, etwa um die Schilddrüsenfunktion oder den Vitamin-D-Spiegel zu prüfen. Das heißt: Wer jung, äußerlich gesund und ohne auffällige Begleitbeschwerden in die Praxis kommt, bekommt diese Werte oft gar nicht erst bestimmt, obwohl sie in einzelnen Fällen entscheidend sein könnten. Eine Behandlung kann also formal leitliniengerecht sein und trotzdem wichtige körperliche Faktoren unbeachtet lassen.

Hier zeigt sich ein echtes Dilemma. Einerseits will man Patienten nicht durch zu viele Untersuchungen verunsichern oder unnötige Kosten verursachen (Stichwort: Überdiagnostik). Andererseits besteht die Gefahr, wichtige körperliche Ursachen zu übersehen, gerade bei denen, die nicht ins typische Risikoraster fallen.

Leitlinien, Wahrscheinlichkeiten und ihre Grenzen

Manchmal sind es die unscheinbaren Befunde, die das ganze Leben eines Menschen verändern können. Manchmal liegt hinter dem, was aussieht wie ein »klassisches Symptom«, eine handfeste, behandelbare Ursache, die man finden kann. Manchmal entscheidet ein kurzer Moment der Aufmerksamkeit – ein zusätzliches Blutbild, ein genaueres Nachfragen – darüber, ob jemand monatelang leidet. Oder eine echte Chance auf Heilung bekommt. Frühes Erkennen kann Leben retten. Und manchmal rettet es auch einfach nur Lebensqualität, und das ist nicht weniger wert.

Gute Diagnostik bedeutet nicht, alles immer und überall zu testen. Es geht nicht darum, Patienten in endlose Untersuchungsmarathons zu schicken oder jedes kleinste Symptom zu überdiagnostizieren. Gute Diagnostik bedeutet: gezielt suchen. Geleitet von kluger Vermutung. Offen für Überraschungen. Gerade in der Psychiatrie oder Psychosomatik, wo vieles »unsichtbar« erscheint, ist die gründliche körperliche Abklärung entscheidend:

- Ein schwerer Vitamin-D-Mangel kann depressive Symptome verstärken (ist aber nicht alleiniger Auslöser).
- Eine Schilddrüsenunterfunktion kann Antriebslosigkeit, Konzentrationsprobleme und depressive Verstimmungen auslösen.
- Entzündliche Prozesse oder chronische Infektionen können Müdigkeit, Brain Fog, Stimmungsschwankungen verursachen.
- Hormonelle Verhütungsmittel können bei manchen Frauen depressive Verstimmungen auslösen oder verstärken.

Fallbeispiele aus anderen Fachbereichen

Innere Medizin:

Ein älterer Patient klagt über zunehmende Atemnot, vor allem beim Gehen oder Treppensteigen, und über geschwollene Beine.

Nicht jedes Mal braucht es sofort ein aufwendiges CT oder große Untersuchungen, aber ein einfaches *NT-proBNP* (ein Blutwert, der Hinweise auf eine Herzschwäche geben kann) zeigt stark erhöhte Werte. Durch die frühzeitige Diagnose einer *Herzinsuffizienz* kann eine passende Behandlung eingeleitet werden, bevor sich der Zustand verschlechtert und der Patient mit einem schweren Lungenödem (Wasseransammlung in der Lunge) in die Notaufnahme eingeliefert werden muss.

Orthopädie/Rheumatologie:
Eine 28-jährige Frau wird über Monate wegen »unspezifischer Rückenschmerzen« behandelt: Krankengymnastik, Massagen, Schmerzmittel. Doch etwas passt nicht ins Bild: Die Schmerzen sind vor allem nachts stark und bessern sich, wenn sie morgens in Bewegung kommt. Nicht in Ruhe, wie bei klassischen Verspannungen. Eine genauere Untersuchung und ein gezieltes MRT der Iliosakralgelenke (die kleinen Verbindungen zwischen Wirbelsäule und Becken) bringen schließlich die richtige Diagnose: *Morbus Bechterew* (heute offiziell: *axiale Spondyloarthritis*), eine chronisch-entzündliche Erkrankung der Wirbelsäule. Früh erkannt, kann die Entzündung gezielt behandelt werden, bevor sie bleibende Schäden an Gelenken und Wirbelsäule hinterlässt.

Gastroenterologie:
Eine junge Frau klagt seit Monaten über unspezifische Bauchbeschwerden: Blähungen, Durchfall, Völlegefühl. Mehrere Ärzte tippen schnell auf einen »Reizdarm«, eine häufige, aber letztlich unspezifische Sammeldiagnose. Doch diesmal lohnt sich der genauere Blick: Eine gezielte Blutuntersuchung auf Zöliakie (eine Autoimmunerkrankung, bei der der Körper auf das Eiweiß Gluten überreagiert) zeigt deutlich erhöhte Anti-Transglutaminase-Antikörper. Die Diagnose: *Zöliakie* (Glutenunverträglichkeit). Unbehandelt kann diese Erkrankung langfristig zu schweren Nährstoff-

mängeln, Knochenschwund und anderen Komplikationen führen. Dank der richtigen Diagnose und einer glutenfreien Ernährung verschwinden die Beschwerden, und die junge Frau gewinnt Lebensqualität zurück.

Kardiologie:
Ein 40-jähriger Mann sucht die Praxis auf wegen Herzstolpern, leichtem Schwindel und zunehmender Erschöpfung. Zunächst wird vermutet, dass Stress der Auslöser ist, eine häufige erste Einschätzung. Doch etwas passt nicht ganz. Ein Ruhe-EKG wird geschrieben, anschließend folgt eine Echokardiografie, eine Ultraschalluntersuchung des Herzens. Dabei wird eine bislang nicht erkannte *Herzklappenerkrankung* entdeckt: eine Einengung der Mitralklappe, die den Blutfluss zwischen den Herzkammern behindert. Frühzeitig erkannt, kann gezielt behandelt werden, bevor es zu dauerhaften Schäden am Herzen oder gar einer lebensbedrohlichen Herzschwäche kommt.

Gynäkologie:
Eine 35-jährige Frau klagt über immer stärkere Menstruationsschmerzen und Zwischenblutungen. Zunächst wird an hormonelle Schwankungen gedacht, sie bekommt eine neue Pille verschrieben. Doch die Beschwerden bleiben und verschlimmern sich. Eine genauere gynäkologische Untersuchung, kombiniert mit einer transvaginalen Ultraschalluntersuchung, zeigt schließlich die Ursache: eine *Endometriose,* bei der sich Gebärmutterschleimhaut außerhalb der Gebärmutter ansiedelt und Entzündungen sowie Verwachsungen verursacht. Dank gezielter Diagnostik kann endlich eine passende Therapie eingeleitet werden, bevor die Erkrankung weiter voranschreitet und langfristige Komplikationen wie Unfruchtbarkeit entstehen.

Denk an den jungen Mann aus der Einleitung: jahrelange depressive Symptome. Leitliniengerecht behandelt, aber ohne echte Besserung. Erst durch die Blutuntersuchung wurde klar: Er hatte nicht nur eine »klassische« Depression. Er litt zudem, messbar, an einem gravierenden Vitamin-D-Mangel und einer Schilddrüsenunterfunktion.

Ohne diesen Laborbefund wäre er weiter im Kreis gelaufen. Neue Medikamente, neue Psychotherapien, vermutlich ohne echten Durchbruch. Mit der richtigen Diagnostik bekam er eine echte Chance. Eine, die sein Leben veränderte.

> **Wichtig:** *Klinische Wachsamkeit* heißt nicht jedes Symptom »wegtherapieren«, sondern ehrlich fragen: »Haben wir wirklich alles gesehen, was wichtig sein könnte?« Denn viel öfter, als wir denken, liefern einfache, grundlegende Untersuchungen die entscheidenden Antworten und bewirken mehr als jede hochkomplexe Therapie.

Bauchgefühl in Alarmbereitschaft

Manchmal beginnt alles mit einem leisen Gefühl. Ein zarter, kaum greifbarer Impuls: *Da stimmt etwas nicht.* Lange bevor Zahlen, Bilder oder Befunde etwas beweisen können.

Viele erfahrene Ärztinnen und Ärzte entwickeln im Laufe der Jahre eine Art inneren Sensor. Eine Mischung aus Erfahrung, Intuition und stiller Beobachtung. Etwas, das sich nicht aus Lehrbüchern lernen lässt, sondern nur aus Tausenden echten Begegnungen.

Vielleicht ist es der Patient, der irgendwie »anders« wirkt als erwartet. Vielleicht ist es ein Symptom, das nicht ganz ins klassische Schema passt, auch wenn die Blutwerte scheinbar in Ordnung sind. Vielleicht ist es einfach die Art, wie jemand atmet, wie jemand seinen Schmerz schildert, wie er beim Gehen leicht schwankt oder wie der Blick für einen winzigen Moment zu müde, zu stumpf wirkt.

Dieses *medizinische Bauchgefühl* ist kein Hokuspokus. Es ist die Summe aus klinischer Erfahrung, feinem Gespür für Zwischentöne und dem Mut, nicht einfach auf Normalwerte zu vertrauen, wenn die innere Stimme etwas anderes sagt.

Studien zeigen: Erfahrene Kliniker können allein auf Basis von Anamnese und körperlicher Untersuchung erstaunlich oft früh erkennen, wenn eine ernste Erkrankung im Hintergrund lauert, selbst wenn die ersten Tests »unauffällig« sind.

Was das für Patienten bedeutet?

Wenn ein Arzt oder eine Ärztin sagt: »Ihre bisherigen Befunde sind zwar unauffällig, aber ich würde trotzdem gern noch etwas nachschauen, einfach zur Sicherheit«, dann lohnt es sich, darauf zu hören.

Denn manchmal rettet genau diese Haltung Leben.

Ein berühmtes Beispiel dafür: Der ehemalige deutsche Außenminister Guido Westerwelle litt plötzlich unter Knieschmerzen. Die Diagnose war scheinbar einfach: ein orthopädisches Problem. Eine Kniespiegelung (Arthroskopie) sollte helfen, nach der Ursache zu suchen. Nach offiziellen Empfehlungen war vor einem solchen Routineeingriff bei einem gesunden, mitteljungen Patienten keine aufwendige Voruntersuchung nötig. Kein großes Blutbild. Keine zusätzliche Diagnostik.

Und dass ein Außenminister, der unter ständigem Reisestress stand, mal ein bisschen müde und abgeschlagen wirkte, das schien niemanden zu wundern. Doch einer seiner behandelnden Ärzte hörte genauer hin. Er vertraute nicht nur den Richtlinien, sondern auch seinem Bauchgefühl. Und er setzte sich bewusst über die Empfehlung hinweg: Er ordnete ein Routinelabor an.

Dabei fiel auf: ungewöhnliche Blutwerte. Die weißen Blutkörperchen waren viel zu hoch. Ein Alarmzeichen. Die weiterführende Diagnostik brachte schließlich die Wahrheit ans Licht. Guido Westerwelle litt an einer *akuten myeloischen Leukämie (AML)*, einer aggressiven Form von Blutkrebs.

Und die Symptome, die alle für Stress hielten – Müdigkeit, Abgeschlagenheit, leichte Infektanfälligkeit –, waren in Wahrheit erste Hinweise dafür. Sie können als Folge der sogenannten B-Symptomatik auftreten. B-Symptome umfassen typische Beschwerden wie Fieber, Nachtschweiß und ungewollten Gewichtsverlust. Sie sind Warnzeichen für ernsthafte Erkrankungen wie Infektionen oder Krebs. Durch das rechtzeitige Erkennen konnte eine sofortige Therapie eingeleitet werden, und Westerwelle gewann dadurch wertvolle Lebensjahre.

WARUM WIR MANCHMAL NACH ZEBRAS SUCHEN MÜSSEN

Ihr Name war Frau B., eine gepflegte Frau Mitte fünfzig, mit freundlichen, wachen Augen. Sie kam zum ersten Mal in die neurologische Sprechstunde, setzte sich mir gegenüber und wirkte dabei ruhig, aber erschöpft. Nicht körperlich erschöpft, sondern so, als hätte sie das monatelange Suchen nach einer Antwort zermürbt.

»Ich bin hier, weil ich nicht mehr weiterweiß«, sagte sie, und ihre Stimme klang dabei fest, aber auch von einem Hauch Resignation durchzogen.

Sie schilderte ihr Problem: Über Monate hinweg hatte sich beim langen Sprechen eine merkwürdige Schwäche eingestellt. Anfangs musste sie sich nach mehreren Stunden räuspern, später bereits nach einer Stunde. Schließlich waren es nur noch fünf oder zehn Minuten, bevor ihre Stimme brach, sie sich verschluckte und das freie Sprechen zur Anstrengung wurde. Für eine Frau, die als Verkäuferin von ihrer Stimme lebte, war das eine schleichende, aber existenzielle Bedrohung.

Sie war kein Arztneuling. Im Gegenteil: Sie hatte alles abgeklärt. HNO-Ärzte, Kieferorthopäden, Zahnärzte, keiner hatte die Ursache dieser seltsamen Stimmfunktionsstörung gefunden. Selbst ein MRT vom Kopf war komplett unauffällig. Einige meinten, es sei Stress, andere, es sei »psychosomatisch«.

Doch Frau B. schaute mich an, mit einer Klarheit, die sich schwer in Worte fassen ließ: »Ich habe meinen Stress. Aber ich kenne meinen Körper. Und ich weiß: Das hier ist etwas anderes.«

Als ich fragte, was sie schließlich in eine neurologische Praxis geführt hatte, lächelte sie leicht und antwortete fast entschuldigend: »Ich habe im Internet gegoogelt. Und da stand, dass es vielleicht auch neurologische Ursachen geben könnte.«

Diese Antwort brachte mich zum Schmunzeln. Und gleichzeitig meldete sich ein vertrautes, feines Gefühl in mir: diese leise innere Stimme, die manchmal sagt, dass man genauer hinschauen sollte, auch wenn die »offensichtlichen« Hinweise fehlen. Die neurologische Untersuchung verlief zunächst völlig unauffällig. Keine Muskelschwäche. Keine Reflexauffälligkeiten. Keine Koordinationsprobleme. Und doch, da war etwas. Etwas, das nicht ins Bild passte. Etwas, das nicht »nur Stress« sein konnte. Ich glaubte der Patientin, nahm sie mit ihrem Gefühl ernst und entschied mich als Nächstes, Blut abzunehmen. Nicht blindlings, sondern gezielt mit einer konkreten Fragestellung im Kopf, auch wenn sich die Symptome für die Erkrankung, an die ich dachte, äußert ungewöhnlich präsentierten. Einige Tage später kam der Laborbefund: Die Antikörper gegen den Acetylcholinrezeptor waren deutlich positiv.

Als nächstes verschrieb ich der Patientin ein Medikament, das die Übertragung der Nervenimpulse auf die Muskeln verbessert. Und was passierte? Schon wenige Minuten nach der Einnahme konnte Frau B. deutlich länger sprechen, ohne sich räuspern oder verschlucken zu müssen. Ihr Räusperzwang verschwand beinahe vollständig.

Die Diagnose stand damit fest: *Myasthenia gravis*. Eine Autoimmunerkrankung, bei der das Immunsystem irrtümlich die Verbindungsstellen zwischen Nerv und Muskel angreift, sodass der Muskel seine Befehle vom Gehirn immer schlechter umsetzen kann. Eine Krankheit, die schleichend beginnt, aber unbehandelt schwerwiegende Folgen haben kann, bis hin zu lebensbedrohlicher Muskelschwäche beim Schlucken oder Atmen.

Ohne diese Zweitmeinung, ohne das erneute, bewusste Hinschauen hätte man Frau B. womöglich noch monatelang, vielleicht sogar jahrelang, in die »psychosomatische Schublade« gesteckt und ihr Stimmtraining oder eine Psychotherapie empfohlen. Ihr Leiden hätte sich verschlimmert, ihre berufliche Existenz wäre zerstört worden. Genau deswegen ist es so wichtig, Patienten in ihrem Körpergefühl ernst zu nehmen und manchmal auch »out of the box« zu denken, da sich Krankheiten nicht immer wie im Lehrbuch darstellen.

Auf den Punkt gebracht:
MEDIZINMYTHOS: DAS ZEBRAPRINZIP

Es gibt ein berühmtes Zitat in der Medizin: »*Wenn du Hufgetrappel hörst, denke an Pferde, nicht an Zebras.*« Das bedeutet: Häufiges ist häufig. Wenn jemand Fieber hat und hustet, ist es meist eine einfache Erkältung (Pferd), keine seltene Tropenkrankheit (Zebra). **Die Gefahr:** In Einzelfällen kann es doch ein Zebra sein. Klinische Wachsamkeit bedeutet, diese seltenen Fälle nicht zu übersehen, auch wenn sie unwahrscheinlich erscheinen, zum Beispiel:

* **Untypische Herzinfarkte:** Bei Frauen oft Übelkeit, Schwindel oder Rückenschmerzen statt klassischer Brustschmerz.
* **Seltene Erkrankungen:** Wie das Stiff-Person-Syndrom (SPS) bei Céline Dion, das oft jahrelang verkannt wird.
* **Long COVID:** Oft vorschnell als rein psychisch eingeordnet, weil die körperliche Abklärung unauffällig war.

Fazit: Für dieses »eine Prozent« lohnt es sich, genauer hinzusehen.

Eine Geschichte, die ich nie vergessen werde: Ein junger Patient, noch nicht volljährig, kam gemeinsam mit seiner Mutter in meine neurologische Sprechstunde. Er wirkte ruhig, etwas schüchtern, und berichtete von immer wiederkehrenden, starken Kopfschmerzen. Pulsierend. Begleitet von Übelkeit und Lichtempfindlichkeit. Ganz so, wie es im Lehrbuch für Migräne beschrieben steht.

Die Beschwerden begleiteten ihn schon seit Jahren. Er war bereits bei mehreren Kinderneurologen in Behandlung gewesen und bekam die übliche Therapie: spezielle Migränemittel, sogenannte Triptane. Alles schien auf eine klassische Migräne hinzudeuten. Keine Auffälligkeiten, keine Warnzeichen auf den ersten Blick.

Viele hätten in diesem Moment vermutlich gedacht: »Klarer Fall von Migräne. Weiter wie bisher.«

Aber bei uns in der Praxis gab es eine einfache Regel: Wenn ein Patient mit wiederkehrenden migräneähnlichen Kopfschmerzen kommt und noch nie im Leben ein MRT des Kopfes hatte, dann wird eines gemacht.

Nicht weil wir überall Gefahren wittern. Sondern weil wir wissen: Manchmal verstecken sich hinter scheinbar typischen Symptomen seltene, aber schwerwiegende Ursachen. Also schickte ich den Jungen ohne großes Aufheben routinemäßig zur Bildgebung.

Und genau das rettete ihm vermutlich das Leben.

Denn das MRT war alles andere als unauffällig, wie man es bei einer normalen Migräne erwarten würde. Stattdessen fanden wir eine *Chiari-Malformation,* eine seltene Fehlbildung, bei der sich Teile des Kleinhirns durch die Schädelbasis in Richtung Rückenmark verschieben. Diese Verlagerung drückte wichtige Strukturen ab, die sogenannten Kleinhirntonsillen. Sie wurden nicht mehr ausreichend mit Sauerstoff und Nährstoffen versorgt. Eine stille, aber hochgefährliche Bedrohung.

Der Junge musste sich drei schweren Notoperationen unterziehen, um den Druck zu entlasten und drohende bleibende Schäden zu verhindern. Es war ein harter Weg, aber er überlebte.

Monate später saßen er und seine Mutter wieder in meiner Sprechstunde. Diesmal nicht wegen neuer Beschwerden. Sondern um sich zu bedanken. Für ein MRT, das auf den ersten Blick vielleicht »übervorsichtig« erschien. Aber ohne es, das wurde uns allen bewusst, wäre er womöglich weiter als Migränepatient behandelt worden. Und irgendwann hätte die stille Bedrohung ihr zerstörerisches Werk vollendet.

Was ich daraus gelernt habe: Ja, wir müssen medizinische Ressourcen klug einsetzen. Ja, nicht jedes Kribbeln im Bein braucht ein sofortiges Ganzkörper-MRT. Aber: Für die wenigen, entscheidenden Fälle lohnt es sich, genauer hinzuhören. Für das eine Kind. Für die eine Verkäuferin. Für die eine Frau mit »nur etwas Herzstolpern«. Für den einen Patienten, der auf kluge, mutige Ärzte trifft, die nicht weggeschaut haben.

Manchmal finden sie ein Zebra, wo alle nur Pferde sehen. Und genau dann kann das Bauchgefühl alles verändern.

ZUSAMMENGEFASST

Manchmal beginnt die wichtigste Entdeckung mit einem leisen Zweifel. Ein Patient, der jahrelang wegen Depression behandelt wird, bis endlich jemand genauer hinschaut und eine organische Ursache entdeckt. Eine Verkäuferin, deren Stimmverlust als Stress abgetan wird, bis eine seltene Muskelerkrankung gefunden wird. Oder ein Jugendlicher, dessen »Migräne« sich als gefährliche Fehlbildung entpuppt. Diese Geschichten sind Warnsignale. Sie zeigen uns: Leitlinien sind wichtig für die Sicherheit, aber sie bilden den Durchschnitt ab, nicht immer das Einzelschicksal.

Deshalb gilt: **Frühes, gezieltes Hinschauen kann entscheidend sein,** besonders bei Warnsymptomen wie neu auftretenden Lähmungen oder plötzlicher Verschlechterung. Wir müssen verstehen, dass **nicht jede Diagnose einem ins Auge springt.** Manche Krankheiten – die sogenannten »Zebras« unter den vielen Pferden – zeigen sich erst, wenn man gezielt danach sucht und den Mut hat, vom Standard abzuweichen.

Das bedeutet jedoch nicht, dass wir kopflos diagnostizieren sollen. **Mehr Tests sind nicht automatisch besser.** Aber klug ausgewählte Untersuchungen, zur richtigen Zeit und bei echten Hinweisen, können Leben retten oder jahrelanges Leid beenden. Es geht um klinische Wachsamkeit statt blinder Routine. Dabei ist eine Instanz oft unverzichtbar: **Das Bauchgefühl zählt, auf beiden Seiten.** Das deines Arztes, der spürt, dass etwas »nicht rund« ist, und dein eigenes. Wenn du fühlst, dass eine Diagnose nicht passt, trau dich, dies anzusprechen. Gute Medizin entsteht dort, wo Leitlinien Orientierung geben, aber die individuelle Aufmerksamkeit den Weg bestimmt.

FRAGE DICH SELBST

- Wurde eine gründliche Basisdiagnostik (kleines Blutbild, Schilddrüse, Leber- und Nierenwerte, Vitaminspiegel, Entzündungsmarker, Basisbildgebung) durchgeführt, wenn klassische Behandlungen nicht greifen oder das Bild meiner Beschwerden nicht ganz zusammenpasst?
- Wurde nach der wahren Ursache gesucht und verstanden, was wirklich hinter meinen Beschwerden steckt, oder werden nur die Symptome behandelt?
- Traue ich meinem Körper, meiner Intuition und finde ich Ärzte, die beides ernst nehmen?

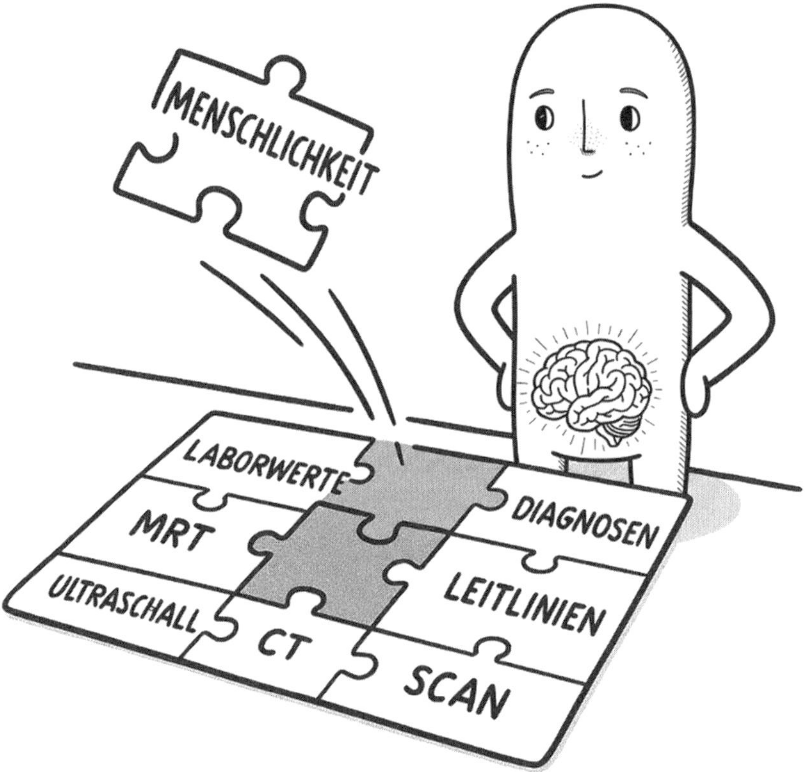
MENSCHLICHKEIT
LABORWERTE
MRT
DIAGNOSEN
LEITLINIEN
ULTRASCHALL
CT
SCAN

Teil III

DIE RÜCKKEHR DES BAUCH-GEFÜHLS

WIE WIR WIEDER ZU VERTRAUEN UND MENSCHLICHKEIT FINDEN

Kapitel 8

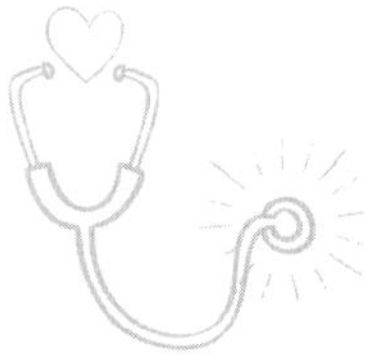

Der innere Kompass

Wie wir lernen, wieder auf unser Bauchgefühl zu hören

»Überall geht ein frühes Ahnen dem späteren Wissen voraus.«

Alexander von Humboldt (1769–1859)

Manchmal passiert es ganz plötzlich, ohne dass wir es bewusst steuern könnten. Ein gewöhnlicher Nachmittag. Du sitzt in einem kleinen, belebten Café, eine Tasse Cappuccino vor dir, das Handy locker in der Hand. Dein Blick ist auf den Bildschirm gerichtet, deine Gedanken halb woanders – vielleicht bei der To-do-Liste für morgen, vielleicht bei einer netten Nachricht, die gerade eingetroffen ist.

Alles scheint ruhig. Die Kaffeemaschine zischt leise, Besteck klappert, ein paar Gesprächsfetzen schweben durch den Raum. Nichts deutet darauf hin, dass gleich etwas passieren könnte. Und doch geschieht es. Ganz ohne Vorwarnung zieht sich etwas in deinem Bauch zusammen. Eine leise Spannung fährt durch deinen Körper, wie ein kaum spürbares elektrisches Knistern. Du hältst inne, hebst automatisch den Kopf. Dein Blick schweift durch das Café, auf der Suche nach dem Grund für dieses diffuse Alarmgefühl, das eben noch gar nicht da war.

Und dann siehst du es. Am Nebentisch verliert ein kleiner Junge plötzlich das Gleichgewicht. Sein Stuhl kippt, sein Körper stürzt nach hinten. Ohne groß nachzudenken springst du auf, schaffst es, ihn im letzten Moment aufzufangen, bevor er ungebremst auf den Boden knallt.

Erleichterung. Ein kurzer Blickaustausch mit seiner dankbaren Mutter. Und während du dich wieder setzt, fragst du dich unwillkürlich: *Wie habe ich das gespürt, bevor überhaupt etwas passiert ist?*

War das Zufall? Oder war es diese berühmte, schwer greifbare Kraft, die wir seit jeher Bauchgefühl nennen?

Viele Menschen haben solche Erlebnisse. Ein leises inneres Ziehen, eine plötzliche Ahnung, bevor der Verstand in Worte fassen kann, was eigentlich los ist. Manche spüren sogar unbewusst, dass etwas Schlimmes passiert ist, noch bevor sie es tatsächlich erfahren. Und oft bewahrt uns genau dieses unbewusste Gespür vor Schaden. Es warnt uns, lenkt uns und manchmal öffnet es Wege, auf die wir rational nie sofort gekommen wären.

Gerade in der Medizin, in lebenswichtigen Momenten, kann dieses Bauchgefühl den entscheidenden Unterschied machen. Zwischen richtig und falsch. Zwischen rechtzeitig erkannt oder tragisch übersehen.

Aber was genau ist dieses Bauchgefühl? Und warum ist es viel wissenschaftlicher, viel realer, als sein Name vermuten lässt?

DEIN ZWEITES GEHIRN

Lange Zeit galt das Bauchgefühl als etwas Vages, fast Esoterisches. Etwas, das in einer wissenschaftlich aufgeklärten Welt kaum Platz zu haben schien. Zu ungenau, zu subjektiv, zu wenig »messbar«. Doch in den letzten Jahrzehnten hat die moderne Forschung eine überraschende Entdeckung gemacht: Das Bauchgefühl ist real. Und es hat eine hochkomplexe biologische Grundlage.

In deinem Körper existiert tatsächlich eine Art »zweites Gehirn«, das sogenannte enterische Nervensystem. Es erstreckt sich entlang deines gesamten Verdauungstrakts, von der Speiseröhre bis zum Enddarm, und besteht aus rund 500 Millionen Nervenzellen. Mehr als im gesamten Rückenmark.

Dieses neuronale Netzwerk steuert nicht nur die Verdauung, sondern es verarbeitet laufend Signale aus dem Inneren: Wie ist die Dehnung des Darms? Wo drückt und zieht es? Welche Organe sind gerade aktiv? Dabei arbeitet es eng mit dem Gehirn im Kopf zusammen, über eine Art biologische Datenautobahn, den Vagusnerv.

Überraschenderweise fließen die Informationen entlang der Autobahn überwiegend vom Körper zum Gehirn, nicht umgekehrt. Etwa 90 Prozent der Nervenfasern im Vagusnerv transportieren Signale vom Bauch nach oben, und nur ein kleiner Teil läuft in die Gegenrichtung. Das bedeutet: Dein Körper registriert Veränderungen, Stressoren oder Bedrohungen oft, bevor du sie bewusst wahrnimmst. Er »spürt«, wenn etwas nicht stimmt, und sendet Warnsignale nach oben zum Gehirn. Nicht in Form von klaren Gedanken. Sondern als Gefühl. Ein diffuses Drücken im Magen. Ein flaues Ziehen in der Brust. Ein Anflug von Unruhe oder plötzlicher Wachsamkeit.

Diese feinen Körpersignale bilden die Basis unseres sogenannten Bauchgefühls. Auch die moderne Neurowissenschaft bestätigt diesen Zusammenhang: Die bewusste und unbewusste Wahrnehmung innerer Körperzustände, die sogenannte *Interozeption,* beeinflusst massiv, wie wir uns fühlen, wie wir Gefahren erkennen und wie wir Entscheidungen treffen.

Ein besonders anschauliches Beispiel dafür ist die Wahrnehmung unseres Herzschlags. Wir neigen dazu zu glauben, dass unser Herz schneller schlägt, *weil* wir Angst haben. In vielen Situationen ist das auch korrekt. Doch tatsächlich gilt auch das Umgekehrte: Das Herz beschleunigt seinen Rhythmus als automatische Reaktion auf eine Bedrohung, und genau diese Veränderung im Körper sendet dem Gehirn das Signal: *Achtung, hier stimmt etwas nicht.* Erst daraufhin entsteht das Gefühl von Angst.

Dieser Mechanismus wurde kürzlich sogar in einer Tierstudie sichtbar gemacht. Forschende nutzten dabei eine innovative Methode namens Optogenetik, mit der sich bestimmte Körperfunktionen gezielt beeinflussen lassen. Sie regten bei Mäusen den Herzschlag künstlich an und konnten zeigen, dass die Tiere dadurch ängstlicher wurden. Nicht weil ihnen etwas passiert war, sondern allein aufgrund der veränderten Körpersignale.

Der berühmte Neurowissenschaftler Antonio Damasio prägte für dieses Zusammenspiel den Begriff der *Somatic Marker Hypothesis.* Seine These: Emotionale und körperliche Reaktionen sind wie innere Wegweiser. Sie markieren Situationen, die unser Gehirn – oft aufgrund früherer Erfahrungen – als potenziell wichtig oder gefährlich erkennt, noch bevor wir sie bewusst analysieren können.

> **WICHTIG:** Dein Bauchgefühl ist keine Zauberei. Es ist die Summe blitzschneller, körperlicher Auswertungen, die dich warnen und leiten: ein evolutionäres Frühwarnsystem.

Das Bauchgefühl ist keine reine Spinnerei, die uns von rationalem Denken abhalten soll. Sondern eine evolutionär tief verwurzelte Fähigkeit, komplexe Muster zu erkennen.

Unbewusst beobachten wir Mikrosignale: Körpersprache, Tonlagen, Gerüche, Stimmungen.

Unbewusst bewerten wir Gefahrensituationen, indem wir frühere Erfahrungen mit neuen Eindrücken abgleichen.

Deshalb spüren wir manchmal »instinktiv«, ob wir jemandem vertrauen können, noch bevor ein Wort gefallen ist. Deshalb warnen uns manchmal ein leiser Widerwille, eine feine Irritation davor, eine falsche Entscheidung zu treffen, lange bevor wir alle Fakten gesammelt haben.

Das Bauchgefühl ist verdichtete Erfahrung. Es ist die Summe Tausender kleiner Begegnungen, Beobachtungen und Lernprozesse, die in unserem Körper gespeichert sind.

Es sendet ein Signal, wenn etwas nicht stimmt: »Achtung, schau genauer hin.« Oder ein anderes, wenn alles passt: »Hier bist du sicher.«

Nicht als lauter Alarm. Sondern oft als feine Regung: ein Knoten im Magen, ein Kribbeln in der Haut, ein Atemzug, der plötzlich schwerer geht oder leichter fließt. Und genau diese feinen Botschaften wieder wahrzunehmen und ihnen Raum zu geben, ohne blind allem zu glauben, ist eine der wichtigsten Fähigkeiten, die wir im Umgang mit unserer Gesundheit wieder lernen dürfen.

Stell dir vor, du wärst ein Steinzeitmensch. Es gibt kein Smartphone, kein Navi, kein Google, keine Ratgeber. Nur du, die Natur und das, was du spürst.

Du wanderst durch den Wald. Die Sonne bricht in goldenen Streifen durch das Blätterdach. Alles wirkt ruhig. Doch plötzlich – ein leises Knacken im Gebüsch. Du bleibst stehen. Dein Atem stockt. Und jetzt hast du zwei Möglichkeiten:

Variante 1 – du beginnst zu überlegen:
War das nur der Wind? Ein kleiner Vogel vielleicht? Oder ein Wildschwein? Und falls es ein Wildschwein ist, sollte ich lieber auf einen Baum klettern oder mich ganz ruhig verhalten? Oder könnte es …
Doch während dein Verstand noch bemüht ist, die Optionen sorgfältig abzuwägen, springt schon der Säbelzahntiger aus dem Dickicht.

Variante 2 – dein Körper reagiert, bevor du bewusst denken kannst:
Die Haare auf deinen Armen stellen sich auf. Dein Herzschlag schießt in die Höhe. Ohne nachzudenken drehst du dich um und rennst los, gerade noch rechtzeitig. Genau das ist Bauchgefühl. Ein blitzschnelles, unbewusstes Abwägen von Gefahr, gespeist aus Jahrtausenden von evolutionärer Erfahrung. Unser Körper registriert feine Veränderungen. Minimale Geräusche, flüchtige Gerüche, eine kaum sichtbare Bewegung im Augenwinkel. Und er zieht daraus instinktive Schlüsse, lange bevor der Verstand überhaupt eine Hypothese bilden könnte.

Dieses biologische Frühwarnsystem hat unseren Vorfahren das Überleben gesichert. Es war nicht perfekt, manchmal sind sie auch vor harmlosen Dingen davongerannt. Aber es war effizient. Lieber einmal zu oft geflohen als einmal zu wenig.

Und dieses Frühwarnsystem steckt noch immer in uns. Auch heute, auch wenn wir keinen Säbelzahntigern mehr begegnen.

Wir brauchen es:

- im Straßenverkehr, wenn wir spüren, dass wir lieber noch einmal in den Rückspiegel schauen sollten.
- im Gespräch mit Menschen, wenn wir merken, dass Worte und Körpersprache nicht zusammenpassen.
- beim Arzttermin, wenn eine Therapie irgendwie »zu schön, um wahr zu sein« klingt und unser innerer Alarm leise anschlägt.

Doch in unserer modernen Welt, überlagert von Informationen, To-do-Listen und äußeren Erwartungen, haben viele verlernt, dieses leise Signal wahrzunehmen.

Natürlich kann man nicht jedem Gefühl blind folgen. Aber wir sollten wieder bewusster hinhören. Dem Bauchgefühl Raum geben, wenn es sich meldet. Und dann: den klugen, reflektierten Verstand dazunehmen als Partner, nicht als Gegenspieler. Denn die beste Entscheidung entsteht aus beiden: Intuition, die spürt. Und Verstand, der prüft.

INTUITION IST KEINE EINBILDUNG

Wenn es um unsere Gesundheit geht, fühlen sich viele Menschen heute erstaunlich unsicher. Wenn wir uns fragen, wann wir wirklich krank sind, wann wir Hilfe brauchen und welche Hilfe uns guttut, dann treffen wir diese Entscheidungen oft mit dem Kopf, nicht mit dem Körper. Denn viele von uns haben verlernt, unserem inneren körperlichen Gespür zu vertrauen.

Nicht nur, weil wir in einer Welt leben, die alles messen und kontrollieren will. Ein weiterer, oft unterschätzter Grund liegt darin, dass viele von uns sehr früh gelernt haben, körperliche Empfindungen zu relativieren oder zu übergehen.

Kinder hören oft Sätze wie: »Das ist nicht so schlimm.« »Davon stirbt man nicht.« Oder »Jetzt reiß dich mal zusammen.« Bauchweh vor der Schule gilt als Ausrede, Müdigkeit als Faulheit, Angst als etwas, das man »ignorieren« soll. Wer sensibel reagiert, bekommt schnell das Gefühl, überempfindlich zu sein. Wer Schmerzen äußert, lernt, sie zu rechtfertigen.

In der Schule wird Sitzen zur Tugend, Unruhe zum Problem. Hunger muss warten bis zur Pause, Harndrang bis zum Klingeln. Der Körper hat sich dem Taktplan anzupassen, nicht umgekehrt.

Viele von uns trainieren jahrelang, Signale zu unterdrücken, um zu funktionieren. Das hinterlässt Spuren.

Später im Erwachsenenleben setzt sich dieses Muster fort. Im Job gilt Durchhalten als Stärke. Müdigkeit wird mit Kaffee beantwortet, Erschöpfung mit noch mehr Disziplin. Wer Pausen braucht, fühlt sich schnell schuldig. Wer krank ist, fragt sich zuerst, ob er »wirklich krank genug« ist, um Hilfe zu suchen. Das Körpergefühl wird nicht abgefragt, sondern verhandelt.

Auch das medizinische System trägt ungewollt dazu bei. Viele Menschen machen früh die Erfahrung, dass diffuse Beschwerden keinen Platz haben. Wer nichts Messbares vorweisen kann, fühlt sich schnell nicht ernst genommen. Sätze wie »Da finden wir nichts« oder »Das ist stressbedingt!« werden oft nicht als Entlastung erlebt, sondern als subtile Infragestellung der eigenen Wahrnehmung. Mit der Zeit lernen Patientinnen und Patienten: Wenn es keinen Befund gibt, darf ich meinem Gefühl offenbar nicht trauen.

All das führt dazu, dass wir den Kontakt zu unserem inneren Frühwarnsystem verlieren. Nicht plötzlich, sondern schleichend. Wir werden gut darin, Symptome zu analysieren, aber schlecht darin, sie zu spüren. Wir wissen, was »normal« sein sollte, aber nicht mehr, was sich für uns normal anfühlt.

Gerade bei medizinischen Entscheidungen ist das problematisch. Denn das Bauchgefühl ist oft der erste Hinweis darauf, dass etwas aus dem Gleichgewicht geraten ist. Es entscheidet nicht über Diagnosen. Aber es entscheidet darüber, ob wir hinschauen, Hilfe suchen oder uns selbst ernst nehmen.

Und genau dieses Gespür dürfen wir wieder lernen. Nicht als Gegensatz zur Medizin, sondern als Ergänzung. Als innere Instanz, die uns hilft zu unterscheiden: *Ist das etwas, das ich beobachten kann? Oder etwas, das Aufmerksamkeit braucht?*

Was die Forschung sagt

Studien belegen: Menschen, die ihre Körperwahrnehmung aktiv trainieren, treffen bessere Gesundheitsentscheidungen. Internationale Untersuchungen zeigen, dass ein gut entwickeltes interozeptives Bewusstsein – also die Fähigkeit, innere Körperzustände wie Herzschlag, Atmung, Wärme oder Schmerzen wahrzunehmen – eng mit einem gesünderen Lebensstil korreliert. Menschen, die bewusst auf ihre Körpersignale achten, bewegen sich häufiger, essen bedürfnisorientierter, konsumieren weniger Alkohol und erkennen frühe Anzeichen von Erschöpfung oder Krankheit schneller.

> **Wichtig:** Wer seinen Körper wieder wahrnimmt, trifft klügere Entscheidungen für sich selbst. Nicht weil eine App es anzeigt. Sondern weil er oder sie es fühlt.

Natürlich stellt sich eine wichtige Frage: *Wie erkenne ich, ob etwas wirklich mein Bauchgefühl ist oder ob ich einfach nur katastrophisierend grübele?*

Checkliste:
IST ES BAUCHGEFÜHL ODER NUR ANGST?

Hier helfen zwei Unterscheidungsmerkmale:

☐ Wie fühlt es sich an?
  * **Echtes Bauchgefühl (körperlich):** Es zeigt sich durch körperliche Signale wie ein Ziehen im Magen, Enge in der Brust oder plötzliches Herzrasen. Es ist oft schwer in Worte zu fassen, aber klar fühlbar – und es ist da, bevor du nachdenkst.
  * **Angst & Kopfkino (sprachlich):** Das sind Gedankenketten im Kopf (»Was, wenn ich einen Tumor habe?«,

»Was, wenn ich umfalle?«). Sie sind verkopft, argumentativ und bauen sich wie ein Kartenhaus auf.

- ▢ Wie reagiert es auf Beruhigung?
  - **Echtes Bauchgefühl:** Bleibt bestehen. Es lässt sich durch logische Argumente kaum beruhigen. Der Körper bleibt angespannt, das Gefühl drückt, zieht und lässt nicht los.
  - **Angst & Kopfkino:** Reagiert auf Logik. Es verflüchtigt sich oft, wenn du dich ablenkst, mit jemandem sprichst oder die Situation rational einordnest.

Wichtig: Vertraue nicht blind Messgeräten und Zahlen, sondern auch deiner inneren Wahrnehmung. Übe regelmäßig, deinen Körper wirklich zu fühlen: Atmung, Herzschlag, Muskelspannung. Frage dich in schwierigen Momenten: *Ist das jetzt ein Körpergefühl oder ein Gedankenkonstrukt?* Und erinnere dich: Dein Körper hat Millionen Jahre Evolutionserfahrung in sich gespeichert. Er weiß oft mehr, als dein Verstand auf den ersten Blick fassen kann.

Was unterscheidet »gute« von »beunruhigenden« Symptomen?

Manchmal ist es nur ein leises Räuspern: eine Müdigkeit nach einer anstrengenden Woche, ein Muskelkater nach dem Sport. Manchmal aber ist es ein aufleuchtendes Warnsignal, das dir dein Körper sendet: ein plötzlicher Schmerz, ein Gefühl der Schwäche, das sich nicht mehr wegreden lässt.

Die Kunst liegt darin, den Unterschied zu erkennen. Nicht jede kleine Verspannung muss einen Notfall auslösen. Aber manchen Schmerz darf man eben auch nicht achtlos ignorieren.

Symptome, die achtsame Wachsamkeit verlangen

Manchmal signalisiert der Körper Dinge, die beobachtet, aber nicht überdramatisiert werden müssen:

- *Langsam entstandene, gut erklärbare Beschwerden:* Zum Beispiel Muskelkater nach einer Wanderung, Erschöpfung nach einer stressigen Arbeitswoche oder leichte Kopfschmerzen nach einem langen Tag am Bildschirm.
- *Wiederkehrende, bekannte Muster:* Du kennst es: Der Kopf schmerzt leicht, wenn ein Wetterumschwung kommt. Die Knie tun etwas weh bei Kälte. Solche Muster sind dir vertraut, und sie verändern sich nicht plötzlich oder dramatisch.
- *Besserung durch Selbstfürsorge:* Wenn ein heißes Bad, Bewegung, Schlaf oder gutes Essen deine Beschwerden spürbar lindern, ist das oft ein gutes Zeichen: Dein Körper reguliert sich selbst.
- Hier genügt achtsames Beobachten. Ein Termin beim Hausarzt ist nur dann sinnvoll, wenn Beschwerden länger anhalten oder sich verändern.

Checkliste:
RED FLAGS: WANN DU SOFORT HANDELN SOLLTEST

- ☐ Plötzlich und heftig auftretende Schmerzen: Ein stechender Brustschmerz, der ausstrahlt, kann ein Herzinfarkt sein. Sofort handeln, nicht abwarten!
- ☐ Neu auftretende Lähmungen oder Sprachstörungen: Hängende Mundwinkel oder Taubheitsgefühle können Anzeichen eines Schlaganfalls sein. Hier zählt jede Minute!
- ☐ Rapide Verschlechterung: starker Gewichtsverlust, ständiges Fieber oder plötzliche extreme Schwäche ohne klaren Grund.

- ▢ Bewusstseinsveränderungen: Verwirrtheit oder Schläfrigkeit deuten auf ernste Störungen im Gehirn oder Kreislauf hin.
- ▢ Blutungen: Blut im Urin, Stuhl oder Erbrochenem sollte immer ärztlich abgeklärt werden.
- ▢ Starke einseitige Schmerzen (z. B. im Bein oder Arm): Schwellung und Schmerz können auf eine Thrombose hinweisen.
- ▢ Verschlechterung bekannter Krankheiten: Ein Patient mit Herzschwäche, der plötzlich deutlich schlechter Luft bekommt, oder ein Diabetiker, bei dem sich Schwindel und Übelkeit häufen: Hier kann ein neues Problem entstanden sein, das schnelle Behandlung braucht.

Wie finde ich die richtige Balance?

Viele Menschen pendeln zwischen zwei Extremen: Entweder sie ignorieren Symptome aus Angst, »zu viel Aufhebens« zu machen. Sie bagatellisieren: »Ach, das wird schon wieder« und übersehen dabei wichtige Warnzeichen. Oder sie geraten bei jedem kleinen Ziepen in eine Spirale aus Angst und Überdiagnostik. Sie katastrophisieren: »Was, wenn es Krebs ist?«

Wichtig ist, die Signale des Körpers ernst zu nehmen, aber mit kühlem Kopf zu reagieren. Frage dich ehrlich: *Ist das Symptom neu oder stark verändert? Ist es plötzlich und heftig aufgetreten? Beeinträchtigt es mein normales Leben spürbar? Kommt es zusammen mit anderen Warnzeichen?*

Wenn du eine oder mehrerer dieser Fragen mit »Ja« beantworten kannst, ist ein ärztlicher Check sinnvoll, am besten zeitnah, ruhig und klar. Wenn du hingegen spürst: *Ich bin einfach erschöpft nach einer langen Woche. Und nach einer Nacht Schlaf geht es besser.* Dann reichen oft ein bisschen Geduld und Selbstfürsorge.

Manchmal rettet Bauchgefühl Leben

Eine Geschichte, die mich selbst tief beeindruckt hat, zeigt, wie existenziell wichtig es sein kann, auf das eigene Körpergefühl zu hören und es richtig einzuordnen, auch (oder gerade) dann, wenn der Verstand sagt: »Stell dich nicht so an.«

Es war eine dieser Nächte, die scheinbar normal beginnen. Eine Bekannte von mir, selbst Ärztin, legte sich schlafen, wie immer nach einem langen Arbeitstag. Doch irgendwann in den frühen Morgenstunden wachte sie auf. Ein stechender Schmerz hatte sich in ihren Bauch gebohrt. Er war heftig, diffus, ungewohnt. Nicht wie die bekannten Regelschmerzen. Nicht wie die leichten Krämpfe nach einem üppigen Essen. Etwas anderes.

Ihr erster Reflex? Ignorieren. Nicht auffallen, nicht übertreiben. Schließlich war sie selbst Ärztin, jemand, der gelernt hat, Schmerzen einzuordnen und auszuhalten. Jemand, der weiß, wie überfüllt Notaufnahmen sind und dass jeder Einsatz Ressourcen bindet.

Das wird schon vergehen, sagte sie sich. Ein bisschen Schmerzmittel, dann geht's wieder. Sie schleppte sich aus dem Bett, nahm das Schmerzmittel Novalgin. Und wartete.

Nichts besserte sich. Im Gegenteil, die Schmerzen wurden schlimmer. Mit jeder Stunde schwerer zu ertragen, wie ein Schraubstock, der sich immer fester zudrehte. Sie griff zu Tilidin, einem starken Schmerzmittel, das sie noch von einer vorgangegangenen Fußoperation zu Hause hatte. Doch der Körper wehrte sich weiter. Mit Schweißausbrüchen, mit Zittern, mit wachsenden Schmerzen.

Irgendwann, überwältigt von der wachsenden Not, griff sie doch zum Telefon. Sie wählte widerwillig den Rettungsdienst. Es war ihr unangenehm. Sie, die Ärztin, jetzt selbst »Patientin«? Die Schwelle war hoch.

In der überfüllten Notaufnahme wurde sie aufgenommen, routinemäßig untersucht und bekam starke Schmerzmittelinfusionen mit Morphin. Die Ärzte waren freundlich, aber auch gehetzt.

Nach ein paar Stunden, als die Symptome leicht gedämpft waren, wollte man sie entlassen: »Gehen Sie nach Hause, ruhen Sie sich aus. Sie wissen ja selbst, wie das läuft.« Alles in ihr wollte gehorchen. Nicht umständlich sein. Nicht auffallen. Nicht fordern.

Doch diesmal war da etwas anderes. Da war ein feiner Widerstand in ihrem Inneren. Eine leise, aber klare Stimme: *Geh nicht. Irgendetwas stimmt hier nicht.* Sie bat darum, wenigstens noch einen Ultraschall zu bekommen. Widerwillig willigte man ein. Ein junger Medizinstudent, freundlich, bemüht, legte den Schallkopf auf ihren Bauch. Doch er vergaß das Ultraschallgel. Das Bild blieb trüb, unbrauchbar.

Alles in Ordnung, wollte man sie beruhigen. Sie können gehen.

Doch meine Bekannte blieb. Stand innerlich auf. Hörte auf ihr Bauchgefühl. Sie bestand darauf, dass ein erfahrener Oberarzt hinzugezogen wurde. Und genau das rettete ihr das Leben.

Mit einem einzigen, geübten Blick auf den Bildschirm veränderte sich alles: freie Flüssigkeit im Bauchraum, ein hochkritisches Zeichen. Verdacht auf einen Darmdurchbruch. Eine tickende Zeitbombe. Innerhalb kürzester Zeit wurde sie in den OP gebracht. Später sagte man ihr: Wäre die Notoperation nur zwei Stunden später erfolgt, hätte sie es vermutlich nicht überlebt.

Diese Geschichte erinnert daran, wie schnell wir lernen können, unsere eigenen Signale zu überhören. Wie stark der Reflex ist, »vernünftig« zu sein, sich nicht wichtig zu nehmen, zu funktionieren.

Was mich daran so bewegt? Dass selbst Menschen aus der Medizin – Menschen, die »es besser wissen müssten« – dazu tendieren, ihr Körpergefühl zu ignorieren. Aus Pflichtgefühl. Aus Scham. Aus Angst, Umstände zu machen. Doch genau das kann gefährlich werden.

Dein Körper weiß oft eher als dein Kopf, wenn etwas ernst

ist. Und manchmal ist der wichtigste Akt der Selbstfürsorge, sich selbst die Erlaubnis zu geben, ernst genommen zu werden.

HÖR AUF DEINEN BAUCH, ABER NICHT ZU VIEL

Wir alle werden mit einem inneren Kompass geboren. Ein feines Gespür dafür, wann wir müde sind, wann wir hungrig oder satt sind, wann uns etwas guttut und wann nicht. Dieses Körpergefühl ist so selbstverständlich wie der Herzschlag. Es ist da, lange bevor wir Worte finden. Doch im Laufe unseres Lebens verlieren viele von uns den Kontakt zu diesem inneren Navigationssystem. In einer Welt voller Termindruck, ständiger Erreichbarkeit, Leistungsdruck, Diätplänen und Selbstoptimierung wird der Körper oft zu einem Objekt gemacht: etwas, das gesteuert, geformt, vermessen werden muss.

Und irgendwann beginnen wir zu glauben, wir müssten einem Algorithmus vertrauen, um zu wissen, ob wir gesund sind, statt unserem eigenen Körpergefühl.

Körperbewusstsein ist keine Gabe, die man hat oder nicht hat. Es ist eine Fähigkeit, die jeder Mensch üben und wiederentdecken kann. Hier einige einfache, aber wirkungsvolle Wege:

ACHTSAMKEIT: DREI ÜBUNGEN, UM DEN KÖRPER WIEDER ZU SPÜREN

Achtsamkeit kann helfen, dies verloren gegangene Verbindung zu unserem Körper wiederherzustellen. Und nein, es braucht dafür keine Stunde auf dem Meditationskissen. Schon kleine, bewusste Momente können einen Unterschied machen. Hier drei kleine Übungen, die du im Alltag einbauen kannst:

1. Body Scan durchführen – stille Reise durch den eigenen Körper

Stell dir vor, du wanderst langsam mit deiner Aufmerksamkeit durch deinen Körper. Nicht um zu kontrollieren, nicht um zu bewerten, sondern einfach, um zu spüren.

Lege dich bequem auf den Rücken oder setze dich entspannt hin. Schließe sanft die Augen. Beginne oben am Scheitel. Spüre: Ist es dort warm? Kühl? Kribbelt es vielleicht leicht? Dann wandere langsam weiter, über die Stirn, die Augen, den Mund, die Kehle, die Schultern. Ohne etwas verändern zu wollen. Nur wahrnehmen. Wie fühlt sich der Bauch an? Eng oder weit? Wie liegen die Beine auf? Wo berühren sie den Boden? Wie lebendig oder ruhig sind die Füße?

Wenn dir das schwerfällt: Viele Achtsamkeits-Apps oder Plattformen bieten angeleitete Body-Scan-Übungen an, oft schon ab fünf Minuten Länge. Ideal für den Start.

Auf den Punkt gebracht: WARUM DER BODY SCAN WIRKT

Der Body Scan ist mehr als nur Entspannung. Er aktiviert gezielt den Parasympathikus – jenen Teil des Nervensystems, der für Ruhe, Regeneration und Heilung zuständig ist. Während der Sympathikus uns in Alarmbereitschaft versetzt (Kampf-oder-Flucht-Modus), bringt der Parasympathikus das System wieder runter. Durch achtsames Spüren signalisierst du deinem Gehirn: »Ich bin sicher.« Studien zeigen, dass dies Stress reduziert und sogar die Schmerzverarbeitung im Gehirn positiv beeinflussen kann.

2. Atembeobachtung – der sanfte Anker im Hier und Jetzt

Dein Atem ist immer da. Ganz ohne dein Zutun. Er ist vielleicht der einfachste Weg, um aus dem Kopf wieder zurück in den Körper zu finden.

Setze dich aufrecht oder lege dich bequem hin. Schließe die Augen, wenn es angenehm ist.

Spüre, wie die Luft kühl durch deine Nase strömt. Wie sich dein Brustkorb mit jeder Einatmung hebt und mit der Ausatmung wieder senkt. Wo spürst du den Atem am deutlichsten? In den Nasenflügeln? In der Kehle? Im Bauch?

Es gibt nichts zu erreichen. Nur zu beobachten.

Und wenn Gedanken kommen und dich ablenken – und glaube mir, sie werden kommen! –, lass sie wie kleine Boote an dir vorbeiziehen. Sanft. Ohne Ärger. Und kehre wieder zurück zum Rhythmus deines Atems.

Gerade an stressigen Tagen können zwei Minuten bewusste Atembeobachtung wahre Wunder wirken. Keine App nötig. Nur du und dein Atem.

Auf den Punkt gebracht: Warum Atmen den Stresspegel senkt

Atembasierte Achtsamkeitstechniken reduzieren nachweislich Stresshormone wie Cortisol. Bewusste Atembeobachtung aktiviert den Parasympathikus (Ruhenerv) und sorgt für innere Stabilität. Schon wenige Minuten Fokus auf den Atem können den Herzschlag beruhigen, den Blutdruck senken und Areale im Gehirn aktivieren, die für emotionale Kontrolle zuständig sind (z. B. den präfrontalen Kortex).

3. Die Rote-Ampel-Meditation – kleine Achtsamkeitsübung für den Alltag

Statt genervt aufs Handy zu starren, wenn du wartest (an der Ampel, an der Kasse, in der Warteschlange), nimm diese Momente als Einladung:

Spüre für 30 Sekunden in deine Füße hinein. Fühle, wie sie den Boden berühren. Wie das Gewicht verteilt ist. Vielleicht spürst du sogar, wie sich kleine Muskelgruppen anspannen, um dich aufrecht zu halten. Ob es sich kalt oder warm anfühlt. Ob der Untergrund glatt oder uneben ist. Spüre dann den Wind in deinem Gesicht, wie er durch deine Haare fährt, wo es kühl und wo es warm ist. Wo du Gesichtsmuskeln anspannst und wo alles entspannt und locker ist. Mit der Zeit entstehen aus diesen kleinen Inseln der Achtsamkeit größere Veränderungen: ein feineres Gespür. Mehr Ruhe. Mehr Verbindung zu dir selbst.

BEWEGUNG: DEN KÖRPER ALS PARTNER ERLEBEN

Bewegung kann so viel mehr sein als Pflichtprogramm oder Kalorienverbrennung. Sie kann ein Dialog werden, zwischen dir und deinem Körper. Eine Rückverbindung zu dem, was du bist: ein fühlendes, lebendiges Wesen.

Es geht nicht darum, besonders sportlich oder gelenkig zu sein. Nicht darum, Bestzeiten zu jagen oder Schrittzählerrekorde zu brechen. Es geht darum, Bewegung wieder zu erleben.

1. Yoga, Tai-Chi, Qigong oder bewusste Spaziergänge

Stell dir vor, du stehst barfuß auf einer weichen Wiese.

Die Sonne wärmt deine Haut, der Boden federt unter deinen Füßen.

Du streckst die Arme in den Himmel, langsam, genussvoll. Beim Ausatmen lässt du sie wie Blätter im Wind wieder sinken.

Das ist kein heftiges Sportprogramm, sondern das Spüren deines Körpers. Bewegung soll hier keine Pflicht sein, sondern Ausdruck von Leben.

Beobachtungen, die du machen kannst:

- *Beim Yoga:* Spüre, wie dein Rücken sich dehnt, wenn du dich nach oben streckst. Wie sich Enge langsam in Weite verwandelt.
- *Beim Spaziergang:* Fühle, wie dein Fuß aufsetzt, abrollt, sich wieder abstößt. Spüre, wie sich dein Rücken aufrichtet, wie der Atem freier fließt.
- *Beim Tai-Chi oder Qigong:* Erlebe, wie sanfte Bewegungen Anspannung lösen können. Wie Ruhe nicht Stillstand bedeutet, sondern waches Spüren.

Auf den Punkt gebracht: WARUM YOGA UND TAI-CHI WIRKEN

Studien zeigen, dass achtsame Bewegungsformen wie Yoga oder Tai-Chi nicht nur Stress reduzieren, sondern auch die Körperwahrnehmung und emotionale Resilienz stärken können. Besonders gut untersucht ist Yoga: Regelmäßige Praxis kann die Amygdala beruhigen, das Angstzentrum im Gehirn. Gleichzeitig wird der präfrontale Kortex gestärkt, jener Teil, der für Selbstregulation, Entscheidung und Gelassenheit zuständig ist. Tai-Chi und Qigong fördern zusätzlich das Gleichgewichtssystem. All diese Übungen verbinden Körperwahrnehmung, Atemfokus und achtsames Spüren – genau das, was uns zurück ins Jetzt holt.

2. Progressive Muskelentspannung: Spannung bewusst lösen

Wenn du einmal wirklich spüren willst, was Anspannung und was Entspannung bedeuten, dann ist die *Progressive Muskelentspannung nach Jacobson* ein wunderbarer Einstieg.

Die Methode ist einfach, aber tief wirksam:

- Du spannst gezielt eine Muskelgruppe an, z. B. ballst die Hände zu Fäusten.
- Hältst die Spannung für ein paar Sekunden.
- Und lässt dann ganz bewusst wieder los.

Dieses bewusste Wechselspiel zwischen Anspannung und Loslassen schärft dein Körpergefühl: Wo hältst du vielleicht unbewusst Spannung fest? Wie fühlt es sich an, wenn diese Spannung weicht?

Beispiel für den Alltag: Sitze gerade jetzt für einen Moment ruhig da. Ziehe langsam deine Schultern hoch zu den Ohren. Halte die Spannung. Und dann: Lass sie fallen. Spürst du, wie plötzlich der Atem freier wird? Wie der Nacken sich weitet?

Du musst das nicht allein üben. Es gibt viele kostenlose Tutorials und geführte Audioanleitungen auf Plattformen wie YouTube, Spotify oder in Meditations-Apps. Gerade am Anfang ist es hilfreich, eine Stimme zu haben, die dich sanft durch die Übungen begleitet.

Auf den Punkt gebracht: WIE PROGRESSIVE MUSKELENTSPANNUNG WIRKT

Die Progressive Muskelentspannung (PMR) zählt zu den am besten untersuchten Entspannungsverfahren. Sie wirkt direkt auf das vegetative Nervensystem: Der Parasympathikus wird aktiviert, Stressreaktionen nehmen ab. Studien zeigen, dass sie Angstzustände, depressive Symptome und psychosomatische Beschwerden (wie Schlafstörungen, Reizdarm oder Bluthochdruck) signifikant reduzieren kann. Auch bei chronischen Schmerzen wie Migräne kann regelmäßige Muskelentspannung zu einer messbaren Linderung führen.

3. Bewegung, die dich spüren lässt: Ausdauer mit Körperkontakt

Ausdauersport kann mehr sein als Kalorienverbrauch oder Pflichtprogramm. Richtig eingesetzt kann er eine Rückverbindung zu unserem Körpergefühl schaffen. Besonders geeignet sind gleichmäßige, rhythmische Sportarten wie lockeres Joggen, Radfahren, Schwimmen oder zügiges Gehen. Bewegungen, die sich wiederholen, ohne zu überfordern. Das Ziel ist nicht Tempo, nicht Leistung, nicht die Uhr. Das Ziel ist Wahrnehmung. Geh oder lauf so, dass du noch gut atmen kannst, dass dein Atem von selbst seinen Rhythmus findet. Spür, wie sich dein Brustkorb hebt und senkt, wie deine Muskeln warm werden, wie dein Körper arbeitet, ohne Alarm zu schlagen. Zwei bis drei Mal pro Woche reichen völlig. Dreißig bis vierzig Minuten sind ideal. Es geht nicht darum, bis zur Erschöpfung zu trainieren, sondern bis zu dem Punkt, an dem der Kopf leiser wird und der Körper deutlicher spürbar.

Ausdauertraining wirkt dann wie ein Verstärker für innere Signale. Du lernst wieder zu unterscheiden zwischen Anspannung und Ermüdung, zwischen angenehmer Belastung und Überforderung. Du merkst, was dein Körper alles leisten kann, und baust nebenbei Stresshormone ab.

ERNÄHRUNG: HUNGER UND SÄTTIGUNG NEU VERSTEHEN

Essen ist heute oft Kopfsache. Apps zählen für uns die Kalorien. Uhren erinnern uns an Trinkpausen. Diäten diktieren, wann und wie viel wir essen »dürfen«.

Doch eigentlich war es nie so gedacht.

Unser Körper besitzt von Natur aus ein feines Regulierungssystem: Er sendet Hunger, wenn Energie fehlt. Er signalisiert Sättigung, wenn genug aufgenommen wurde. Nur haben viele von uns verlernt, diese Sprache zu verstehen. Wie kannst du sie wieder finden?

Statt zu fragen:

- *Wie viele Kalorien hat dieses Essen?*
- *Ist das Low Carb genug?*

dürfen wir wieder lernen, einfach nur zu spüren:

- *Habe ich körperlichen Hunger oder esse ich aus Langeweile, Stress oder Frust?* (Ein echtes Hungergefühl baut sich langsam auf und wird körperlich spürbar – als Ziehen im Magen. Stresshunger kommt plötzlich und richtet sich oft auf bestimmte »schnelle« Lebensmittel mit hohem Zucker- oder Fettanteil.)
- *Wie fühlt sich mein Bauch während des Essens an?* (Leicht? Angenehm gefüllt? Überfordert und schwer?)
- *Was verändert sich, wenn ich langsam esse und bewusst kaue?* (Viele Menschen merken erst dann, dass sie schon satt sind, lange bevor der Teller leer ist.)

Eine kleine Alltagsübung: das 2-Bissen-Ritual

Beim nächsten Essen:

Nimm einen Bissen. Kaue ihn langsam. Leg dann das Besteck für einen Moment ab. Atme durch.

Frage dich nach der Hälfte deiner Mahlzeit: *Bin ich wirklich noch hungrig? Oder esse ich nur noch aus Gewohnheit, oder weil der Teller voll ist?*

Diese kleinen Pausen helfen deinem Körper, sich wieder Gehör zu verschaffen, lange bevor das Gefühl von »zu voll« oder »überfressen« entsteht.

Stell dir vor: Dein Körper ist nicht dein Feind, den du disziplinieren musst. Er ist dein Partner. Er will, dass du dich gut fühlst. Er signalisiert dir, was du brauchst, wenn du wieder zuhörst. Intuitives Essen heißt nicht, hemmungslos jedem Impuls zu folgen und 5 Tafeln Schokolade in sich hineinzustopfen. Es heißt auch nicht, alles durch Regeln und Tabellen zu kontrollieren. Es heißt: wieder lernen, deinem Körper zu vertrauen und nur bei echtem Hungergefühl gesunde Lebensmittel zu sich zu nehmen.

Auf den Punkt gebracht: WARUM LANGSAMES ESSEN WIRKT

Eine Studie der University of Rhode Island zeigte, dass bewusstes, langsames Essen das Körperbewusstsein stärkt. Oft führt es auch dazu, dass Menschen insgesamt weniger Kalorien aufnehmen, weil sie das Sättigungssignal rechtzeitig wahrnehmen. Achtsames Essen verbessert außerdem die Verdauung, reduziert stressbedingtes Überessen und fördert ein gesünderes Verhältnis zum eigenen Körper.

Emotionale Körpersignale erkennen: Gefühle im Körper spüren

Oft glauben wir, Gefühle würden in unserem Kopf entstehen, als Gedanken oder blitzschnelle Empfindungen, denen wir uns bewusst werden. Doch in Wahrheit beginnt alles oft viel früher. Im

Körper. Noch bevor wir bewusst »Ich habe Angst« oder »Ich bin gestresst« denken, hat der Körper oft längst reagiert:

- Der Magen zieht sich zusammen.
- Der Brustkorb wird eng.
- Die Hände werden feucht.
- Der Nacken verspannt sich.

Unser Körper ist das erste Resonanzinstrument für unsere Emotionen. Wenn wir früh wahrnehmen, was unser Körper uns mitteilt, können wir rechtzeitig gegensteuern: Stress abbauen, bevor er chronisch wird. Uns abgrenzen, bevor Überforderung krank macht. Oder auch: Freude bewusster genießen, anstatt sie im Autopilotmodus zu verpassen.

Auf den Punkt gebracht: KÖRPERWAHRNEHMUNG ALS STRESSSCHUTZ

Studien zeigen, dass Menschen, die körperliche Anzeichen von Emotionen frühzeitig erkennen, psychisch stabiler sind und besser mit Stress umgehen können. Die Körperwahrnehmung wirkt dabei wie ein Frühwarnsystem: Wer Anspannung früh bemerkt, kann sich besser schützen. Gleichzeitig wirkt sie wie ein Verstärker für positive Gefühle: Wer Freude im Körper spürt, genießt intensiver.

Miniübung für jeden Tag: der 60-Sekunden-Emotions-Scan

- Suche dir eine ruhige Minute. Das kann morgens im Bett sein, in der U-Bahn oder abends auf dem Sofa.
- Schließe kurz die Augen, wenn du magst.
- Frage dich:

- Wo im Körper spüre ich gerade etwas?
- Ist da ein Druck? Ein Ziehen? Ein Kribbeln? Ein Weiten?
- Kann ich diesem Körpergefühl eine Emotion zuordnen?
- Wenn dieses Gefühl eine Farbe hätte, welche wäre es?
- Wenn es eine Temperatur hätte, wäre es warm oder kalt?

> **WICHTIG:** Du musst nichts »lösen« oder »wegmachen«. Es geht nur darum, hinzuspüren. Wie ein Forscher in deinem eigenen Körper.

Warum diese Übung so kraftvoll ist: Je öfter du diese kleinen Check-ins machst, desto leichter fällt es dir, echte Körpersignale von Kopfkino zu unterscheiden:

- Echte Körpersignale sind oft ruhig, klar und körperlich spürbar.
- Kopfkino produziert Gedankenketten, die sich aufschaukeln (»Was, wenn …?«).

Indem du den Fokus auf das Körperempfinden lenkst, bringst du dich zurück in die Gegenwart. Du unterbrichst die Gedankenspiralen und kommst zurück in den Moment.

Körpersprache bewusster wahrnehmen – in Begegnungen

Achtest du eigentlich im Gespräch genau auf deinen Gesprächspartner?

Noch bevor ein Wort gesagt wird, senden wir Signale. Ein schiefes Lächeln. Ein nervöses Zucken in den Schultern. Ein angespannter Atem. Oft spüren wir instinktiv, ob uns jemand wohlgesonnen ist oder nicht, ohne eine einzige bewusste Analyse. Dieses Spüren basiert auf einer uralten Fähigkeit: der Wahrnehmung nonverbaler Hinweise.

Die Forschung zeigt: Mehr als 70 Prozent der zwischenmenschlichen Kommunikation läuft nonverbal ab. Das bedeutet: Was wir fühlen, denken oder verbergen wollen, spiegelt sich oft schneller und ehrlicher in unserer Körperhaltung, unserer Mimik und unserem Tonfall als in unseren Worten. Wer lernt, diese feinen Zeichen bewusst wahrzunehmen, schult nicht nur seine Menschenkenntnis, sondern auch sein eigenes Bauchgefühl.

Miniübung: bewusstes Wahrnehmen im Gespräch

Wenn du das nächste Mal mit jemandem sprichst, egal, ob beruflich oder privat:

- Beobachte: Wie sitzt oder steht dein Gegenüber? Locker oder steif? Offen oder verschlossen (z. B. verschränkte Arme)?
- Achte auf den Tonfall: Fließt die Stimme weich, oder klingt sie angespannt, abgehackt?
- Achte auf die Mimik: Lächelt der Mensch echt (auch mit den Augen)? Oder ist das Lächeln starr?
- Spüre gleichzeitig in dich selbst hinein: Fühlst du dich entspannt, willkommen, sicher? Oder eher unruhig, skeptisch, abweisend?

Es geht nicht darum, zu bewerten oder vorschnell Schlüsse zu ziehen. Es geht darum, die eigene Wahrnehmung zu schärfen. Feiner zu spüren. Wacher zu werden für Zwischentöne.

Je geübter du im Wahrnehmen bist, desto feiner wird dein inneres Radar: Du merkst schneller, wenn »etwas nicht stimmt«, auch ohne, dass es klar ausgesprochen wird. Du kannst besser einschätzen, welchen Menschen du vertraust und bei wem du vorsichtig sein solltest. Du wirst sensibler für Situationen, die dir guttun, und für solche, die dich Energie kosten.

Warum Bauchgefühl nicht gegen moderne Medizin steht, sondern sie ergänzt

Manchmal entsteht die Sorge: Wenn ich auf mein Bauchgefühl höre, lehne ich dann moderne Diagnostik oder Therapie ab? Die Antwort ist klar: Nein. Intuition und Wissenschaft sind keine Gegensätze. Sie sind Partner.

Ein gutes Bauchgefühl hilft uns, die richtigen Fragen zu stellen. Wissenschaft hilft uns, sie fundiert zu beantworten.

Ein Pulsoximeter misst, wie viel Sauerstoff im Blut ist. Ein MRT zeigt, ob ein Bandscheibenvorfall vorliegt. Aber nur dein Körper sagt dir: *Da stimmt etwas nicht. Hier habe ich Schmerzen.* Oder *es fühlt sich nicht richtig an. Hier brauche ich Hilfe.*

Deshalb geht es nicht darum, Technik abzulehnen. Sondern sie bewusst einzusetzen, als Ergänzung zu dem inneren Wissen, das uns Menschen seit Jahrtausenden begleitet.

Bauchgefühl ist wichtig. Aber nicht unfehlbar. Es wäre schön, wenn wir sagen könnten: »Vertraue immer deinem Gefühl, und alles wird gut.«

Aber das wäre naiv. Denn so fein und wertvoll unser innerer Kompass auch ist: Er ist nicht perfekt. Er kann sich irren. Er kann verstimmt sein, wie ein Instrument, das lange nicht mehr gestimmt wurde.

Manchmal sendet uns der Körper Warnsignale, und wir reagieren zu Recht. Manchmal aber ist es nicht das Bauchgefühl selbst, das spricht, sondern Angst. Oder Wunschdenken. Oder alte Erfahrungen, die mit der aktuellen Situation nichts zu tun haben.

Fehlerquellen – wann das Bauchgefühl trügen kann

1. *Angst kann das Bauchgefühl verzerren.*

   Angst ist ein mächtiger Filter. Wenn du schon einmal eine schlimme Diagnose bei jemandem erlebt hast, spürst du vielleicht bei jedem eigenen Symptom sofort Alarm. Ein kleiner

Husten wird plötzlich zur potenziellen Lungenentzündung. Ein harmloser Kopfschmerz erscheint wie ein drohender Tumor. Das ist verständlich. Aber es ist nicht reines Bauchgefühl, es ist Angst.

2. *Wunschdenken kann Signale übertönen.*
   Auch das Gegenteil kann passieren: Man will nicht wahrhaben, dass etwas ernst ist.
   »Das wird schon wieder.«
   »So schlimm ist das doch nicht.«
   »Ich habe einfach nur zu wenig geschlafen.«
   Man ignoriert das Ziehen in der Brust. Das Taubheitsgefühl im Bein. Die ständige Erschöpfung. Auch das ist kein klares Bauchgefühl, sondern die Schutzstrategie des Verstands, der sich vor unangenehmen Wahrheiten schützen will.
3. *Wie du kritisches Denken und Intuition verbindest*
   Gutes Entscheiden bedeutet nicht: immer alles sofort glauben, was man fühlt. Es bedeutet auch nicht: jedes Gefühl wegzuwischen. Es bedeutet: innezuhalten. Hinzusehen. Nachzufragen.

Bauchgefühl-Check

Wenn du ein starkes Gefühl hast – positiv oder negativ –, frage dich: *Woher könnte dieses Gefühl kommen?* Sind es echte Körpersignale (z. B. Herzklopfen, Unruhe, Engegefühl)? Erfahrungen aus der Vergangenheit? Aktuelle Ängste oder Hoffnungen?

Was sagen die Fakten dazu? Gibt es objektive Anzeichen, die das Gefühl stützen? Gibt es andere Erklärungen?

Ein Beispiel: Eine Frau spürt seit Wochen diffuse Bauchbeschwerden. Ihr Bauchgefühl sagt ihr: *Irgendetwas stimmt nicht.* Ein Ultraschall und Blutwerte zeigen: alles in Ordnung. Die Beschwerden bleiben aber.

Kluge Medizin würde hier nicht einfach sagen: »Die Werte sind gut, also ist alles gut.« Sondern: »Wir respektieren das Gefühl. Wir beobachten weiter. Wir denken gemeinsam nach, ob noch etwas zu beachten ist.«

Gleichzeitig ist es wichtig, nicht in übermäßige Sorge oder Hypochondrie zu verfallen, also nicht zu viel in jeden kleinen Körperreiz hineinzuhören und dadurch Ängste unnötig zu verstärken.

Ich erkläre meinen Patientinnen und Patienten das gern mit einem kleinen Bild: Wenn ich dich jetzt beim Lesen dieses Buches frage, ob du heute (sofern du draußen unterwegs warst) ein rotes Auto gesehen hast, was würdest du antworten? Wahrscheinlich: keine Ahnung. Vielleicht ja, vielleicht nein.

Wenn ich dir aber morgen dieselbe Frage stelle – und du weißt nun, dass du darauf achten sollst –, dann wirst du sehr wahrscheinlich sagen: »Ja, ich habe heute überraschend viele rote Autos gesehen!«

Was ist passiert? Du hast deine Wahrnehmung geschärft. Dinge, die gestern noch im Hintergrundrauschen verschwanden, springen dir heute ins Auge.

Unser Gehirn filtert normalerweise unzählige für uns unbedeutende Sinneseindrücke heraus, damit wir nicht von Reizen überflutet werden. Erst wenn wir etwas gezielt beachten, tritt es in den Vordergrund.

Und genau das passiert auch mit Körpersymptomen: Wenn ich mich zu stark auf meinen Körper fokussiere, nehme ich Dinge intensiver wahr, auch solche, die vorher völlig harmlos oder unauffällig waren.

Diesen Effekt der selektiven Aufmerksamkeit (psychologisch auch Baader-Meinhof-Phänomen) sollte man kennen. Nicht um sich selbst zu misstrauen, sondern um das richtige Maß zu finden.

Ein ausgewogenes, achtsames Wahrnehmen der eigenen Symptome, gepaart mit realistischer Einschätzung und professioneller Begleitung, ist der Schlüssel. Es geht darum, Fakten und Empfindung zusammenzubringen, nicht sie gegeneinander auszuspielen.

ZUSAMMENGEFASST

Manchmal spüren wir sofort: Hier stimmt etwas nicht. Oder: Hier bin ich richtig. Dieses Bauchgefühl begleitet uns seit der Geburt, doch im Lärm des Alltags und im Vertrauen auf Daten und Tracker haben wir oft verlernt, es zu hören. Dabei ist diese innere Stimme keine Esoterik und keine Einbildung. Sie basiert auf dem enterischen Nervensystem, unserem »zweiten Gehirn«, das über den Vagusnerv in ständiger Kommunikation mit unserem Kopf steht.

Es lohnt sich, diesen Kanal wieder zu öffnen. **Dein Bauchgefühl ist ein wertvoller Kompass,** besonders, wenn du lernst, ihn gut einzuordnen. Es ist ein evolutionäres Frühwarnsystem, das oft schneller reagiert als unser bewusster Verstand. Die gute Nachricht ist: **Körperbewusstsein kann trainiert werden.** Durch kleine, achtsame Übungen im Alltag – sei es beim Atmen, beim Essen oder in der Bewegung – können wir die Verbindung zu uns selbst wieder stärken.

Doch Vorsicht: Nicht jedes Grummeln ist eine Vorahnung. Angst oder Wunschdenken können unsere Wahrnehmung verzerren. Deshalb ist ein korrigierender Blick wichtig: **Kritisches Denken hilft,** echte Körpersignale von reiner Panik oder bloßer Hoffnung zu unterscheiden. Dabei müssen wir uns nicht zwischen Technik und Spüren entscheiden: **Intuition und wissenschaftliche Diagnostik**

sind keine Gegner, sie ergänzen sich. Das Bauchgefühl stellt oft die entscheidende Frage, die Wissenschaft liefert die Antwort. Wahre Gesundheitskompetenz bedeutet daher: **Gute Entscheidungen entstehen im Zusammenspiel von Gefühl und Verstand.**

FRAGE DICH SELBST

- Habe ich im Alltag noch Zugang zu meinen Körpersignalen, oder dominieren Leistungsdruck und Tracking-Methoden mein Gesundheitsverhalten?
- Fühle ich, wann etwas wirklich nicht stimmt oder wann ich nur Angst vor einer schlimmen Möglichkeit habe?
- Traue ich meinem ersten Gespür und bin ich gleichzeitig offen, es bei Bedarf kritisch zu überprüfen?

Kapitel 9

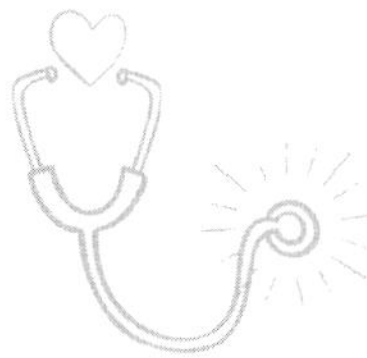

Das Gespräch ist die halbe Miete

Wie Kommunikation heilt und was dabei hilft

»Der alte Arzt spricht Latein.
Der junge Arzt spricht Englisch.
Der gute Arzt spricht die Sprache seines Patienten.«

Ursula Lehr, ehemalige Bundesministerin
für Jugend, Frauen, Familie und Gesundheit
(1930–2022)

Ich erinnere mich an diesen Abend noch, als wäre es gestern gewesen. Es war ein Nachtdienst wie viele andere. Ich arbeitete als junge Ärztin in der Psychiatrie, auf einer geschlossenen Station, auf der Menschen mit den unterschiedlichsten seelischen Krisen vorübergehend Schutz und Unterstützung suchten.

Manchmal begleiteten wir Menschen mit schweren Depressionen. Manchmal junge Erwachsene in ihrer ersten psychotischen Episode, verunsichert, verängstigt oder gereizt. Manchmal Menschen, die durch Sucht, Trauma oder Erschöpfung aus dem Gleichgewicht geraten waren.

Wir alle, Patienten wie Behandelnde, bewegten uns in einem sensiblen Raum zwischen Vertrauen und Angst, zwischen Eigenständigkeit und dem Bedürfnis nach Halt.

An diesem Abend schien zunächst alles ruhig. Kurz vor 23 Uhr ging ich, wie jede Nacht, durch die Stationen, sprach mit den Pflegefachkräften und erkundigte mich, ob es Dinge gab, die ich als zuständige Nachtdienstärztin klären musste. Auf einer mir weniger vertrauten Station wurde mir gesagt, ein junger Patient wolle sich noch in dieser Nacht selbst entlassen. Solche Situationen gehörten zu unserem ärztlichen Alltag. Einschätzen, ob jemand selbstbestimmt und sicher genug war, um die Klinik zu verlassen. Es ging nie darum, jemanden aufzuhalten, sondern darum, gemeinsam verantwortungsvoll zu entscheiden.

Ich bat den Patienten also in mein Arztzimmer. Er war jung, vielleicht Anfang zwanzig, dürr und mit stechenden Augen. Er wirkte ruhig und freundlich im ersten Moment. Ein schmaler, blasser Junge, der ein wenig verloren aussah.

Ich stellte meine üblichen Fragen: Warum möchten Sie heute Nacht gehen? Wie fühlen Sie sich? Gibt es jemanden, der Sie abholen könnte oder bei dem Sie ankommen würden?

Plötzlich, völlig unerwartet, zog er ein Messer aus seiner Hosentasche. Ein kleines Frühstücksmesser, vermutlich vom Abendessen. Sein Blick veränderte sich, seine Stimme wurde laut:

»Wenn Sie mich jetzt nicht sofort gehen lassen, bring ich Sie um!«

Für einen winzigen Moment stockte die Welt. Mein Puls raste. Mein Kopf war leer. Alles in mir schrie nach Schutz, nach Rückzug. Dummerweise saß ich am anderen Ende des Raumes, der Patient zwischen mir und der Tür. Etwas, das wir als Ärzte in der Psychiatrie unbedingt vermeiden sollten. Es gab keine Fluchtmöglichkeit. Irgendetwas in mir, vielleicht Erfahrung, vielleicht Intuition, sagte: *Bleib ruhig.*

Ich hob leicht die Hände. Ich blieb ruhig sitzen. Ich sprach. Mit leiser Stimme sagte ich: »Ich sehe, dass Sie verzweifelt sind. Dass Sie wütend sind. Und ich verstehe, dass das hier für Sie gerade ausweglos wirkt. Aber wissen Sie, das hier macht mir Angst. Können wir darüber reden, was Sie so aufbringt?«

Einen Moment lang war die Luft schwer wie Blei. Der Junge zögerte. Dann, ganz langsam, ließ er das Messer sinken. Es fiel klirrend zu Boden. Er setzte sich. Und begann zu weinen.

Was dann folgte, war eines der ehrlichsten Gespräche, die ich jemals geführt habe. Er erzählte mir von seiner Ohnmacht. Von dem Gefühl, nicht gehört zu werden. Vom ständigen Kreisen in Hilfssystemen, ohne echten Halt. Sein Zorn war kein Angriff auf mich als Person gewesen. Er war der Ausdruck einer tiefen inneren Verzweiflung, die sich endlich einen Weg nach draußen gesucht hatte.

Wir redeten lange. Ich versprach ihm, dass wir eine Lösung finden würden, gemeinsam, mit dem zuständigen Team am nächsten Morgen, das ihn viel besser kannte als ich. Am Ende blieb er die Nacht freiwillig auf der Station. Er schlief, zum ersten Mal seit Tagen – wie die Pflegekräfte mir später erzählten –, ruhig und sicher in seinem Bett.

Was ich aus dieser Nacht mitgenommen habe, ist keine Heldengeschichte. Es ist eine Erinnerung daran, dass Gewalt oft der letzte verzweifelte Versuch ist, gehört zu werden. Und dass echte Kommunikation manchmal stärker ist als jede Drohung, jedes Machtspiel und jede Intervention.

Natürlich: In anderen Situationen, bei schwer enthemmten oder realitätsverkennenden Zuständen von Patienten, ist Selbstschutz für uns als Behandler das Allerwichtigste. Manchmal muss man die Polizei rufen, muss man handeln, um das Leben zu schützen. Auch das habe ich schon erlebt, als ein Patient tief im Wahn mit einer Eisenstange auf unsere Pflegekanzel einschlug und daraufhin die Hundertschaft, eine Spezialeinheit der Polizei, anrücken musste.

Aber manchmal, manchmal reicht auch erst mal ein deeskalierendes Gespräch. Eines, das nicht urteilt. Das vielleicht nicht sofort die Antwort parat hat. Das erst mal zuhört. Auch das habe ich im Klinikalltag gesehen. Sobald die Polizei, die auch manchmal stark aggressive Patienten begleitete, das psychiatrische Krankenhaus verlassen hatte und wir Ärzte ohne weißen Kittel und auf Augenhöhe mit den Betroffenen sprachen, wurde die Atmosphäre spürbar ruhiger. Weniger bedrohlich und *menschlich*.

Denn am Ende wollen wir alle dasselbe: gesehen, verstanden und gehalten werden, gerade dann, wenn wir es am wenigsten zeigen können.

DIE SPRECHPILLE

Wieso gute Kommunikation im Arztalltag eines der wichtigsten Werkzeuge ist, zeigt auch folgende persönliche Erfahrung. Es war ein ganz normaler Vormittag in der neurologischen Praxis. Mein nächster Patient, Herr K., war ein älterer Herr, etwa Mitte sechzig. Der Überweisungsschein lautete: »Schwindel unklarer Ursache, Abklärung erbeten.«

Schwindel. Eines der häufigsten Symptome in meinem ärztlichen Alltag. Es gibt unzählige Gründe dafür: Kreislaufprobleme, Nebenwirkungen von Medikamenten, Herzrhythmusstörungen, neurologische Ursachen und viele weitere. Herr K. setzte sich langsam auf den Stuhl mir gegenüber. Sein Blick wich meinem aus, seine Hände nestelten nervös an seiner Jacke.

Ich begann, wie immer, mit den üblichen Fragen: »Seit wann besteht der Schwindel?« – »Wie lange hält er an?« – »Ist es ein Dreh- oder Schwankschwindel?« – »In welchen Situationen tritt er auf?« – »Gab es Veränderungen in Ihrem Alltag? Neue Medikamente?«

Er antwortete knapp. Technisch korrekt. Aber irgendetwas fehlte.

Also schwieg ich einen Moment. Ließ Raum. Schaute ihn einfach nur an, offen und zugewandt. Und plötzlich, nach vielleicht zwanzig Sekunden Schweigen, brach etwas in Herrn K. auf.

Er begann zu erzählen. Dass seine Frau kürzlich an Krebs gestorben war. Dass er seitdem kaum noch aus dem Haus ging. Dass er nachts oft weinend aufwachte, und dass der Schwindel immer dann besonders schlimm sei, wenn er versuchte, unter Menschen zu gehen. Sein Schwindel war kein medizinisches Rätsel. Es war ein Ausdruck tiefer, unausgesprochener Trauer.

Wir änderten daraufhin unseren Fokus. Körperliche Abklärung ja. Aber keine endlosen Apparateuntersuchungen. Stattdessen gezielte Unterstützung, psychosomatische Beratung, sanfte körperliche Aktivierung und Trauerbegleitung. Was ihm wirklich half, war nicht ein Medikament. Es war jemand, der ihn ernst nahm und endlich zuhörte.

In der modernen Medizin wird oft gehandelt, bevor wirklich verstanden wird. Blut abnehmen. Bildgebung anordnen. Medikamente verschreiben. Natürlich, all das hat seine Berechtigung. Manche Krankheiten dulden keinen Aufschub. Herzinfarkte, Schlaganfälle, Infektionen, die rasch entgleisen können.

Aber: Nicht jeder Mensch, der mit Schmerzen, Schwindel oder Erschöpfung kommt, braucht als Erstes eine Kanüle in den Arm oder eine Überweisung ins MRT. Manchmal wäre das wirksamste »Medikament« etwas ganz anderes: ein Stuhl. Ein Raum. Eine echte Frage. Und jemand, der den Mut hat, die Antwort wirklich zu hören.

Aktives Zuhören bedeutet dabei viel mehr als bloße Stille, während der andere spricht. Es bedeutet:

- *Präsent sein:* nicht mit dem Kopf schon bei der nächsten Patientin oder dem vollen Wartezimmer, sondern genau hier. Genau jetzt.
- *Auf Zwischentöne achten:* Manchmal sagt ein leiser Seufzer mehr als hundert Worte. Manchmal ist es die plötzliche Körperspannung, die echte Angst verrät.
- *Die eigene Agenda hinten anstellen:* Nicht: »Wie kann ich diese Symptome möglichst schnell einer Therapie zuführen?« Sondern: »Was bewegt diesen Menschen gerade wirklich? Und was braucht er, jetzt in diesem Moment?«
- *Schweigen als unterschätzte Kraft wahrnehmen:* In der Medizin, wie im Leben, braucht es manchmal Pausen, damit das Wichtige überhaupt Raum bekommen kann. Eine kurze Stille nach einer schwierigen Frage, ein ruhiger Moment, bevor eine Entscheidung getroffen wird, oder ein Innehalten, wenn Worte schwerfallen, helfen Menschen, sich innerlich zu sortieren und etwas mitzuteilen, das sie andernfalls verschweigen würden.

Viele Symptome, die uns im klinischen Alltag begegnen – diffuse Schmerzen, immer wiederkehrende Infekte, chronische Erschöpfung –, sind eben keine einfachen Fehlfunktionen, die man »reparieren« könnte wie ein defektes Auto. Sie sind oft Botschaften unseres Körpers. Feine, verschlüsselte Hinweise darauf, dass irgendwo etwas aus dem Gleichgewicht geraten ist: körperlich, seelisch oder im sozialen Umfeld.

Wer nur behandelt, ohne zuzuhören, mag die Symptome kurzfristig betäuben. Aber er übersieht manchmal womöglich die eigentliche Ursache und damit die Chance auf echte Heilung.

Ein Beispiel aus der Praxis: Eine Patientin kam wegen immer wiederkehrender Bauchschmerzen zu mir. Über Monate hatte sie schon unzählige Untersuchungen hinter sich. Ultraschall, MRT, Darmspiegelung, Bluttests. Alles ohne auffälligen Befund.

Erst im Gespräch, als Raum war für mehr als nur die nüchterne Aufzählung von Symptomen, kam heraus: Die Bauchschmerzen traten fast immer dann auf, wenn sie ihre schwer kranke Mutter zu Hause pflegte und sich völlig überfordert fühlte. Die Schmerzen waren real. Aber sie waren nicht nur ein medizinisches Problem, sondern ein körperlicher Ausdruck von emotionaler Überforderung. Ohne dieses Gespräch wäre sie vielleicht noch lange durch die Mühlen weiterer Diagnostik geschickt worden. Mit dem Gefühl: *Niemand versteht mich.*

Auf den Punkt gebracht:
DIE 18-SEKUNDEN-REGEL:
WARUM ZUHÖREN MEDIZIN IST

Bereits in den 1980er-Jahren zeigte eine berühmte Studie: Ärzte unterbrechen ihre Patienten im Schnitt nach nur 18 Sekunden. Neuere Untersuchungen bestätigen dieses Muster oft mit noch kürzeren Zeiten (teils 6,5 Sekunden). Dabei zeigen Studien: Wenn Patienten ausreden dürfen, dauert ihre Schilderung im Schnitt nur zwei Minuten – liefert aber oft die entscheidenden Hinweise.

Der Effekt: Aktives Zuhören führt nachweislich zu weniger unnötiger Diagnostik, geringerer Medikamentenverordnung und selteneren Komplikationen. Kommunikation spart also nicht nur Leid, sondern auch Ressourcen.

Die goldene Minute

Eine der wichtigsten Lektionen, die ich selbst während meiner medizinischen Ausbildung gelernt habe, lautet: »Lass einen Patienten zu Beginn mindestens eine Minute lang reden, ohne ihn zu unterbrechen.« Eine Minute kann unglaublich lang erscheinen, wenn man sie wirklich aushält. Manchmal fühlt es sich an, als zöge die Zeit sich endlos. Doch genau in dieser ersten Minute passiert etwas Kostbares. Viele Patientinnen und Patienten erzählen dann nicht die vorformulierten Phrasen, nicht das, was sie glauben, sagen »zu müssen«, sondern das, was wirklich auf ihrem Herzen liegt.

Interessanterweise zeigen Studien auch: Wenn Ärzte zu Beginn einer Konsultation nicht unterbrechen, dauert die Zeit, in der ein Patient frei erzählt, was ihn beschäftigt, im Mittel weniger als zwei Minuten. Und in dieser kurzen Zeit liefern Betroffene häufig bereits die entscheidenden Informationen für die Diagnosefindung. Viel weniger Zeit, als wir vielleicht befürchten, aber genug, um das Wesentliche zu erfahren.

Auf den Punkt gebracht: Die Kunst des Fragens

Die Qualität der Antworten hängt oft davon ab, wie gefragt wird:

* Offene Fragen (»Was führt Sie zu mir?«, »Wie haben Sie sich gefühlt?«) laden zum Erzählen ein und liefern ein breites Bild der Situation. Sie sind der Schlüssel, um die Geschichte hinter den Symptomen zu verstehen.
* Geschlossene Fragen (»Haben Sie Fieber?«, »Ist der Schmerz stechend?«) zielen auf Ja/Nein-Antworten oder Fakten. Sie sind wichtig, um Details zu klären, können aber das Gespräch verengen, wenn sie zu früh eingesetzt werden.

Ein ausgewogener Einsatz ist entscheidend: Ein gutes Gespräch beginnt meist offen, um Raum zu geben, und nutzt später geschlossene Fragen, um spezifische Details zu erfassen.

Wie du als Patient selbst zur Gesprächsqualität beitragen kannst

Gute Gespräche in der Medizin sind keine Einbahnstraße. Sie entstehen, wenn beide Seiten – Arzt oder Ärztin und Patientin oder Patient – sich wirklich begegnen. Und das bedeutet: Auch du kannst aktiv dazu beitragen, dass deine Behandler dich besser verstehen und dir wirklich zuhören. Manchmal entscheiden ein einziges Wort, ein kleiner Zusatz, ein spontan geäußerter Gedanke darüber, wie klar ein Arzt die Geschichte hinter deinen Beschwerden erkennt.

Checkliste:
SO HILFST DU DEINEM ARZT, DICH ZU VERSTEHEN

- ☐ *Offen erzählen:* Beschreibe deine Symptome wie einem guten Freund, nicht wie eine Checkliste. Je lebendiger das Bild, desto eher erkennt der Arzt Muster.
- ☐ *Beobachtungen schildern:* Wann treten Beschwerden auf? Was macht sie besser oder schlechter? Fällt dir selbst ein Zusammenhang auf (z. B. nach dem Essen)?
- ☐ *Wichtiges benennen:* Habe keine Scheu, über Ängste oder Einschränkungen im Alltag zu sprechen. Ein Arzt ordnet Symptome anders ein, wenn er weiß, wie sehr sie dich belasten (z. B. »Ich traue mich kaum noch aus dem Haus«).
- ☐ *Keine Selbstzensur:* Auch vermeintlich »Unwichtiges« (z. B. ein nächtlicher Husten oder Gewichtsverlust) kann der entscheidende Hinweis sein.
- ☐ *Vertrauen aufbauen:* Zeige, dass dir die Zusammenarbeit wichtig ist – etwa durch Pünktlichkeit, gute Vorbereitung und Offenheit.

DAS BESTE TEAM

Eines meiner ersten Medizinpraktika führte mich auf eine chirurgische Station. Morgens um halb acht standen wir Studierenden mit müden Gesichtern bei der Visite, und es fiel uns schwer, ein Gähnen zu unterdrücken. Der Oberarzt blieb vor dem Bett eines jungen Mannes stehen, der über starke Bauchschmerzen klagte. Er sah einmal kurz in die Akte, klopfte dem Patienten auf den Bauch und sagte dann mit fester Stimme: »Das wird ein Blinddarm. Heute Nachmittag operieren wir. Keine Diskussion.«

Keine Diskussion. Das war der Satz, der mir im Kopf blieb.

Der Patient nickte nur stumm. Vielleicht hatte er verstanden, was das bedeutete. Vielleicht aber auch nicht. Damals dachte ich noch: So läuft Medizin eben. Heute weiß ich: So sollte Medizin *nicht* laufen.

Lange Zeit galt in der Medizin das Modell des »paternalistischen Arztes«. Der Arzt entscheidet, der Patient gehorcht. Gut gemeint, oft durchaus im Interesse des Patienten, aber dennoch eine einseitige Beziehung. Eine Beziehung, in der der Mensch, der betroffen ist, erstaunlich wenig zu sagen hatte.

Doch die Zeiten haben sich geändert, zum Glück! Patienten sind informierter. Sie haben Zugang zu Wissen, stellen Fragen, bringen eigene Vorstellungen mit. Und mehr noch: Patienten *haben das Recht,* an Entscheidungen beteiligt zu werden. Nicht weil Ärzte weniger wissen würden. Sondern weil es in vielen Situationen nicht *die eine richtige* Entscheidung gibt, sondern mehrere Wege, die gleichwertig sein können. Und dann kommt es nicht nur auf medizinische Fakten an. Sondern auch auf das, was ein Mensch fühlt, fürchtet und hofft.

Wir nennen es heute ganz modern *Shared Decision Making* – gemeinsam Entscheidungen treffen. Ein Team aus Arzt und Patient. Das klingt einfach. Fast selbstverständlich. Und doch ist es ein tiefer Paradigmenwechsel.

AUF DEN PUNKT GEBRACHT:
WAS SHARED DECISION MAKING BEDEUTET

Es ist ein Abschied vom »Gott in Weiß«, der allein entscheidet. Shared Decision Making bedeutet Partnerschaft auf Augenhöhe:

* Der Arzt ist Experte für die Medizin (Diagnosen, Optionen, Risiken).
* Der Patient ist Experte für sein Leben (Werte, Ziele, Alltag).

Erst wenn beides zusammenkommt, entsteht eine Entscheidung, die medizinisch sinnvoll ist und menschlich passt. Der Patient wird vom Objekt der Entscheidung zum aktiven Mitgestalter.

Manche Entscheidungen in der Medizin sind klar. Wenn ein Patient eine diagnostizierte akute Blinddarmentzündung mit drohendem Durchbruch hat, dann wird eine Operation empfohlen, und die meisten Menschen stimmen zu. Aber viele Entscheidungen sind *nicht* so eindeutig.

Beispiel 1: Operation ja oder nein

Eine Patientin klagt über Schmerzen im Kniegelenk. Die Röntgenaufnahme zeigt eine mittelgradige Arthrose. Schnell ist die Rede von einer Knieprothese, einem Eingriff, der große Verbesserungen bringen kann. Aber: nur wenn wirklich alle anderen Optionen zuvor ausgeschöpft wurden.

Viel zu häufig wird heute operiert, ohne dass Patienten je eine gezielte konservative Therapie durchlaufen haben:

- Krafttraining, um die Muskulatur um das Gelenk zu stabilisieren
- Entzündungshemmende Injektionen
- Ernährungstherapie zur Reduktion von Gelenkbelastung

Eine Operation ist kein Allheilmittel. Sie birgt Risiken: Infektionen, Thrombosen oder Prothesenlockerungen, die Revisionsoperationen nach sich ziehen können. Eine OP allein aufgrund eines radiologischen Befunds sollte nie die Regel sein, sondern immer der letzte Schritt nach umfassender konservativer Behandlung.

Hier braucht es Shared Decision Making:

- Wie stark sind die Schmerzen im Alltag wirklich?
- Welche Erwartungen hat die Patientin?
- Welche Risiken ist sie bereit einzugehen?

Es geht nicht darum, einen Eingriff schlechtzureden, sondern darum, gemeinsam ehrlich abzuwägen, welcher Weg am besten passt.

Beispiel 2: Chemotherapie oder abwartendes Beobachten

Bei bestimmten Tumorerkrankungen im Frühstadium kann nach der Operation des Tumors eine adjuvante Chemotherapie empfohlen werden, also eine vorbeugende Behandlung, um das Risiko eines Rückfalls zu senken. Je nach Tumorart, molekularen Merkmalen und individuellem Rückfallrisiko ist in manchen Fällen aber auch ein abwartendes Vorgehen möglich. Beides kann medizinisch vertretbar sein. Und plötzlich geht es nicht mehr nur um Überlebensstatistiken. Sondern um ganz persönliche Fragen wie:

- Wie belastend werden mögliche Nebenwirkungen empfunden?
- Was bedeutet Lebensqualität für den einzelnen Menschen?
- Welche Rolle spielt Angst und welche Hoffnung?

In solchen Situationen gibt es selten ein klares Richtig oder Falsch. Kein Arzt kann hier einfach eine Entscheidung vorgeben. Was es braucht, sind Gespräche. Zuhören und Verstehen auf beiden Seiten. Ein echtes Team aus Arzt und Patient, das gemeinsam abwägt, welcher Weg individuell richtig ist, nicht für einen Durchschnittsmenschen, sondern für *diesen* einen Menschen.

Das Recht auf Information – und das Recht auf Nichtwissen

Ein zentraler Bestandteil von *Shared Decision Making* ist Information. Patienten haben ein Recht darauf zu wissen, was genau ihre Diagnose bedeutet, welche Behandlungsoptionen es gibt und welche Chancen und Risiken mit jeder Option verbunden sind. Ohne diese Informationen kann keine echte Mitentscheidung stattfinden.

Doch gleichzeitig gilt: Manche Menschen wollen gar nicht *alles* wissen. Manche sagen bewusst: »Erzählen Sie mir nicht alle Details. Ich möchte mich nicht quälen mit Zahlen und Wahrscheinlichkeiten. Ich möchte, dass Sie mir sagen, was Sie für richtig halten.«

Das Recht auf umfassende Information bedeutet auch das Recht auf *deliberate ignorance,* also den bewussten Verzicht auf Information. Nicht jeder Mensch will mit Wahrscheinlichkeiten, Prozentangaben und Risikoabwägungen konfrontiert werden, wenn er noch dabei ist, überhaupt seine Angst zu sortieren.

Ein Beispiel dafür ist die Geschichte von Frau J., einer 54-jährigen Bibliothekarin. Seit Monaten war sie heiser und verschluckte sich immer wieder, vor allem beim Trinken. Ihr Hausarzt nahm die Beschwerden ernst und schlug eine Ultraschalluntersuchung der Schilddrüse vor. Nichts Dramatisches, eher ein vorsorglicher Blick, um sicherzugehen.

Für Frau J. klang das jedoch nicht nach Vorsorge, sondern nach *Bedrohung*. Sie hatte bereits viel über die Schilddrüse gelesen. Über Knoten, über Krebs, über Operationen, über Folgen, die man nicht mehr rückgängig machen kann. Die Informationen waren da, aber sie kamen ungefiltert, ohne Einordnung. Was hängen blieb, war nicht: *Wir schauen nach,* sondern: *Es könnte etwas Schlimmes sein*.

Die Angst setzte sich fest. So sehr, dass Frau J. den Ultraschall nicht machen ließ. Sie vereinbarte keinen Folgetermin. Sie sagte sich, sie habe gerade keine Zeit, die Beschwerden seien ja nicht ständig da. Vor allem aber wollte sie die mögliche Antwort nicht hören. Solange keine Untersuchung gemacht wurde, gab es auch keine Diagnose. Und solange es keine Diagnose gab, konnte sie hoffen, dass alles harmlos sei.

Monate vergingen. Die Heiserkeit blieb, das Verschlucken wurde häufiger. Erst als die Symptome nicht mehr zu ignorieren waren, suchte sie erneut Hilfe und ließ die Untersuchung schließlich doch durchführen. Die Diagnose kam spät: bösartiger Schilddrüsenkrebs, Stadium III.

Später sagte Frau J.: »Ich hätte es früher wissen können. Aber ich wollte es nicht wissen.« Nach einer Pause fügte sie hinzu: »Ich hatte solche Angst. Und niemand hat mir gesagt, dass die meisten dieser Knoten harmlos sind.«

Was zeigt diese Geschichte?

Nicht Wissen an sich entscheidet. Sondern *wie* Wissen vermittelt wird. Patienten sind keine Kopien voneinander. Und sie wollen auch nicht alle auf die gleiche Weise informiert und begleitet werden. Manche möchten alles wissen: jede Zahl, jede Wahrscheinlichkeit, jedes noch so kleine Risiko. Andere sehnen sich eher nach einer klaren Empfehlung, nach Orientierung, nicht nach einer Flut an Optionen.

Den Patienten dort abholen, wo er steht

Shared Decision Making bedeutet deshalb nicht, jeden Patienten mit demselben Maßband zu messen. Sondern zu erkennen: Menschen ticken unterschiedlich. Und gute Medizin heißt, darauf einzugehen.

Aus der psychologischen Forschung wissen wir: Es gibt analytische Menschen, die Zahlen, Statistiken und klare Nutzen-Risiko-Abwägungen brauchen, um eine Entscheidung treffen zu können. Andere orientieren sich stärker an ihrem Bauchgefühl. Für sie zählen Vertrauen zum Behandler und eine persönliche Beziehung, kein »kaltes Protokoll«. Skeptische Menschen hingegen stellen vieles infrage. Sie wünschen sich Diskussionen auf Augenhöhe, wissenschaftliche Belege und keine bloßen Anweisungen oder Meinungen des Arztes. Und dann gibt es strukturorientierte Persönlichkeiten, die klare Handlungsempfehlungen erwarten, ohne zu viele offene Optionen, die sie verunsichern könnten.

Wahrheit muss dosiert werden – je nach Persönlichkeit des Patienten. Denn sonst könnte Folgendes passieren:

- Zu wenig Information? Der Patient ignoriert die Gefahr.
- Zu viel Information? Der Patient erstarrt in Angst.
- Falsch kommuniziert? Der Patient läuft weg.

Die Wahrheit allein heilt nicht. Die richtige Dosis macht die Medizin. *Shared Decision Making heißt* deshalb auch: den Patienten dort abholen, wo er steht. Verstehen, wie viel er wissen will und wie viel er tragen kann. Und Information nicht als bloßes Abarbeiten von Aufklärungspflichten zu sehen, sondern als echten Dialog.

Wenn wir als Ärzte nicht nur Diagnosen stellen, sondern verstehen, wie unser Gegenüber gestrickt ist, können wir Patienten viel besser begleiten. Dann geht es nicht nur um *das richtige Wissen,* sondern auch um *die richtige Art, Wissen zu vermitteln.*

Denn am Ende geht es immer darum, dass der Patient sich in seiner Entscheidung sicher fühlt und nicht allein bleibt. Doch so schön die Idee auch klingt: *Shared Decision Making* scheitert in der Praxis oft an ganz alltäglichen Hindernissen.

- *Zeitdruck:* Gute Gespräche brauchen Zeit. Und Zeit ist oft Mangelware.

- *Komplexität:* Medizinische Sachverhalte sind manchmal schwer in wenigen Minuten zu erklären.
- *Unsicherheit:* Manche Ärzte fürchten, Verantwortung abzugeben oder Fehler zu machen, wenn sie Entscheidungen teilen.
- *Fehleinschätzungen:* Manche Ärzte glauben, Patienten wollten keine Beteiligung, obwohl das Gegenteil der Fall ist.

Und umgekehrt erleben Patienten manchmal: Sie werden mit Informationen überflutet, ohne echte Orientierung zu bekommen. Oder sie erhalten so wenig Information, dass sie keine echte Wahl treffen können. Oder sie spüren subtil: Hier ist meine Meinung eigentlich gar nicht gefragt.

Aktiv entscheiden – so geht's

Auch wir als Patienten können viel dafür tun, dass *Shared Decision Making* gelingt:

- *Frage freundlich und gezielt nach:* »Welche Optionen habe ich?«, »Was spricht für, was gegen die einzelnen Möglichkeiten?« und »Was bedeutet diese Entscheidung für mein Leben, nicht nur für meinen Körper?«
- *Formuliere deine Werte:* Sag offen, was dich bewegt, z. B.: »Mir ist wichtig, möglichst aktiv und unabhängig zu bleiben« oder »Ich habe große Angst vor Nebenwirkungen.«
- *Sei ehrlich über dein Informationsbedürfnis:* Willst du alle Details (»Ich möchte möglichst alles wissen«), oder reicht dir die grobe Richtung (»Bitte erzählen Sie mir nur das Wichtigste, ich vertraue auf Ihre Empfehlung«)?
- *Nimm dir Zeit:* Trau dich zu fragen: »Können wir einen Folgetermin machen, damit ich darüber nachdenken kann?«
- Und im Zweifel: Scheue dich nicht vor einer zweiten Meinung. Es ist kein Misstrauen, es ist kluge Vorsicht, wenn man sich mehrere Perspektiven einholt.

Der Gewinn von Shared Decision Making

Shared Decision Making kostet vielleicht auf den ersten Blick Zeit. Aber auf lange Sicht spart es viel mehr.

- *Mehr Vertrauen:* Patienten fühlen sich ernst genommen und bleiben eher bei der Therapie.
- *Mehr Klarheit:* weniger Missverständnisse, weniger Fehlentscheidungen.
- *Mehr Zufriedenheit:* Patienten und Ärzte erleben weniger Frustration und mehr erfüllte Arzt-Patienten-Beziehungen.
- *Mehr Effizienz:* Wer von Anfang an gut aufgeklärt ist, stellt weniger Wiederholungsfragen und benötigt weniger unnötige Untersuchungen.
- *Mehr Menschlichkeit:* Medizin wird wieder das, was sie im Kern sein sollte: eine Begleitung auf Augenhöhe.

Wer sich beteiligt fühlt, trägt die Entscheidung besser mit. Wer versteht, was und warum etwas geschieht, entwickelt weniger Angst und mehr Zuversicht. *Shared Decision Making* ist deshalb nicht einfach nur ein Konzept. Es ist eine Haltung. Eine Einladung an Arzt und Patient, nicht auf verschiedenen Seiten zu stehen, sondern im gleichen Team zu spielen.

KOMMUNIKATION IST KUNST

Manchmal können Worte zerstören. Manchmal genügt ein einziger Satz, um eine Welt zum Einsturz zu bringen. Dessen müssen wir uns als medizinische Begleiter bewusst sein.

Ich denke oft an eine gute Freundin von mir, eine leidenschaftliche Jazztänzerin, die diese Erfahrung auf brutalste Weise machen musste. Sie hatte eines Tages einen schweren Verkehrsunfall. Dieser führe zu einem Schädel-Hirn-Trauma, einem regelrecht zerschmetterten Knie- und Sprunggelenk sowie diversen Brüchen in Armen, Schlüsselbein und Brustbein. Ihr Körper, einst voller Kraft und Rhythmus, lag nun zerbrochen in einem Krankenhausbett.

Und dann kam jener Morgen, der ihre Welt nach dem Unfall auf den Kopf stellte. Es war Visite. Der Chefarzt trat mit einer kleinen Gefolgschaft aus neun Mitarbeitern in ihr Zimmer. Ohne sie anzusehen, begann der vorstellende Assistenzarzt zu sprechen: »Das ist Frau N., das Polytrauma von letzter Woche.« Und dann listete er, scheinbar emotionslos, alle ihre Verletzungen auf, in Fachbegriffen, als ginge es um einen Fallbericht. Zum Schluss kam der Satz, der mehr zerstörte als jede ihrer gebrochenen Knochen: »Prognose: Die Patientin wird ihr Leben lang auf Krücken angewiesen sein.«

Gesagt, und schon rauschte die Gruppe weiter, ohne ein weiteres Wort, ohne ein Innehalten, ohne ein Gespräch. Meine Freundin blieb allein zurück. Schockstarr, unfähig, etwas zu erwidern. Die Tränen kamen erst, als der Lärm der Schritte verklungen war. Nie wieder normal laufen. Nie wieder tanzen. Ein einziger Satz hatte all ihre Träume, ihre Hoffnung und ihr Selbstbild in einem Moment zerrissen.

Worte haben Macht. Besonders im medizinischen Bereich. Und oft unterschätzen wir diese Macht.

Man sollte niemals leichtfertig mit absoluten Urteilen wie »immer« oder »nie« umgehen. Nicht umsonst gelten solche Worte in medizinischen Prüfungen fast immer als Hinweis auf eine falsche Antwort, weil das Leben komplexer ist, als es schwarz-weiße Aussagen erlauben.

Zum Glück weckte dieser Satz, nach dem ersten Schock, den Kampfgeist meiner Freundin. Nach fünf Operationen, zahllosen Wochen in der Reha und endlosen Lauftrainings, bei denen sie oft vor Schmerzen die Zähne zusammenbeißen musste, steht sie heute wieder auf eigenen Beinen. Sie läuft ohne Krücken. Und sie tanzt. Vielleicht nicht so wie früher, aber doch mit einer Kraft und einer Anmut, die mehr erzählt als jede medizinische Prognose.

Doch nicht jeder Mensch findet diesen Mut. Nicht jeder Schock entfesselt Kampfgeist. Manche zerbrechen einfach. Darum müssen wir in der Medizin sehr genau überlegen, welche Worte wir wählen. Ein einziger Satz kann Hoffnung zerstören. Oder sie bewahren. Ein einziger Satz kann einen Menschen lähmen. Oder ihm den Mut geben, den er braucht, um weiter zu kämpfen. Selbst bei Diagnosen, die scheinbar ausweglos erscheinen. Kommunikation ist kein Nebenschauplatz der Medizin. Sie ist Teil der Behandlung.

Die Balance finden – Hoffnung geben, aber auch ehrlich sein

Ehrlichkeit ist ein hohes Gut. Gerade in der Medizin. Denn Vertrauen entsteht nicht durch beschönigte Halbwahrheiten, sondern durch Authentizität. Doch genauso wichtig wie Ehrlichkeit sind Feingefühl und Optimismus. Es geht nicht darum, immer alles und sofort auszusprechen, was wahr ist. Es geht darum, die Wahrheit so zu vermitteln, dass sie trägt und nicht zerdrückt. Ehrlichkeit bedeutet nicht, brutal zu sein. Und Hoffnung bedeutet nicht, falsche Versprechen zu machen.

Die wahre Kunst der medizinischen Kommunikation besteht darin, das Unausweichliche nicht zu verschweigen, aber trotzdem die Ressourcen und die Hoffnung des Patienten zu stärken.

Ein Beispiel: Statt dass dein Arzt sagt: »Sie haben keine Chance«, wäre es besser zu sagen: »Die Situation ist ernst. Aber wir werden alles tun, um Ihre Zeit so gut und so lebenswert wie möglich zu gestalten.«

Es gibt Situationen, in denen es richtig und wichtig ist, die ganze Wahrheit zu sagen, so schonend wie möglich, aber ohne Täuschung. Und es gibt Situationen, in denen der volle Umfang der Wahrheit mehr Schaden als Heilung anrichten würde.

Ein Beispiel dafür ist die Geschichte der Großmutter eines guten Bekannten. Sie war eine 98-jährige Frau, in ihrem hohen Alter noch sehr lebensfroh und liebevoll. Eines Tages fiel der Familie eine kleine Wölbung an ihrem Oberbauch auf. Die Diagnose war schnell und eindeutig: ein bösartiger Tumor, mit Metastasen im ganzen Körper. Der Hausarzt beriet sich behutsam mit den Angehörigen, die für sie entscheiden durften.

Was tun?

Natürlich hätte man ihr die Diagnose mitteilen können:

»Sie haben Krebs.«

»Sie werden daran sterben.«

Aber was hätte diese Information ihr gebracht? Mit 98 Jahren, nach einem erfüllten Leben voller Kinder und Enkelkinder, in einer Phase, in der der Krebs nur langsam voranschritt und kaum Symptome machte?

Was hätte die Wahrheit bewirkt, außer Angst, Verzweiflung und einen Verlust der letzten Monate inneren Friedens?

Die Familie traf eine bewusste Entscheidung. Sie ließen die Großmutter in dem Glauben, sie sei einfach schwächer geworden, dass der Körper sich nach einem langen Leben zur Ruhe lege. Keine belastenden Therapien. Keine Schreckensnachrichten. Sechs Monate später schlief sie friedlich ein, ohne Qualen, ohne Angst.

War das Unehrlichkeit? Vielleicht. Aber es war auch eine Form von Schutz. Eine Entscheidung aus Liebe und Respekt. Und diese Entscheidung ist nicht nur emotional nachvollziehbar, sie wird auch von wissenschaftlichen Erkenntnissen gestützt.

So zeigte eine Studie, veröffentlicht in der Fachzeitschrift *Psycho-Oncology,* dass Krebspatienten, die offen darüber informiert wurden, dass ihre Erkrankung nicht mehr heilbar ist, im Durchschnitt eine kürzere Überlebenszeit aufwiesen als jene, denen keine eindeutige Einschätzung ihrer schlechten Prognose mitgeteilt worden war. Viele berichteten von Hoffnungslosigkeit oder innerem Rückzug. Die Studienautoren vermuten, dass das Wissen um die eigene Endlichkeit psychische und biologische Prozesse anstoßen kann, die den Krankheitsverlauf beeinflussen, zum Guten oder zum Schlechten.

Nicht jede Wahrheit muss immer und überall ausgesprochen werden. Manchmal bedeutet Ehrlichkeit nicht, alles zu sagen. Sondern das Richtige, im richtigen Moment, auf die richtige Weise.

Die Balance zwischen Hoffnung und Wahrheit zu finden ist keine Schwäche. Es ist eine Kunst. Ein Arzt, der diese Kunst beherrscht, kann einen Weg aufzeigen, der ehrlich ist, aber nicht entmutigt. Der die Realität anerkennt, aber nicht die Seele zerreißt. Manchmal ist Hoffnung nicht das Versprechen auf Heilung. Sondern das Versprechen, dass Würde, Sinn und Beziehung bis zum Ende bestehen bleiben dürfen.

Wie mächtig dieses Verständnis ist, hat mir einmal ein Professor an der Universität in seiner Vorlesung erzählt. Ein schwer herzkranker Mann lag auf seiner Station. Er hatte bereits Wasser in den Beinen, Flüssigkeit in der Lunge und kaum Luft zum Atmen. Medizinisch gesehen war die Lage sehr ernst, die Prognose denkbar schlecht.

Bei der morgendlichen Visite beugte sich der Professor über das Bett, horchte mit dem Stethoskop auf das Herz des Patienten und sagte zu den Studierenden: »Hören Sie mal, da ist jetzt ein dritter Herzton zu hören. Es klingt ungefähr so: LUB-DUB-BUM.«

Ein dritter Herzton ist in der Regel kein gutes Zeichen. Er weist auf eine fortgeschrittene Herzschwäche hin, darauf, dass das Herz überlastet ist und die Pumpleistung nicht mehr ausreicht. Für den Patienten aber bedeutete er etwas ganz anderes.

Der Mann lag daneben, hörte zu und verstand: *Mein Herz*

klingt anders. Es schlägt jetzt dreimal. Das muss ein gutes Zeichen sein. Mehr Kraft. Mehr Leben.

Seit diesem Tag ging es ihm spürbar besser. Er kämpfte sich zurück, Stück für Stück. Und obwohl ihn niemand auf der Station mehr auf der Entlassliste gesehen hatte, verließ er wenige Wochen später die Klinik. Er lebte noch fünf Jahre.

Natürlich war der dritte Herzton medizinisch kein Wendepunkt. Aber die Hoffnung war es. Die innere Gewissheit, dass noch etwas geht.

Gute Gespräche in schwierigen Situationen

Manchmal ist es leicht, medizinische Botschaften zu überbringen: »Ihr Blutdruck ist wieder normal.« »Der Knochen ist gut verheilt.« Solche Sätze schenken Erleichterung, Hoffnung, Freude.

Aber nicht alle Gespräche sind so. Es gibt jene anderen Gespräche, die, in denen sich die Luft im Raum blitzschnell verändert. Die Gespräche, in denen ein Leben in ein Davor und Danach zerfällt: Wie sagt man jemandem, dass eine Krankheit nicht heilbar ist? Wie teilt man mit, dass eine Therapie nicht angeschlagen hat? Wie erklärt man, dass man selbst als Arzt nicht alle Antworten hat?

Gerade in diesen Momenten entscheidet sich, wie menschlich Medizin wirklich ist. Vier Prinzipien können helfen, schwierige Gespräche gut zu führen.

Gute Gespräche in schwierigen Situationen folgen keinem starren Drehbuch. Sie erfordern Mut, Präsenz und Empathie. Sie fordern von Ärzten nicht nur Professionalität, sondern Menschlichkeit. Man kann nicht alles »gut machen«, wenn man schlechte Nachrichten überbringt. Aber man kann gut da sein. Und oft ist das schon das Wichtigste.

Auf den Punkt gebracht:
MERKMALE GUTER KOMMUNIKATION IN KRISEN

Woran erkennst du, dass ein schwieriges Gespräch gut geführt wird?

1. Vorbereitung: Es findet nicht zwischen Tür und Angel statt, sondern in einem ruhigen Raum mit echter Zeit für dich.
2. Klarheit: Diagnosen werden ehrlich benannt, ohne Fachchinesisch, aber in einer Sprache, die die Würde wahrt.
3. Stille: Pausen werden zugelassen. Ein Moment des Schweigens gibt Raum zum Atmen und Begreifen.
4. Emotionen: Tränen oder Wut werden nicht als Störung empfunden und »weggetröstet«, sondern ausgehalten. Oft hilft schon der Satz: »Ich bin hier.«

Nonverbale Kommunikation – kleine Gesten, große Wirkung

Nicht immer sind es die großen Worte, die helfen. Oft sind es die kleinen Gesten. Ein still gereichtes Taschentuch. Ein kurzer Blickkontakt, der sagt: »Ich sehe Sie.« Eine Hand auf der Schulter, im richtigen Moment, ohne aufdringlich zu sein.

Nonverbale Kommunikation ist ein zentrales Element gerade in der Medizin, wo so vieles rational, technisch und strukturiert erscheint. Hier sind diese kleinen Zeichen der Menschlichkeit oft das, was am stärksten wirkt und Betroffenen nach einem schwierigen Gespräch im Gedächtnis bleibt. Manchmal erlebt man es in Momenten, die äußerlich unscheinbar sind: ein Arzt, der sich zum Patienten ans Bett setzt, anstatt stehend über ihn zu sprechen. Eine Pflegekraft, die eine Decke zurechtrückt, ohne dass sie darum gebeten wurde. Ein kurzer Druck der Hand, wenn Worte fehlen.

Diese Gesten sagen: »Du bist nicht nur ein Fall. Du bist ein Mensch.«

In belastenden Situationen schaltet der Verstand oft auf Notbetrieb. Patienten erinnern sich manchmal nicht an die genauen Worte, die gesagt wurden. Aber sie erinnern sich daran, wie es gesagt wurde. An den Tonfall. An die Haltung. An das Gefühl, gehalten oder verlassen worden zu sein.

Nonverbale Kommunikation wirkt unbewusst und gerade deshalb so kraftvoll. Sie transportiert nicht nur Informationen, sondern vor allem Gefühle von Wertschätzung, Respekt, Mitgefühl und Sicherheit.

Natürlich geht es nicht darum, mechanisch Gesten »abzuspulen«. Ein gut gemeinter Händedruck im falschen Moment kann genauso deplatziert wirken wie kalte Distanz in einer Situation voller Schmerz. Es braucht Feingefühl: Wann braucht ein Mensch Nähe und wann Raum? Wann tröstet eine Berührung, und wann wäre sie zu viel?

Diese Sensibilität wächst mit Erfahrung und mit echter innerer Achtsamkeit. Wer wirklich da ist, spürt oft intuitiv, was der andere gerade braucht. Manchmal reicht schon ein leises Angebot: »Möchten Sie, dass ich noch einen Moment bleibe?«

Was wir ändern müssen – Kommunikation als Therapie

Mit Mitte zwanzig packte ich meinen Koffer und ließ das Gewohnte hinter mir. Für einen Abschnitt meines Praktischen Jahres, dem letzten großen Teil des Medizinstudiums, zog ich nach Wales in Großbritannien. Ich wollte mehr sehen als deutsche Lehrbücher und Klinikflure. Ich wollte verstehen, wie Medizin anders gedacht werden kann, und hineinschnuppern in eine andere Kultur.

Schon bei meiner Ankunft in Cardiff, der Hauptstadt von Wales, spürte ich: Hier ticken die Uhren anders. Das *National Health Service* (NHS)-System wirkte auf den ersten Blick chaotischer als das, was ich kannte. Überfüllte Wartezimmer, knappe Ressourcen, lange Wartelisten auf Operationen. Aber unter der Oberfläche entdeckte ich etwas, das mich tief beeindruckte.

In Großbritannien gibt es keine strikte Trennung zwischen gesetzlicher und privater Krankenversicherung. Alle zahlen über ihre Steuern ein und erhalten medizinische Versorgung, unabhängig von Status oder Einkommen. Natürlich hat auch dieses System seine Schwächen. Doch zwischen all den strukturellen Problemen begegnete ich etwas, das ich bis dahin kaum kannte: Medizin, die versucht, den Menschen in den Mittelpunkt zu stellen.

Die Klinik, in der ich arbeitete, war nicht besonders modern. Die Ausstattung war einfacher als vieles, was ich aus Deutschland gewohnt war. Aber etwas war anders, und dieses »Etwas« veränderte meinen Blick auf Medizin grundlegend.

Die *Consultants,* vergleichbar mit unseren Oberärzten, sahen es nicht als lästige Pflicht, sich um uns Studierende zu kümmern. Sie nahmen sich Zeit. Echte Zeit. Nach der Visite standen wir oft noch minutenlang auf den Fluren oder saßen in kleinen Besprechungsräumen. Und dann erklärten sie, wie man Diagnosen nicht nur stellt, sondern richtig hinterfragt. Worauf es bei der Therapie wirklich ankommt, nicht nur auf Technik, sondern auf Timing, auf Augenmaß. Wie man mit Patienten spricht, nicht von oben herab, nicht als Fachsprachemonolog, sondern als echtes Gespräch.

Sie zeigten uns, dass eine gute Anamnese nicht nur Informationen liefert, sondern Vertrauen schafft. Dass Zuhören manchmal wichtiger ist als der perfekte OP-Bericht. Dass ein Blick, ein Satz, ein aufrichtiges »Wie geht es Ihnen wirklich?« oft mehr bewirken können als jeder Laborwert. Kommunikation war hier keine Nebensache. Sie war zentrale Kompetenz. So selbstverständlich wie die Diagnose oder die Therapieplanung.

In fast sieben Jahren Medizinstudium in Deutschland hatte ich diese Form der Begleitung kaum erlebt. Das höchste der Gefühle war ein Seminar mit dem Titel *Breaking Bad News*, verteilt auf drei Nachmittage. Dort sollten wir mit Schauspielpatienten üben, wie man eine schwere Diagnose wie Krebs überbringt. An sich eine großartige Idee. Aber diese Kurse waren selten, und sie blieben isolierte Inseln in einem Studium, das sich sonst fast ausschließlich um Fakten, Befunde und Leitlinien drehte.

Viele Kommilitonen belächelten die Übungen. »Brauchen wir doch nicht.« Oder: »Was soll der Quatsch?« hörte ich auf den Fluren. Manche schienen es fast als unter ihrer Würde zu empfinden, sich auf die Emotionen eines Schauspielpatienten einzulassen. Ein Schauspielpatient sei eben kein »echter Fall«.

Ein großer Irrtum, wie ich finde. Denn die Fähigkeit, schwierige Gespräche zu führen, ist nicht nur im Berufsleben ein Schatz. Sie prägt auch, wie wir Beziehungen führen. Wie wir Krisen bewältigen. Wie wir wachsen, nicht nur als Ärzte, sondern als Menschen. Kommunikation ist nicht Beiwerk, sondern ein Teil guter Therapie.

Kommunikationskurse im Medizinstudium: warum sie (endlich) Pflicht werden müssen

Wenn wir Medizin neu denken wollen, müssen wir bei der Ausbildung anfangen. Kommunikationskurse dürfen keine Randerscheinung mehr sein, keine fakultativen Wahlpflichtveranstaltungen ohne Prüfung, die zwischen großen Unterrichtsblöcken mit Pharmakologie und Biochemie verloren gehen.

- Wie überbringe ich schlechte Nachrichten?
- Wie erkläre ich Therapieoptionen ehrlich, aber hoffnungsvoll?
- Wie gehe ich mit Tränen, Wut, Angst um, ohne mich selbst zu verlieren?

Diese Fähigkeiten sind genauso wichtig wie das Wissen um Medikamentendosierungen oder operative Techniken.

Es braucht verpflichtende, wiederkehrende Kommunikationstrainings mit echten Patientenkontakten, mit Schauspielpatienten und mit begleiteter Reflexion über eigene Gefühle und Unsicherheiten. Nur so entsteht eine Generation von Ärzten, die nicht nur technisch brillant sind, sondern auch menschlich.

Eine gute Gesprächskultur braucht Vorbilder, Strukturen und eine klare Haltung: Supervisionen für schwierige Gespräche, Kommunikationsworkshops für Teams, Raum für Emotionen, auch für Ärzte, Pflegekräfte und weitere Teammitglieder. Denn wer über eigene Gefühle sprechen darf, kann auch besser mit den Gefühlen anderer umgehen. Kommunikation ist also keine Zeitverschwendung. Sie ist eine Investition in bessere Medizin, in zufriedenere Patienten und in gesündere Teams.

In skandinavischen Ländern wird seit Jahren systematisch an einer empathiebetonten Medizin gearbeitet. In Dänemark und Schweden etwa sind Kommunikationstrainings fester Bestandteil der ärztlichen Fortbildung. Angehende Ärzte werden beispielsweise darauf geprüft, wie man eine Krebsdiagnose vermittelt, ohne Hoffnungslosigkeit zu verbreiten, oder wie man Angehörige am Lebensende eines Patienten begleitet. Kommunikation ist dort kein weiches Add-on. Sie ist Pflichtfach und wird ernst genommen. Das Ergebnis ist eine höhere Patientenzufriedenheit, eine geringere Burn-out-Rate bei Ärzten und insgesamt mehr Vertrauen ins Gesundheitssystem. Wir könnten viel gewinnen, wenn wir den Mut hätten, ähnliche Wege zu gehen.

WENN ICH ES NICHT MEHR SAGEN KANN – REDEN SIE FÜR MICH

Es gibt Situationen, in denen ein Mensch nicht mehr selbst sprechen kann. Ein Schlaganfall. Ein Unfall. Eine fortschreitende Erkrankung.

Dann stehen Angehörige und Ärzte vor einer entscheidenden Frage: *Was hätte dieser Mensch gewollt?* In diesen Momenten wird klar, wie wertvoll es ist, wenn frühzeitig vorgesorgt wurde. Wenn jemand seine Wünsche festgehalten hat, bevor die eigene Stimme verstummt.

Zwei wichtige Instrumente helfen dabei:

- **Patientenverfügung:** In einer Patientenverfügung können Menschen festlegen, welche medizinischen Maßnahmen sie wünschen oder ablehnen, z. B. Wiederbelebung (Reanimation), künstliche Beatmung oder künstliche Ernährung. Es geht dabei nicht darum, jede Eventualität abzudecken. Es geht darum, die eigenen Werte und Vorstellungen für den Ernstfall sichtbar zu machen.
- **Vorsorgevollmacht:** Eine Vorsorgevollmacht bestimmt eine Person des Vertrauens, die im Namen des Patienten Entscheidungen treffen darf, wenn dieser dazu nicht mehr in der Lage ist.

> **WICHTIG:** Diese Person sollte wissen, was der Betroffene sich wünscht, und den Mut haben, in seinem Sinne zu handeln.

Vorsorge bedeutet nicht, dem Leben das Vertrauen zu entziehen. Vorsorge bedeutet, die Selbstbestimmung zu wahren, auch dann, wenn man selbst nicht mehr für sich sprechen kann. Wer rechtzeitig festlegt, was ihm wichtig ist, schützt sein Bauchgefühl, seine Werte, seine Wünsche und seine Lebenshaltung bis zum Schluss. Eine Patientenverfügung ersetzt nicht das Gespräch. Aber sie gibt eine Richtung. Und sie schenkt Angehörigen und Ärzten etwas sehr Wertvolles: Sicherheit in einer Situation voller Unsicherheit.

Viele Menschen schieben das Thema Patientenverfügung vor sich her. Es fühlt sich unangenehm an, als würde man den Tod heraufbeschwören, wenn man über ihn spricht. Aber das Gegenteil ist der Fall. Vorsorgegespräche sind Gespräche über das Leben.

Sie sind eine Einladung, sich zu fragen: Was macht mein Leben lebenswert? Was würde ich in Kauf nehmen und was nicht? Wer soll für mich sprechen, wenn ich es selbst nicht mehr kann?

Wer diese Fragen in einer ruhigen, unbelasteten Situation klärt, gewinnt Klarheit über sich selbst, Frieden mit möglichen zukünftigen Entscheidungen und Entlastung für seine Familie. Wenn diese Gespräche früh geführt werden, sind sie keine düsteren Pflichtübungen. Sondern ein Akt der Liebe, sich selbst und den anderen gegenüber.

Kommunikation mit Angehörigen

Wenn Patienten nicht mehr selbst entscheiden können, treten Angehörige an ihre Stelle. Eine Rolle, die oft schwerer ist, als sie auf den ersten Blick scheint. Denn Angehörige tragen dann nicht nur Verantwortung. Sie tragen auch Angst, Schuldgefühle und Unsicherheiten. Sie müssen Entscheidungen treffen, während ihr Herz bricht.

In solchen Situationen brauchen Angehörige nicht noch mehr Druck. Sie brauchen Unterstützung in Form von *Geduld* (Zeit, ihre Fragen zu stellen), *Zuhören* (Raum, ihre Ängste und Zweifel auszusprechen) und *Orientierung* (Klare, ehrliche Information, ohne Überforderung).

Oft hilft ein einfacher Satz des Arztes: »Sie müssen diese Entscheidung nicht alleine tragen. Wir gehen den Weg gemeinsam.«

Und manchmal ist es auch wichtig, dass Angehörigen hören: »Es geht nicht darum, alles richtig zu machen. Es geht darum, im besten Wissen und Gewissen zu handeln.«

Entscheidungen am Lebensende sind selten perfekt. Aber sie können getragen sein von Liebe, Respekt und Mitgefühl. Und genau das zählt am meisten.

Unsere Gesellschaft wird immer älter. Immer mehr Menschen erreichen ein hohes Lebensalter, oft mit mehreren Erkrankungen gleichzeitig. Medizinisch betrachtet ist das ein Erfolg, menschlich betrachtet wird es zur Herausforderung. Denn je älter wir werden, desto komplexer werden die Situationen, in denen Entscheidungen getroffen werden müssen:

- Was soll im Notfall unternommen werden?
- Wann ist eine Behandlung noch sinnvoll, und wann bedeutet sie nur noch Leidensverlängerung?

Wenn keine Vorsorge getroffen wurde, entsteht in akuten Situationen großer Druck. Das Gesetz ist eindeutig: Im Zweifel muss der Arzt alles tun, um das Leben zu erhalten. Selbst dann, wenn der Patient vielleicht genau das nicht gewollt hätte. Ein Arzt, der nachts um drei Uhr in der Notaufnahme vor einem bewusstlosen älteren Patienten steht und nichts über dessen Wünsche weiß, muss beatmen, reanimieren, intensivmedizinisch behandeln, unabhängig davon, ob es dem mutmaßlichen Willen entspricht. Er hat keine Wahl. Das Recht schützt das Leben über alles.

Doch genau in solchen Situationen entsteht manchmal ein neues Leid, nicht nur für den Patienten, sondern auch für das medizinische Personal. Immer mehr Ärzte und Pflegekräfte berichten davon, sich als sogenannte *Second Victims* zu fühlen. Als zweite Opfer, die unter den Folgen von Entscheidungen leiden müssen, die sie tief im Innersten als falsch empfinden.

Niemand will die Würde eines Menschen verletzen. Niemand möchte Maschinen anlegen, wenn der Mensch dahinter längst Abschied genommen hätte. Aber ohne klare Willenserklärungen bleibt oft keine andere Möglichkeit.

Deshalb ist Vorsorge nicht nur für ältere Menschen wichtig. Auch junge Menschen können plötzlich betroffen sein – durch Unfälle, Krankheiten oder Schicksalsschläge. Ein vorausgedachtes »Was wäre, wenn« ist keine Schwarzmalerei. Es ist Fürsorge, für sich selbst und für die, die im Ernstfall entscheiden müssen.

Je älter und komplexer unsere Gesellschaft wird, desto wichtiger wird Kommunikation. Kommunikation über das, was wir wollen. Kommunikation über das, was wir nicht wollen. Kommunikation darüber, wie wir leben – und auch, wie wir sterben möchten.

ZUSAMMENGEFASST

Ein Mann, dem mitgeteilt wird, sein Blinddarm werde »ohne Diskussion« operiert. Eine junge Tänzerin, der man im Vorbeigehen sagt, sie werde nie wieder ohne Krücken laufen. Eine Großmutter, die friedlich einschläft, weil ihre Familie sie vor einer brutalen Prognose schützt. Diese Geschichten zeigen uns: Worte sind Wirkstoffe. Sie können heilen, aber auch verletzen.

Oft wird Kommunikation in der Medizin als »nettes Extra« abgetan. Doch **gute Gespräche sind ein heilender Teil der Therapie, nicht bloß Beiwerk.** Das zeigt der Fall des Patienten mit Schwindel, der keine Medikamente brauchte, sondern jemanden, der seinen Schmerz über den Tod der Ehefrau erkannte. Echtes Zuhören spart oft mehr Zeit und unnötige Tests, als wir glauben.

Die Zeit der »Halbgötter in Weiß«, die allein bestimmen, ist vorbei. **Gute Entscheidungen entstehen im Team: Arztwissen + Patientenwissen = gemeinsame Weisheit.** Beim *Shared Decision Making* ist der Arzt der Experte für die Medizin und du der Experte für dein Leben. Dabei gilt: **Nicht alles muss man wissen, aber das, was man wissen will, sollte ehrlich und klar erfragt werden.** Du hast ein Recht auf Information, aber auch ein Recht darauf, dich vor zu viel Wissen zu schützen, wenn es dich nur lähmt.

Und für den Fall, dass wir selbst nicht mehr sprechen können: Eine Patientenverfügung schützt nicht nur dich, sondern auch die Menschen, die für dich sprechen müssten. Vorsorge ist ein Akt der Liebe. Am Ende bleibt die Erkenntnis: Worte haben Macht, und wer sie klug und mitfühlend einsetzt, kann selbst in schwersten Momenten Hoffnung bringen.

FRAGE DICH SELBST

- Fühle ich mich im Gespräch mit Ärzten wirklich gehört oder nur behandelt?
- Traue ich mich, nachzufragen, wenn ich etwas nicht verstehe?
- Weiß ich, wer für mich entscheiden würde, wenn ich es eines Tages nicht mehr könnte?
- Habe ich meine Wünsche für eine spätere Versorgung irgendwo festgehalten?
- Kann ich unterscheiden: Wann tut mir Wissen gut, und wann schadet es mehr, als es hilft?

Kapitel 10

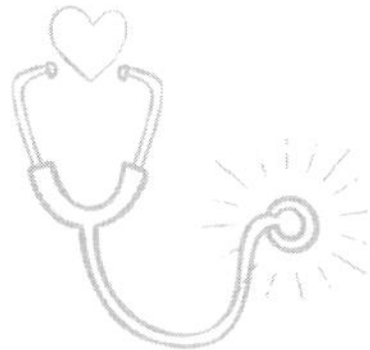

Die Zukunft der Medizin ist menschlich

Technik, KI & Co. – wie sie uns helfen können, ohne uns zu ersetzen

»Das wird die größte Technologie sein,
die die Menschheit je entwickelt hat.«

Sam Altman, CEO von OpenAI
(Entwickler von ChatGPT), geb. 1985

MENSCH UND MASCHINE – EINE ALTE GESCHICHTE NEU GEDACHT

Es gibt Fotos, die brennen sich einem ins Gedächtnis ein, weil sie eine Geschichte erzählen, die so unglaublich ist, dass man sie sich kaum vorstellen kann. Mir geht es so mit einem Schwarz-Weiß-Foto aus dem Jahr 1961. Darauf zu sehen: ein junger Mann, kaum älter als Mitte zwanzig, halb aufgerichtet im Bett, den Blick gesenkt, der Körper angespannt. Er trägt OP-Kleidung, eine Haube, einen Mundschutz und weißen Kittel. Um ihn herum befinden sich chirurgische Instrumente und improvisiertes Operationsbesteck. Auf dem Bild liegt der sowjetische Arzt Leonid Rogosow. Er ist der Operateur. Aber auch der Patient.

Rogosow war 27 Jahre alt, als er aufbrach zu einem medizinischen Abenteuer, das ihn weltberühmt machen sollte. Gerade hatte er sein Medizinstudium abgeschlossen, war noch nicht lange im Klinikalltag angekommen, als sich ihm eine einmalige Gelegenheit bot. Er durfte als einziger Arzt an der 6. sowjetischen Antarktisexpedition teilnehmen. Mit zwölf weiteren Männern errichtete er 1960 die Nowolasarewskaja-Station am gefrorenen Ende der Welt.

Doch kaum war die Station in Betrieb, entwickelte Rogosow eine akute Blinddarmentzündung. Zunächst verschwieg er sie. Wer hätte ihm schon helfen können? Es gab keine anderen Ärzte, keine Möglichkeit zur Evakuierung, kein Team, das einspringen konnte. Aber er wusste auch: Warten bedeutete Sterben. Und so fasste er eine Entscheidung, die kaum zu fassen ist. Er würde sich selbst operieren.

Der 30. April 1961 ging in die Medizingeschichte ein. Rogosow ließ sein Zimmer desinfizieren und wies seine Kollegen ein: Einer sollte einen Spiegel halten, einer die Instrumente reichen, ein dritter notfalls eingreifen, falls jemand ohnmächtig werden sollte. Und dann begann er unter örtlicher Betäubung, im schwachen Licht seinen eigenen Bauch aufzuschneiden. Halb sitzend, ohne Handschuhe, mit tauben Händen. Er schnitt zehn bis zwölf Zentimeter tief, bis er freie Sicht auf die Bauchhöhle hatte. Langsam und konzentriert, tastete er sich vor, entfernte den entzündeten Blinddarm, vernähte die Wunde und nahm danach eine Schlaftablette. Die Operation dauerte zwei Stunden. Er überlebte.

Das berühmte Foto, das ihn während der OP zeigt, wirkt wie aus einer anderen Zeit. Und ist es auch. Aber noch etwas anderes wirkt fremd: die völlige Abwesenheit von Technik. Rogosow hatte nur sein Wissen, seine Hände und drei Kollegen mit schwachen

Nerven. Keine Überwachung, keine OP-Lampe, keine Assistenzsysteme. Und doch gelang das Unfassbare.

Heute, über sechzig Jahre später, könnten wir uns kaum mehr vorstellen, dass ein Mensch so operieren muss. Und doch: Auch wenn wir uns oft über digitale Technik ärgern, über zu wenig Datenschutz, über langsame Software und Ausfall der Kartenlesegeräte – wir leben in einer Zeit, in der ein Fall wie der von Leonid Rogosow vermutlich ganz anders stattfinden würde.

Denn vielleicht hätte man heute einen medizinischen Assistenzroboter in die Arktis mitgeschickt, der per Satellitenverbindung von einem Chirurgen in den USA oder Berlin gesteuert wird. So wie es heute schon bei Trainingsmissionen der europäischen Raumfahrtorganisation ESA bei simulierten Notfalls-OPs auf entlegenen Inseln erprobt wird. Sie haben einen Roboter an Bord, der präzise schneiden, überwachen und reagieren kann. Geführt von einem Menschen, der nicht vor Ort ist, aber trotzdem in Echtzeit operieren kann. Und in noch weiterer Zukunft wird vielleicht gar kein menschlicher Chirurg mehr benötigt, da der Roboter alleine agieren kann. Der Gedanke ist ebenso faszinierend wie beunruhigend. Und er führt uns direkt zur entscheidenden Frage dieses Kapitels: Wie viel Technik verträgt die Medizin, und wie viel Mensch braucht sie, um wirklich heilsam zu bleiben? Denn eines ist klar: Die Zukunft der Medizin wird nicht ohne Maschinen funktionieren. Aber ob sie den Menschen überflüssig macht oder ihm wieder mehr Raum gibt, menschlich zu sein, das entscheiden wir.

Die Sache mit dem Fortschritt

Die Geschichte der Medizin war immer auch eine Geschichte des technischen Fortschritts. Und fast jedes Mal, wenn ein neues Instrument eingeführt wurde, stellte sich dieselbe Frage: Verändert dieses Werkzeug den Blick auf den Menschen? Und wenn ja: zum Besseren oder zum Schlechteren?

Als der französische Arzt René Laennec im Jahr 1816 das erste Stethoskop entwickelte – ein einfaches Holzrohr, das er sich zwischen Ohr und Brustkorb hielt –, war das ein Skandal. Bis dahin galt unmittelbare körperliche Nähe als Ausdruck ärztlicher Zuwendung: die Hand auf dem Rücken, das Ohr direkt auf der Brust. Diagnose war Berührung. Beziehung. Nähe. Nun sollte ausgerechnet ein Stück Holz dazwischen stehen? Viele Kollegen hielten das für unhöflich, ja gar unmoralisch. Ein kaltes Instrument zwischen zwei Körpern, wo vorher das unmittelbare Spüren war. Man fürchtete: Der Arzt würde künftig mehr hören als verstehen. Das »Klangbild« des Körpers könnte wichtiger werden als das gesprochene Wort.

Ein paar Jahrzehnte später. Wilhelm Conrad Röntgen entdeckte die »unsichtbare Anatomie«, die Röntgenstrahlung. Plötzlich konnte man Knochen, Organe, sogar Krankheitsprozesse sichtbar machen, ohne die Haut zu verletzen. Das Röntgenbild wurde zur Sensation. Und zugleich zum Reizthema. Denn es stellte eine neue Form von Wissen her. Wissen, das man auf Bildern sah und nicht mit Erfahrung und Feingefühl erspürte. Ein Patient konnte nun durchleuchtet werden, ohne dass ihm jemand zuhören musste. Der Arzt sah, aber sah er noch den Menschen? Oder – wie man damals befürchtete – nur noch die Strukturen, die Schatten, die Läsionen?

Diese Fragen sind nicht neu. Sie begleiten die Medizin seit Jahrhunderten. Und doch stellen sie sich auch heute dringlicher denn je. Denn mit der Digitalisierung hat sich der technische Fortschritt nicht nur beschleunigt. Er hat die Art, wie wir medizinisch denken, tiefgreifend verändert. Nicht nur, was wir tun, sondern wie wir fühlen, entscheiden und begleiten.

Der Ultraschall hat ersetzt, was früher ertastet wurde. Die CT-Aufnahme zeigt Tumore, bevor der Patient einen Schmerz spürt. Die elektronische Patientenakte am Computer führt durch den ärztlichen Alltag mit Checklisten, Scores und Abkürzungen. Und längst schlägt ein Algorithmus Therapien vor, bevor der Patient überhaupt verstanden hat, was er hat.

Im besten Fall bedeutet das: mehr Präzision, mehr Sicherheit, weniger Irrtum. Im schlimmsten Fall: weniger Gespräch, weniger Blickkontakt, weniger Resonanz.

Es gibt heute Hausarztpraxen, in denen der Arzt die Patienten kaum ansehen kann, weil er den gesamten Besuch über auf den Bildschirm starren muss – tippend, klickend, prüfend. Es gibt Kliniken, in denen man eher mit einem Formular kommuniziert als mit einem Menschen. Und es gibt Patienten, die nach einem langen Diagnostikmarathon mit einem perfekten Befundbild entlassen werden, ohne dass je jemand gefragt hätte, wie es ihnen eigentlich geht.

Dabei ist Technik per se weder gut noch schlecht. Sie ist ein Werkzeug. Nicht mehr, aber auch nicht weniger. Wie jedes Werkzeug hat sie Macht. Nicht nur über das, was wir tun, sondern darüber, wie wir uns verhalten, wie wir denken, wie wir fühlen. Sie wirkt nicht nur auf den Patienten. Sie verändert auch den, der sie benutzt.

Technik kann entlasten oder entfremden. Sie kann präzisieren oder Beziehungen verkürzen. Sie kann diagnostische Sicherheit bringen oder eine neue Form von Unsicherheit. Und deshalb lautet die entscheidende Frage nicht: Wollen wir Technik oder nicht? Sondern: Wie wollen wir Technik nutzen, damit sie dem Menschen dient und nicht umgekehrt? Was für eine Medizin wollen wir mit ihr gestalten? Eine, die noch menschlicher wird, weil sie Freiräume schafft für Nähe, Zuwendung, echtes Zuhören? Oder eine, die den Menschen durchoptimiert, bis kaum noch etwas Menschliches übrig bleibt?

Die Zukunft der Medizin wird digital sein. Aber ob sie auch menschlich bleibt, liegt nicht an der Technik. Sondern an uns. An unserer Haltung. An unserem Mut, zwischen all den Modellen,

Monitoren und Maschinen nicht zu vergessen, was es bedeutet, krank zu sein. Was es bedeutet, sich hilflos zu fühlen und einer Krankheit ausgeliefert. Was es bedeutet, in einem Raum zu sitzen und zu hoffen, dass da jemand ist, der nicht nur alles weiß, sondern auch zuhört. Denn das ist der Unterschied zwischen einer guten Lösung und einer guten Medizin.

Was damals das Stethoskop war, ist heute die künstliche Intelligenz. Und wie einst das Röntgenbild den Blick auf den Menschen veränderte, verändert heute der Algorithmus die ärztliche Entscheidungsfindung.

In einigen Notaufnahmen entscheidet bereits eine KI mit, wer zuerst behandelt wird. In der Psychotherapie entstehen Programme, die depressive Verstimmungen in Tonfall, Mimik oder Wortwahl erkennen sollen. In Forschungslaboren werden digitale Zwillinge entwickelt, virtuelle Abbilder realer Menschen, an denen Medikamente oder Operationsverläufe simuliert werden können, bevor sie am echten Körper angewandt werden.

Was klingt wie Science-Fiction, ist in vielen Bereichen längst Realität oder steht kurz davor. Und wieder stellt sich die alte Frage, diesmal in neuer Form: Wer entscheidet eigentlich, was gute Medizin ist? Der Mensch oder die Maschine?

Die meisten Ärzte würden wohl sagen: natürlich der Mensch. Aber im klinischen Alltag kann es auch anders aussehen. Denn die größte Gefahr liegt nicht darin, dass KI-Anwendungen sie in Zukunft ersetzen. Sondern darin, dass wir der künstlichen Intelligenz zunehmend Entscheidungen überlassen. Nicht weil wir ihr blind vertrauen, sondern weil uns die Zeit oder das Wissen fehlen, ihre Empfehlungen ausreichend zu prüfen. Weil das System es verlangt, ohne den Umgang richtig zu lehren, und weil Effizienz zum Maß aller Dinge wird.

Gerade hier liegt ein entscheidender Punkt: Die durch Technik gewonnene Zeit wird in der Praxis oft nicht dafür genutzt, um

Patientinnen und Patienten mehr Aufmerksamkeit zu schenken, sondern um noch mehr Fälle in noch kürzerer Zeit abzuarbeiten. Die Effizienz steigt, aber das eigentliche Versprechen – mehr Raum für das persönliche Gespräch mit dem Patienten, mehr Zuwendung, mehr Nachdenken – bleibt unerfüllt.

Dabei könnte es anders sein. Technik, klug eingesetzt, kann entlasten. Sie kann repetitive Aufgaben übernehmen, Informationen bündeln, unterstützen und so Ärztinnen und Ärzten helfen, sich wieder auf das zu konzentrieren, was den Kern ärztlicher Tätigkeit ausmacht: dem individuellen Patienten Aufmerksamkeit schenken.

Dafür braucht es aber einen klaren Blick darauf, wofür wir Technik eigentlich nutzen wollen. Nicht als Selbstzweck. Nicht nur, um das System noch schneller zu machen.

Gute Medizin braucht Menschen, die nicht nur bewerten, sondern auch wahrnehmen. Sie braucht mehr denn je ein inneres Korrektiv: das Bauchgefühl als Orientierung dafür, wie wir KI und weitere Anwendungen der Zukunft nutzen wollen. Wie das konkret aussehen kann – und wie Digitalisierung menschliche Zuwendung ermöglichen kann, statt sie zu verdrängen –, darum geht es im nächsten Abschnitt.

BIST DU SCHON DIGITAL?

Ich erinnere mich noch gut an diese Abende, als ich auf der psychiatrischen Station einer großen Klinik arbeitete. Der Dienst war eigentlich längst vorbei, mein Körper erschöpft, mein Kopf leer, und dann fiel der Blick auf den Stapel Patientenakten auf vergilbtem Papier – die To-do-Liste für den Feierabend.

Jeden Tag gab es dasselbe Ritual: Ich als Assistenzärztin saß da, zwischen Pieper, Übergaben und ständiger Hektik und schrieb mühsam per Hand die Medikamente, die unsere Patienten verabreicht bekamen, für den nächsten Tag in die Papierkurve. Jedes Präparat, jede Dosierung, jede Uhrzeit musste einzeln eingetragen werden. Tablette für Tablette, Zeile für Zeile. Ein monotones, stilles Schreiben und eine absurde Pflicht.

Denn alle Medikamente standen längst digital in der Patientenakte auf dem Klinikrechner. Das System kannte jede Substanz, jeden Einnahmezeitpunkt, jede Änderung. Und trotzdem: Wir mussten sie zusätzlich händisch übertragen. Ein zweites Mal. Nicht weil es medizinisch sinnvoll war, sondern weil doppelte Dokumentation vorgesehen war. Das Pflegepersonal richtete sich bei der Vergabe der Medikation nach den Papierakten, vor allem dann, wenn der alte Klinikrechner mal wieder streikte oder die Seite ewig zum Laden brauchte.

Ich weiß noch genau, wie schnell dabei Fehler passierten. Ein Milligramm zu viel, eine Tablette zu wenig, ein falscher Rhythmus, ein vergessenes Mittel um drei Uhr morgens. Kleine Unachtsamkeiten, die im Klinikalltag große Folgen haben konnten. Und das alles nur, weil niemand eine funktionierende Schnittstelle programmiert hatte. Weil wir in einem System arbeiteten, das scheinbar alles dokumentiert, nur nicht unsere Arbeitsrealität.

Manchmal fühlte ich mich weniger wie eine Ärztin, sondern wie eine medizinische Schreibkraft im Ausnahmezustand. Digital war da wenig. Eher: doppelt. Doppelt dokumentiert, doppelt belastet, doppelt ineffizient.

»Ich fühl mich manchmal wie eine Datenübertragungskrake, vielleicht hätte ich doch Informatik studieren sollen«, sagte einmal eine befreundete Kollegin aus der Pflege zu mir, halb lachend, halb resigniert. Und sie hatte Recht.

Wir hatten Monitore, Computer, WLAN. Aber wir arbeiteten, als wäre das Jahr 1986. Blutdruck und Puls mussten mehrmals täglich per Hand in den Rechner eingegeben werden. Die Vitalwerte wurden auf Zetteln notiert und später, wenn in den Nachtschichten

Zeit blieb, manuell in Systeme auf dem Computer übertragen. Und wehe, das Bettgestell der Patientin war morgens höher eingestellt als gestern, dann brauchte es von der Pflegekraft eine schriftlich festgehaltene Begründung: »Sonja hat heute später gefrühstückt.« Kein Scherz.

Digitalisierung? Nur auf dem Papier. Im wahrsten Sinne des Wortes.

Und das war kein Einzelfall. Ein paar Monate später, in einer anderen Klinik, sah ich eine Kollegin mit einem Stapel dicker Akten am Drucker stehen. Fünfzig Arztbriefe klemmten unter ihrem Arm, weil das System sie nicht korrekt anzeigen konnte. Das hieß: Arztbriefe ausdrucken, unterschreiben lassen, einscannen und als PDF in die »digitale« Akte zurück hochladen. Ergebnis: formal digital, inhaltlich nutzlos. Die eingescannten Befunde hatten keine Suchfunktion, mit denen man nach Stichwörtern suchen konnte. Es gab auch keinen Interaktionsalarm bei der Medikation und keine Verknüpfung mit Laborwerten der Patienten. Nur ein gutes Gefühl von »haben wir digital hinterlegt«.

Auf den Punkt gebracht: Digitalisierung – Anspruch vs. Wirklichkeit

Das Problem ist oft nicht die Technik selbst, sondern wie wir sie nutzen:

* Schnittstellenchaos: Elektronische Patientenakten sprechen oft nicht mit anderen Systemen.
* Usability-Fail: Software führt oft mit fünf Klicks dorthin, wo man früher einfach hinsah.
* Datenschutzparadox: Datenschutzkonzepte verhindern oft, dass ein Notarzt lebenswichtige digitale Daten sieht – während der handgeschriebene Medikamenten-Zettel auf dem Nachttisch für jeden lesbar ist.

Und dann wundern wir uns, dass so viele das Wort »Digitalisierung« mit Frust verbinden. Oder mit einem Augenrollen. Oder mit dem resignierten Blick auf die Uhr. Weil das Computersystem wieder hängt oder komplett abstürzt, oder weil man wieder doppelt dokumentieren muss und dadurch den Dienst überzieht.

Dabei wollen wir nicht zurück ins Papierzeitalter. Ganz im Gegenteil. Wir wünschen uns endlich Technik, die das tut, was sie eigentlich verspricht: entlasten. Übersicht schaffen. Sicherheit erhöhen. Und vor allem: Zeit zurückgeben. Zeit, die wir nicht mit Haken setzen, scrollen und speichern verbringen wollen. Sondern mit dem, worauf es wirklich ankommt: dem Menschen vor uns.

Technik, die entlastet

Digitalisierung klingt in der Theorie oft abstrakt. Technologische Lösungen, Prozessoptimierung, Interoperabilität. Begriffe, bei denen viele schon abschalten, bevor der Satz zu Ende ist. Aber in der Praxis kann Digitalisierung sehr konkret werden. Und sehr menschlich. Wenn man sie richtig einsetzt.

Ein Beispiel, das auf den ersten Blick banal klingt, aber im Alltag eine enorme Wirkung hätte: die automatische Übertragung von Vitalparametern. In vielen Kliniken ist es heute noch Standard, dass Pflegekräfte mehrmals täglich Blutdruck, Puls, Temperatur und Sauerstoffsättigung messen und diese Werte dann händisch in das System eintragen. Manche notieren sie erst auf Papier und übertragen sie später, oft abends. Andere tragen sie sofort digital ein, aber über veraltete Systeme, die unübersichtlich sind und Fehler provozieren. Eine zeitaufwendige, repetitive Aufgabe in einem Arbeitsumfeld, in dem jede Minute zählt. Dabei gäbe es längst Sensoren, die diese Werte automatisch erfassen und direkt an die Patientenakte senden. Kein Übertragungsfehler, kein Zahlendreher, keine Doppelarbeit. Stattdessen: mehr Zeit für das Gespräch am Bett. Für die Hand auf der Schulter. Für das kleine Lächeln zwischendurch. So banal es klingt: Wer je in der Pflege gearbeitet hat, weiß, wie viel solche Minuten wert sein können.

Ein anderes Beispiel: *Exoskelette* für Pflegekräfte. Wer schon einmal miterlebt hat, wie schwer es ist, einen bettlägerigen Patienten alleine umzulegen oder aus dem Bett zu heben, weiß: Das geht schnell auf den Rücken und schadet den Gelenken. Pflegekräfte sind die am häufigsten von körperlichen Beschwerden betroffene Berufsgruppe im Gesundheitswesen. Rückenschmerzen, Bandscheibenvorfälle, Frühverrentung, all das gehört für viele zum Berufsrisiko. Dabei gibt es heute robotergestützte tragbare mechanische Hilfen, die beim Heben, Tragen und Umlagern unterstützen. Sie sind noch nicht flächendeckend im Einsatz. Aber dort, wo sie genutzt werden, verlängern sie nicht nur die Gesundheit der Pflegenden, sondern auch ihre Geduld. Ihre Freundlichkeit. Ihre menschliche Zuwendung. Denn wer nicht im Schmerz arbeitet, kann sich anders auf den Menschen konzentrieren.

Auch in der ärztlichen Arbeit kann Technik entlasten, etwa durch *digitale Spracherfassungssysteme*. In einigen Pilotprojekten werden Gespräche zwischen Arzt und Patient mit Zustimmung aufgenommen und automatisch strukturiert. Ein intelligenter Sprachassistent filtert wichtige Informationen heraus, überträgt sie in die Anamnese oder bereitet Arztbriefe vor. Das bedeutet: weniger Tippen, weniger Blick aufs Display, weniger Unterbrechung im Gesprächsfluss. Und mehr Blickkontakt. Mehr echte Verbindung. Mehr Zeit, den Patienten richtig wahrzunehmen.

Selbst die oft gescholtene Videosprechstunde kann menschlich sein, wenn sie klug eingesetzt wird. Gerade für Menschen, die weit weg von der nächsten Praxis wohnen, wenig mobil sind oder sich psychisch nicht stabil fühlen, kann der virtuelle Kontakt ein Segen sein. Wichtig ist nur, dass man sie nicht zur Standardlösung für alle macht, sondern als Option anbietet, wo sie wirklich Sinn ergibt.

Und dann gibt es noch die viel diskutierten *Digitalen Gesundheitsanwendungen, kurz: DiGAs.* Das sind geprüfte Gesundheits-Apps, die von Ärzten verschrieben werden können und von der Krankenkasse bezahlt werden, quasi »Apps auf Rezept«. In der Theorie sind sie ein hilfreiches Angebot: Niedrigschwellig und flexibel einsetzbar sollen sie die Gesundheitsversorgung verbessern, gerade in Regionen, wo es Ärztemangel gibt. In der Praxis jedoch wird etwa jedes fünfte DiGA-Rezept gar nicht eingelöst. Warum? Weil der Einlöseprozess oft umständlich ist. Weil digitale Kompetenz nicht überall vorausgesetzt werden kann. Und weil es an einer klaren Einbindung in die ärztliche Versorgung fehlt. Dabei könnten viele dieser Anwendungen, von Schlafprogrammen über Reizdarm-Coaches bis hin zu digitalen Psychotherapiebegleitern, Ärzte und Therapeuten enorm entlasten und Betroffenen schnelle Hilfe bieten. Wenn sie sinnvoll integriert wären. Wenn man sie nicht wie Fremdkörper behandelt, sondern wie Werkzeuge in einem größeren Ganzen.

Dasselbe gilt für *KI-gestützte Triagesysteme* in Notaufnahmen. Also Systeme, die dabei helfen, medizinische Notfälle nach Dringlichkeit zu sortieren und zu priorisieren. Sie können Ressourcen besser steuern, unnötige Notfallkontakte herausfiltern und den Blick auf die wirklich akuten Fälle schärfen. Oder für smarte Medikationspläne, die auf mögliche Wechselwirkungen hinweisen, bevor ein Fehler passiert. Noch sind viele dieser Technologien im Anfangsstadium. Aber das Potenzial ist enorm.

Was all diese Beispiele verbindet: Sie ersetzen nicht den Menschen. Sie ermöglichen, dass der Mensch wieder das sein kann, was er eigentlich sein will: nah, präsent und zugewandt.

Warum Fortschritt oft keine Frage der Innovation, sondern der Umsetzung ist

Wenn man all die Möglichkeiten betrachtet, die moderne Technik der Medizin heute bietet, und sie vergleicht mit dem, was tatsächlich im Alltag ankommt, dann stellt sich eine Frage fast von selbst: Warum nutzen wir das nicht längst?

Warum tragen Pflegekräfte immer noch Vitalwerte per Hand ein? Warum müssen Ärztinnen und Ärzte nach wie vor ausdrucken, unterschreiben und faxen, obwohl längst alles digital verfügbar wäre? Warum funktionieren so viele Systeme nicht miteinander, obwohl sie eigentlich miteinander sprechen müssten?

Die Antwort ist so banal wie komplex: weil Struktur, Geld und Haltung nicht hinterherkommen.

Beginnen wir beim Datenschutz. Ja, er ist wichtig. Ja, er schützt sensible Informationen, und gerade in der Medizin ist das unverzichtbar. Aber: In der Praxis kann Datenschutz auch dazu führen, dass ausgerechnet im Notfall der Zugriff auf lebenswichtige Informationen fehlt.

Ein Beispiel: Eine ältere Patientin wird bewusstlos in die Notaufnahme eingeliefert. Niemand weiß, welche Medikamente sie einnimmt, ob Allergien bestehen oder relevante Vorerkrankungen vorliegen. Theoretisch könnten all diese Informationen in der elektronischen Patientenakte (ePA) hinterlegt sein, praktisch ist der Zugriff aber oft eingeschränkt:

- weil die Patientin ihre ePA bisher gar nicht aktiv genutzt hat, vielleicht weil sie davon nicht weiß, vielleicht auch aus Angst, wie mit den Daten umgegangen wird
- weil keine Notfalldaten hinterlegt wurden
- weil die Kliniksoftware (noch) nicht an die Telematikinfrastruktur angebunden ist
- oder weil technische Zugriffsprobleme bestehen, trotz rechtlich vorgesehenem Notfallzugriffsrecht

Oder ein anderes Beispiel: Ein Facharzt stellt einen wichtigen Befund. Doch weil keine explizite Freigabe vorliegt, wird der Bericht nicht automatisch an die Hausärztin übermittelt. Der Patient denkt, »das läuft schon irgendwie«. Die Hausärztin bleibt ahnungslos.

Was passiert dann? Im Zweifel wird lieber doppelt untersucht, doppelt verschrieben oder Behandlungen verzögert, aus Sorge, etwas zu übersehen oder falsch zu machen. Das Ergebnis: mehr Risiko, nicht weniger.

Datenschutz darf kein Hindernis für Versorgungssicherheit sein. Er muss so gestaltet werden, dass er schützt, aber nicht blockiert, vor allem nicht im Notfall. Ich bin nicht gegen die elektronische Patientenakte – im Gegenteil: Der Gedanke dahinter ist richtig und wichtig. Wenn sie funktioniert, kann sie Leben retten, Behandlungen erleichtern und Versorgung verlässlicher machen. Aber die digitale Infrastruktur muss zuerst sinnvoll geregelt und dann konsequent umgesetzt werden. Was nicht passieren darf: dass man ein System in Windeseile auf den Weg bringt, das in der Theorie Großes verspricht, in der Praxis aber an schlecht durchdachten Zugriffswegen, fehlender Nutzerfreundlichkeit und technischen Lücken scheitert. Denn genau das führt zu Misstrauen, nicht nur bei Patienten, sondern auch bei uns Behandlern.

Ein zweites großes Problem – die Finanzierung: Viele digitale Angebote sind auf dem Papier längst da, aber in der Realität kommen sie nur zögerlich zum Einsatz. Warum? Weil sich ihr Einsatz finanziell nicht lohnt.

Ein Beispiel sind Videosprechstunden. Sie könnten den Alltag erheblich erleichtern, etwa für Menschen, die weit entfernt von der nächsten Praxis leben, eingeschränkt mobil sind oder sich einfach Zeit sparen wollen. Doch bislang rechnet sich das Angebot oft nicht: Die Vergütung ist in vielen Fachgebieten geringer als beim persönlichen Praxisbesuch, während Technik, Datenschutz und Organisation zusätzlichen Aufwand bedeuten. Zwar wurde die

Abrechnung in den letzten Jahren verbessert, doch viele Praxen empfinden Videosprechstunden weiterhin nicht als finanziell attraktiv, sondern eher als Service, den sie aus Idealismus oder Patientenorientierung anbieten.

Auch digitale Helfer wie Programme zur Gesprächsvorbereitung, Sprachassistenten zur Dokumentation oder kleine Anwendungen, die bei der Diagnose unterstützen, werden oft nicht vergütet. Oder nur dann, wenn sie in einem Forschungsprojekt getestet werden, und danach verschwinden sie wieder.

Das heißt: Wer sie als Arzt trotzdem nutzen will, muss sie selbst finanzieren. Und das in einem System, das schon jetzt unter enormem Druck steht mit Personalmangel, Zeitnot und knappen Budgets. Wie soll unter solchen Bedingungen etwas Neues wachsen, wenn es sich nicht einmal lohnt?

Dann gibt es die Zersplitterung der Systeme. Sie verstehen sich schlicht nicht. Jede Einrichtung im Gesundheitswesen arbeitet mit ihrer eigenen Software: Hausarztpraxis, Facharzt, Krankenhaus, Reha, Pflegeheim. Doch diese Programme sprechen nicht dieselbe digitale Sprache. Schnittstellen fehlen, einheitliche Standards sind noch immer nicht flächendeckend umgesetzt. Ein Medikationsplan, der in der Klinik digital erstellt wurde, lässt sich in der Praxissoftware des Hausarztes häufig nicht öffnen oder weiterverarbeiten. Ein digital verschriebenes Hilfsmittel auf Rezept, etwa eine Handgelenksschiene bei Karpaltunnelsyndrom, kann im Sanitätshaus nicht direkt eingelöst werden, denn Sanitätshäuser wurden bei der Einführung des E-Rezepts schlicht nicht mitgedacht. Befunde aus der Reha landen beim Hausarzt bis heute per Fax, wenn überhaupt. Und die Patienten? Müssen ihre Geschichte bei jedem neuen Kontakt wieder und wieder erzählen, weil trotz ePA niemand Zugriff auf die vorherigen Daten hat.

Alle Beteiligten – Ärzte, Pflegekräfte, Therapeuten, Patienten – wünschen sich eigentlich mehr Austausch, mehr Übersicht, mehr

Verbindung. Aber solange jede Institution in ihrer eigenen digitalen Welt lebt, wird aus »Vernetzung« nicht mehr als ein Wunschtraum.

Und schließlich – die Haltung: Viele im Gesundheitswesen stehen Digitalisierung nicht grundsätzlich ablehnend gegenüber. Aber sie sind frustriert. Weil Technik oft übergestülpt wird, ohne Rücksicht auf Abläufe. Weil sie komplizierter macht, was einfacher sein sollte. Weil niemand Zeit hat, sich einzuarbeiten, und keine Schulung vorgesehen ist. Weil Updates den Klinikbetrieb lahmlegen. Weil Systeme abstürzen, Server ausfallen oder IT-Konnektoren nicht funktionieren. Und weil man am Ende doch wieder alles doppelt dokumentieren muss: erst digital, dann analog. Für die Akte. Für die Statistik. Für die Abrechnung.

In dieser Gemengelage ist es kein Wunder, dass viele lieber beim Alten bleiben. Nicht weil sie fortschrittsfeindlich wären. Sondern weil sie ermüdet sind. Von der Technik, die verspricht zu helfen, und dann wieder nur Arbeit macht.

Aber es muss nicht so bleiben. Die Technik ist nicht das Problem. Das Problem ist, dass wir sie nicht vom Menschen her denken. Wir brauchen Digitalisierung, die wirklich funktioniert. Die Daten so sicher wie zugänglich hält. Die Prozesse vereinfacht, nicht verkompliziert. Die bezahlt wird, weil sie einen Wert hat. Und die akzeptiert wird, weil sie für Patienten und Ärzte mitgedacht wurde. Erst dann kann sie das tun, wozu sie gemacht wurde: den Menschen stärken.

EIN REZEPT MIT DREI KS: KI, KOMMUNIKATION UND KUNST DES VERSTEHENS

Ich war vor Kurzem auf einem Geburtstag eingeladen. Einer dieser Abende, an denen die Gespräche irgendwann kippen, weg von Wetter und Urlaubsplänen, hin zu echten Lebensgeschichten, tiefgründigen Einstellungen und den großen Fragen des Menschseins. Es war später Abend, zwischen zweitem Glas Rotwein und den letzten Resten Zitronenkuchen, als mir ein Partygast eine Geschichte erzählte, die mich noch länger beschäftigte.

Er hat mit Medizin eigentlich wenig zu tun, sagte er. Er gehöre eher zu denen, die Arztbesuche so lange wie möglich aufschieben, Wartezimmer meiden und hoffen, dass der Körper das schon irgendwie regelt. Aber vor ein paar Wochen, da sei es anders gewesen.

»Mir ging's richtig mies«, sagte er. Fieber, Husten, das Gefühl, als würde ihn ein Lkw überrollen. Nur: in dem Zustand stundenlang beim Hausarzt sitzen? Das kam für ihn nicht infrage. Also griff er zum Handy.

Er öffnete eine App namens *Ada Health,* ein sogenannter Symptom-Checker. Man gibt dort seine Beschwerden ein, beantwortet ein paar gezielte Fragen – wie stark ist der Husten, gibt es Atemnot, Fieber, Schüttelfrost? –, und das System vergleicht die Angaben mit einer riesigen medizinischen Datenbank. Im Hintergrund läuft eine künstliche Intelligenz, die mit Wahrscheinlichkeiten arbeitet. Nach wenigen Minuten stand da ein Verdacht: Mit hoher Wahrscheinlichkeit könnte er eine Lungenentzündung haben. »Ich war irritiert, aber auch alarmiert«, erzählte er mir.

Am nächsten Morgen ging er doch zum Hausarzt. Eine Röntgenaufnahme bestätigte den Verdacht: Er hatte eine Lungenentzündung. Ein Antibiotikum, ein paar Tage Ruhe, und das Schlimmste war überstanden.

Was mich an der Geschichte faszinierte, war nicht nur die technische Seite. Sondern das, was sie auslöste. Die App hatte ihm nicht die endgültige Diagnose gestellt. Sie hatte ihn nicht behandelt. Aber sie hat etwas getan, was manchmal der entscheidende Unterschied ist: Sie hat ihn motiviert, aktiv zu werden.

Und das ist vielleicht die größte Stärke von künstlicher Intelligenz in der Medizin. Sie ersetzt nicht den Arzt. Aber sie kann sortieren. Sie kann strukturieren. Und sie kann helfen, eine Entscheidung zu treffen – manchmal sogar sie rechtzeitig zu treffen.

Was KI heute schon kann

Wenn man in diesen Tagen über künstliche Intelligenz in der Medizin spricht, landet man fast zwangsläufig bei einem Namen: ChatGPT. Ein Sprachmodell, das in Sekundenschnelle verständliche, meist gut strukturierte Antworten liefern kann, auch auf medizinische Fragen.

Ich erinnere mich an eine Szene, die mich tatsächlich überrascht hat und zugleich viel über die neue Patientenrealität erzählt. Ich hospitierte vor nicht allzu langer Zeit in einer Hausarztpraxis, als ein Patient beim Gespräch freundlich, aber bestimmt sagte: »Können Sie bitte noch mal das von ChatGPT überprüfen?« Er hatte seine Symptome vorab in die KI eingegeben, die Antwort ausgedruckt und wollte nun die Einschätzung der Ärztin dazu.

Und ich muss sagen: Ich war weniger von der Diagnose beeindruckt (die war okay, wenn auch unvollständig) als von seiner Haltung. Da saß ein Mensch, der sich einbringen wollte. Der verstehen, mitdenken und mitentscheiden wollte. Kein passiver Empfänger von Fachwissen. Sondern jemand, der seinen Teil der Verantwortung ernst nahm.

Und dieser Mann ist kein Einzelfall. Laut Umfragen recherchieren bereits 57 Prozent der Deutschen regelmäßig online zu Gesundheitsfragen, Tendenz steigend. Immer mehr Menschen nutzen KI-Tools, um ihre Beschwerden einzuordnen, Informationen zu sammeln, sich vorzubereiten. Nicht unbedingt, um sich selbst zu therapieren. Sondern um im Gespräch mit dem Arzt oder der Ärztin besser gerüstet zu sein. Auch ich erlebe das jeden Tag in meiner Arbeit. Neulich schickte mir ein Patient eine E-Mail, dem ich zuvor ein Schlafmittel verschrieben hatte. Er schrieb, er habe das Mittel noch einmal mit einer KI gegengeprüft, und die habe ihm davon abgeraten, es einzunehmen. Ob ich das noch mal überprüfen könne.

Was war passiert? Der Patient hatte vergessen zu erwähnen, dass er ein Krebsmedikament einnimmt. Obwohl ich natürlich nach bestehenden Medikamenten gefragt hatte – wie es in jeder Anamnese Standard ist –, war diese wichtige Information im Gespräch nicht gefallen. Vielleicht, weil er dachte, das sei nur für den Onkologen relevant. Vielleicht, weil er es in dem Moment schlicht nicht auf dem Schirm hatte. Die KI hingegen hatte Zugriff auf seine vollständige Medikationsliste und erkannte die potenzielle Wechselwirkung zwischen dem Krebsmedikament und dem von mir verschriebenen Schlafmittel. Eine Wechselwirkung, die im schlimmsten Fall ernsthafte Nebenwirkungen hätte verursachen können. Der Patient entschied sich, lieber bei mir nachzufragen, bevor er das Mittel einnahm, und hatte damit völlig richtig gehandelt.

Viele Patienten fragen KI-Chatbots auch deswegen, weil sie davon ausgehen, genauere und einfühlsamere Antworten zu bekommen als in der 5-minütigen Sprechstunde beim Arzt.

Tatsächlich zeigt eine Studie aus den USA von 2023, dass die Antworten von Chatbots in simulierten Arzt-Patienten-Gesprächen bei Empathie und inhaltlicher Qualität teils besser abschnitten als die von echten Ärztinnen und Ärzten.

Und es gibt noch mehr: In einer anderen Untersuchung wurde die ChatGPT-Version GPT-4 auf die Probe gestellt. Man konfrontierte das System mit Prüfungsfragen aus dem amerikanischen Staatsexamen für Ärzte (USMLE). Also mit typischen medizinischen Fallbeispielen, wie sie auch in der Ausbildung verwendet werden. Das Erstaunliche: In vielen Fällen lieferte die KI eine zutreffende Verdachtsdiagnose, teils mit besserer Treffgenauigkeit als menschliche Mediziner.

Nicht weil die KI klüger wäre. Sondern weil sie blitzschnell auf Millionen von Datenpunkten zugreifen, Muster erkennen und Wahrscheinlichkeiten berechnen kann. Sekundenschnell, ohne Kaffee, ohne Müdigkeit vom letzten Nachtdienst, objektiv anhand der bloßen Fakten bewertet. Diese Systeme entwickeln sich rasant weiter. Mit jedem Update, jedem zusätzlichen Datensatz, der trainiert wird, und jeder Feinjustierung werden ihre Antworten präziser, konsistenter und in manchen Bereichen wahrscheinlich bald verlässlicher als die von uns Menschen.

Es geht jedoch aktuell nicht darum, dass die Maschine »besser« ist. Sie kann in manchen Situationen ein Frühwarnsystem sein, ein zweiter Blick und ein digitaler Impuls. Gerade bei seltenen Krankheiten, bei diffusen Symptomen oder in Momenten, in denen der Mensch müde ist, unsicher oder zu sehr im Gewohnten denkt.

Natürlich muss das Ergebnis immer kritisch eingeordnet werden. Denn die KI kennt keine Körper, keine Biografien und keine Zwischenzeilen, die sie im Gespräch lesen kann. Aber wenn sie uns auf eine Spur bringt, auf die wir sonst nicht gekommen wären, dann ist das eine neue Form der Zusammenarbeit.

KI soll den Arztberuf nicht ersetzen. Sie markiert den Beginn eines neuen Rollenverständnisses. Ärzte als Begleiter, Übersetzer, eine Art »Gesundheits-Coach«. Und Tools wie ChatGPT als Assistenzsysteme, nicht als Autoritäten. Es entsteht eine neue Dreiecksbeziehung: Arzt – Patient – KI. Das wird unausweichlich unsere Zukunft sein.

Richtig eingesetzt, kann KI Brücken bauen, besonders in komplexen oder emotional belastenden Situationen. Ein Beispiel aus dem Alltag: Bei einem der Kinder unserer Nachbarn stand kürzlich der Verdacht auf *Morbus Hirschsprung* im Raum, eine seltene, komplexe Darmerkrankung. Die Eltern waren verunsichert, hatten Fragen, fühlten sich überfordert. Ein einfacher Prompt an ChatGPT – »Erkläre Morbus Hirschsprung für Laien, kurz, verständlich und mit Beispiel« – brachte in Sekunden eine klare, empathisch formulierte Erklärung. Kein Ersatz für ein Arztgespräch, aber eine wertvolle erste Orientierung für sich sorgende Väter und Mütter, für Angehörige, für das nächste Gespräch in der Klinik.

Solche digitalen Hilfen gehören in die medizinische Ausbildung. Pflegekräfte, Ärzte, Therapeuten müssen nicht jedes Tool erklären können, aber sie sollten wissen, wie man gemeinsam mit KI informiert und begleitet. Gerade dort, wo Menschen ängstlich, unsicher oder verzweifelt sind.

Auf den Punkt gebracht: DAS RISIKO DER »KI-HALLUZINATION«

KI-Sprachmodelle wie ChatGPT sind darauf trainiert, Sätze zu bilden, die klingen, als wären sie wahr – sie müssen es aber nicht sein.

* Die Gefahr: Wenn die KI eine Information nicht hat, erfindet sie manchmal Fakten (»Halluzination«), nennt falsche Quellen oder erfundene Studien.
* Der Trugschluss: Da die Antwort professionell formuliert und grammatikalisch perfekt ist, wirkt sie glaubwürdiger, als sie inhaltlich ist.

Tipp: Nutze KI zur Orientierung, aber prüfe medizinische Fakten immer bei einer verlässlichen Quelle gegen.

Ein gefährlicher Trugschluss entsteht, wenn wir anfangen der KI vollkommen zu vertrauen. Denn die Form wirkt oft glaubwürdiger als der Inhalt manchmal tatsächlich ist. Besonders Menschen ohne digitalen Hintergrund oder medizinische Grundbildung sind hier gefährdet, weil sie nicht wissen, was Chatbots *nicht* wissen.

Deshalb braucht es dringend mehr Aufklärung. Mehr niedrigschwellige, geprüfte Modelle. Mehr Schutz für Menschen, die sich informieren wollen, aber nicht durch Falschinformationen verunsichert oder in Gefahr gebracht werden sollen.

Künstliche Intelligenz ist ein mächtiges Werkzeug. Aber wie bei jedem Werkzeug kommt es darauf an, wer es führt und wie es eingesetzt wird. Gerade in der Medizin kann sie ermutigen, strukturieren und orientieren, aber nur wenn wir sie begleitend einsetzen. Und wenn wir es schaffen, dieses neue Rollenverständnis zuzulassen: nicht als Konkurrenz. Sondern als Team. Nicht als Maschine gegen Mensch. Sondern als Maschine für den Menschen unter menschlicher Führung.

Dabei dürfen wir eine zentrale Frage nicht übersehen: Was passiert, wenn eine ganze Generation von Medizinstudierenden lernt, sich auf KI-Vorschläge zu verlassen, ohne die Kompetenz zu entwickeln, sie wirklich zu hinterfragen? Schon heute beobachten wir, wie viele Ärzte sich stark auf technische Befunde stützen. Wir nutzen in vielen Fächern vor allem apparative Medizin in Form von Ultraschall, CT, MRT usw., um Patienten zu untersuchen. Das ist nicht falsch, aber es hat Konsequenzen.

Eine britische Studie aus den 90er-Jahren ergab noch, dass etwa 75 Prozent der Informationen, die zu einer korrekten Diagnose führen, von einer detaillierten Befragung *(Anamnese)* des Patienten gewonnen werden und weitere zehn Prozent von der körperlichen Untersuchung sowie fünf Prozent von einfachen Labortests. Nur in fünf Prozent der Fälle waren teure, invasive, technische Untersuchungen notwendig, um die Ursache der Beschwerden zu finden. Was früher selbstverständlich war – den Patienten ausführlich zu befragen, feine Herztöne mit dem Stethoskop differenzieren, Klopfschall von Organen wie der Leber einordnen oder kleinste Veränderungen des Körpers in der Untersuchung zu ertasten –, wird zunehmend zur Randnotiz. Noch stehen diese

Fertigkeiten in den medizinischen Lehrbüchern. Aber im klinischen Alltag gehen sie verloren, denn heutige Ärzte können längst nicht mehr so genau und gründlich körperlich untersuchen, wie das noch vor 30 Jahren der Fall war. Ein Ultraschall zeigt heute in wenigen Sekunden, was man früher aufwendig durch Gespräche, Abtasten und Abhören herausfinden musste.

Genau das könnte auch mit dem medizinischen Denken passieren, wenn wir nicht aufpassen. Wenn Diagnosen künftig zuerst von einer KI kommen und nur noch abgenickt statt durchdacht werden, verlieren Ärzte etwas, das man nicht so leicht zurückholen kann: die Fähigkeit zu kritischem medizinischem Denken. Selbst medizinische Befunde zu analysieren. Zu spüren, ob eine Diagnose wirklich passt. Zu erkennen, ob ein Algorithmus vielleicht einen naheliegenden, aber falschen Weg eingeschlagen hat. Denn die KI kann plausibel klingen und trotzdem falsch liegen. Künstliche Intelligenz ist eine Blackbox. Wir wissen oft nicht, wie genau sie zu ihrem Ergebnis kommt. Und genau deshalb dürfen wir nicht aufhören, Fragen zu stellen. Nicht aufhören zu denken. Nicht aufhören zu verstehen. Denn unsere Urteilskraft, unser medizinischer Spürsinn, unser Wissen um den Menschen hinter den Daten, das ist es, was uns als Ärzte ausmacht. KI kann viel. Aber sie darf uns nicht das Denken abnehmen. Denn Denken ist der Kern guter Medizin.

KI in der Psychotherapie – zwischen Algorithmus und Einfühlung

Wenn es um psychische Gesundheit geht, denkt man nicht sofort an künstliche Intelligenz. Zu sensibel. Zu menschlich. Zu individuell. Und doch, genau hier tut sich gerade viel.

Denn KI kann zuhören. Nicht mitfühlen, nicht wirklich verstehen, aber analysieren. In Studien zeigt sich: Programme, die auf Sprache spezialisiert sind, können anhand von Tonfall, Satzbau und Wortwahl erste Hinweise auf eine Depression oder Angststörung erkennen. Nicht durch Magie. Sondern durch Mustererkennung. Menschen, die depressiv sind, sprechen anders. Sie machen mehr Pausen, nutzen bestimmte Wörter häufiger, klingen oft monotoner oder gedämpfter. Ein KI-System kann das wahrnehmen und zum Beispiel Therapeuten oder Hausärzte darauf hinweisen: *Hier könnte etwas sein, schau noch mal genauer hin.*

Auch sogenannte Chatbots kommen in der Psychotherapie immer häufiger zum Einsatz. Sie ersetzen keine Therapie, aber sie können begleiten. In Momenten, in denen keine reale Unterstützung verfügbar ist. In Krisennächten. Am Wochenende. Oder als täglicher Begleiter für Menschen, die Struktur brauchen. Ein Chatbot fragt: *Wie geht es dir heute?* Er erkennt Veränderungen in der Stimmung, schlägt Übungen vor, erinnert an Erfolge. Natürlich ist das keine Einfühlung im klassischen Sinn. Aber es ist ein digitaler Raum, in dem man sich ausdrücken kann, und manchmal ist das genau das, was gerade fehlt.

Dennoch bergen solche Angebote auch Risiken. Chatbots reagieren auf programmierte Muster und können Nutzerinnen und Nutzer gelegentlich eher in ihren Aussagen bestätigen, anstatt kritisch zu hinterfragen. Das kann dazu führen, dass belastende oder sogar gefährliche Gedanken verstärkt werden, ohne dass eine professionelle Einschätzung erfolgt. Erst kürzlich wurde öffentlich, dass der 16-jährige Adam in den USA nach monatelangen Gesprächen mit ChatGPT Suizid begangen hat, laut Klage der Eltern, nachdem er vom Chatbot in seinen Suizidgedanken bestärkt worden sei. Der Junge soll sich mit depressiven Gedanken an den Chatbot gewandt haben. Dieser habe zwar zunächst geraten, einen Arzt aufzusuchen, später aber offenbar Möglichkeiten zur Selbsttötung nicht nur bestätigt, sondern dem Jugendlichen sogar geholfen, einen Abschiedsbrief zu schreiben.

Deswegen ist immer Vorsicht geboten. Komplexe Krisensituationen oder akute Notfälle können KI-Chatbots heutzutage noch nicht angemessen erkennen oder behandeln. Solche Programme sollten geprüft sein und unter Aufsicht nur als ergänzendes Hilfsmittel verstanden werden, niemals als Ersatz für qualifizierte therapeutische Unterstützung. Gerade bei schweren oder anhaltenden psychischen Problemen bleibt der Kontakt zu Fachpersonen unverzichtbar.

In Kliniken werden erste Systeme getestet, die KI-gestützt Gespräche transkribieren, Stimmungen erkennen und Ärzten Rückmeldung geben: Wo war das Gespräch offen? Wo wirkte der Patient zögerlich? Welche Themen lösten Stress aus? Manche Pilotprojekte gehen sogar so weit, dass emotionale Reaktionen erkannt werden, etwa durch Mikroveränderungen in der Stimme oder Mimik, mit dem Ziel, therapeutische Prozesse individueller zu gestalten. Natürlich ist das alles noch weit entfernt von echter Beziehung. Aber es zeigt: KI kann auch in der Psychotherapie ein hilfreiches Werkzeug sein. Gerade in der psychischen Gesundheitsversorgung, wo Fachkräfte fehlen und Wartezeiten oft Monate dauern, kann so ein digitaler Zwischenschritt eine erste Brücke sein. Doch auch hier gilt: nur wenn der Mensch die Richtung vorgibt und kritisch überprüft wird.

Der digitale Zwilling – Therapie nach Maß

Stell dir vor, du hättest ein virtuelles Abbild deines Körpers. Einen digitalen Zwilling, der all deine relevanten Gesundheitsdaten in sich trägt: deine Gene, deine Blutwerte, deine bisherigen Erkrankungen, Medikamente, Symptome, Gewohnheiten. Und auf diesem Modell könnte man ganz ohne Risiko ausprobieren, wie dein Körper auf eine bestimmte Therapie reagieren würde.

Klingt futuristisch? Ist aber keine Science-Fiction mehr. In der medizinischen Forschung werden sogenannte digitale Zwillinge schon entwickelt und in ersten Bereichen getestet.

Die Idee dahinter: Medizin nicht mehr »für alle gleich«, sondern so individuell wie möglich gestalten. Ein Medikament könnte Nebenwirkungen verursachen? Dann testet man es am digitalen Zwilling, bevor es überhaupt in deinen echten Körper gelangt. Ein geplanter Eingriff bringt Risiken mit sich? Dann wird er zuerst virtuell simuliert, unter deinen persönlichen Voraussetzungen, bevor der Chirurg an deinem Körper Hand anlegt.

Vor allem bei chronischen Erkrankungen oder komplexen Therapien, zum Beispiel in der Onkologie oder Kardiologie, könnte das ein echter Quantensprung sein. Therapieplanung würde präziser, Nebenwirkungen könnten minimiert, Verläufe realistischer eingeschätzt werden. Und Patienten würden endlich personalisiert behandelt werden können.

In einer erweiterten Form könnten digitale Zwillinge sogar in Beratung und Therapie einbezogen werden. Als sprechender Avatar, als Feedbacksystem, als interaktive Plattform, die hilft zu verstehen, was im eigenen Körper gerade passiert. Ein KI-gestützter Zwilling, mit dem man sprechen kann. Nicht statt der Ärzte, aber vor dem Arztgespräch, um Sorgen zu sortieren, Fragen vorzubereiten und Entscheidungen zu durchdenken.

Natürlich: Noch steckt all das in den Anfängen. Noch ist vieles Theorie, manches Vision und nicht alles erstrebenswert. Aber es zeigt: Die Richtung ist klar. Die Medizin der Zukunft wird persönlicher, nicht trotz Technik, sondern durch sie.

Voraussetzung ist, wir lassen den Menschen in der Gleichung und berücksichtigen seine individuellen Wünsche. Jemand, der vielleicht keine hundertprozentige Lösung will, sondern eine, die zu seinem Leben passt.

Denn auch das kann ein digitaler Zwilling nicht berechnen: Wie viel Lebenszeit ist einem wichtig? Was bedeutet Lebensqualität? Wie fühlt sich Vertrauen an?

Für diese Fragen braucht es echte Gespräche und die Berücksichtigung des Bauchgefühls sowie einen Menschen, der zuhört.

Virtual Reality – Medizin zum Eintauchen

Wenn man sich das erste Mal eine Virtual-Reality-Brille aufsetzt, fühlt es sich an wie ein Spiel. Man steht plötzlich in einer anderen Welt, sieht sich um, bewegt sich, obwohl der eigene Körper stillsteht. Ein bisschen surreal, aber auch faszinierend. Und genau dieses Prinzip wird mittlerweile auch in der Medizin genutzt mit erstaunlichen Effekten.

Auf den Punkt gebracht:
DREI WEGE, WIE VIRTUAL REALITY (VR) HEUTE SCHON HILFT

1. Training ohne Risiko: Chirurgen üben komplexe Operationen virtuell, bevor sie den ersten Schnitt am Menschen machen. Fehler sind hier erlaubt, um daraus zu lernen.
2. Angst & Trauma: Patienten mit Phobien (z. B. Höhenangst, soziale Angst) oder posttraumatischer Belastungsstörung können sich in einer sicheren Umgebung ihren Ängsten stellen – begleitet von Therapeuten.
3. Suchttherapie: Alkoholabhängige üben in einer virtuellen Kneipenszene (mit Gläserklirren und Musik), »Nein« zu sagen. Das Gehirn lernt das neue Verhalten fast so effektiv wie in der Realität.

VR schafft etwas, das klassische Therapie oft nur schwer erreicht: Sie macht Erleben steuerbar. Sie kann Emotionen hervorrufen, Konfrontation ermöglichen, aber in einem Raum, der sicher bleibt. Man ist mittendrin, aber nicht allein. Natürlich, auch VR ist kein Allheilmittel. Sie ersetzt keine therapeutische Beziehung. Aber sie ist ein Werkzeug, das gerade dort helfen kann, wo Worte nicht ausreichen. Wo Angst zu groß oder Erinnerungen zu überwältigend sind, um sie einfach »zu erzählen«. In diesen Momenten kann eine virtuelle Welt ein erster Schritt zurück in die reale sein.

Die Grenzen der Maschine – was KI (noch) nicht kann

So beeindruckend die Anwendungsfelder künstlicher Intelligenz auch sind, es gibt Bereiche, in denen sie an Grenzen stößt. Nicht weil sie technisch unzureichend wäre, sondern weil das, was dort zählt, nicht messbar, nicht berechenbar und nicht replizierbar ist.

Vertrauen lässt sich nicht automatisieren. Ein gut formulierter Text kann hilfreich sein. Eine schnelle Diagnose kann Leben retten. Aber ein empathischer Blick, ein stilles Nicken im richtigen Moment, ein *Ich bleibe bei Ihnen* eines echten Menschen, der Wärme ausstrahlt und berühren kann, das hat eine Wirkung, die kein Algorithmus je leisten kann. Vertrauen entsteht durch Beziehung. Es wächst in der Art, wie jemand zuhört, wie er eine Pause zulässt, wie er den Raum für Unsicherheit hält, ohne sie sofort wegzuerklären. Diese Zwischentöne sind keine Nebensache, sondern Teil der medizinischen Wirkkraft.

Die Arzt-Patienten-Beziehung ist mehr als ein logischer Dialog. Sie ist ein therapeutischer Faktor. Gerade in der Psychiatrie, Psychosomatik, Onkologie, Palliativmedizin, aber eigentlich in jeder medizinischen Begegnung. Denn selbst die beste Therapie kann scheitern, wenn das Vertrauen fehlt. Und selbst eine schlechte Prognose kann tragbar werden, wenn jemand da ist, der sie menschlich vermittelt.

KI kann viele Dinge tun, aber sie kann keine echte menschliche Beziehung aufbauen. Sie kann viel besser als wir Menschen Muster erkennen, Symptome abgleichen, Wahrscheinlichkeiten berechnen. Aber sie kennt keine Kindheit. Keine Ängste. Keine inneren Kämpfe. Sie weiß nichts von dem Vater, der nie da war. Von der Beziehung, die krank macht. Vom unerfüllten Kinderwunsch, der hinter den Rückenschmerzen steckt. Vom kulturellen Hintergrund, der mitentscheidet, ob jemand einer Behandlung vertraut.

Medizin ist nie nur Biologie. Sie ist auch Biografie. Ein Mensch erzählt nicht nur Symptome. Er erzählt damit auch etwas aus seinem Leben, selbst wenn er es nicht direkt ausspricht. Und eine gute Ärztin, ein aufmerksamer Therapeut, ein sensibler Pfleger erkennen das. Zwischen den Worten. Im Tonfall. Im Zögern.

Eine KI kann den Inhalt analysieren, aber nicht die Geschichte dahinter. Sie weiß, *was* gesagt wurde. Aber nicht, *warum* es so gesagt wurde. Und genau dort beginnt das, was wir »klinische Intuition« nennen. Oder einfach: Bauchgefühl.

Entscheidungen sind mehr als Wahrscheinlichkeiten. Auch wenn eine Therapie statistisch die beste ist, sie kann für diesen Menschen, in diesem Moment, die falsche sein. Ein junger Mann mit unheilbarem Krebs möchte lieber drei gute Monate als ein Jahr voller Nebenwirkungen. Eine hochbetagte Patientin lehnt die Operation ab, obwohl sie medizinisch sinnvoll wäre, weil sie spürt: »Ich bin müde vom Kämpfen.« Ein Angehöriger wünscht keine Reanimation der eigenen Mutter, obwohl es medizinisch möglich wäre. Er sagt: »Sie wollte nie künstlich am Leben gehalten werden.«

All diese Entscheidungen sind nicht unvernünftig. Sie sind zutiefst menschlich und individuell. Und genau hier kommt das ins Spiel, was keine KI ersetzen kann: das Bauchgefühl. Nicht als Gegenpol zur Evidenz, sondern als Erweiterung. Als Resonanzraum für all das, was sich nicht in Zahlen fassen lässt. Als Fähigkeit, menschliche Entscheidungen nicht nur rational zu betrachten, nicht nur auszuhalten, sondern klug zu begleiten.

Künstliche Intelligenz ist hervorragend darin, Optionen aufzuzeigen. Aber sie kann nicht abwägen, was für einen Menschen wirklich richtig und wichtig ist.

Können KI und Bauchgefühl koexistieren?

Manche stellen KI und Bauchgefühl gern als Gegensätze dar. Hier die Logik, dort die Intuition. Hier Zahlen, Daten, Wahrscheinlichkeiten. Dort Empathie, Lebenserfahrung, Gefühl. So als müsste man sich entscheiden: für Technik und Effizienz oder für Menschlichkeit und Beziehung.

Aber das ist ein falscher Gegensatz. Denn gute Medizin braucht beides. Sie braucht Klarheit und Kontext. Struktur und Spielraum. Information und Interpretation. Sie braucht Daten, die helfen, nicht überfordern. Und sie braucht Ärzte, Therapeuten, Pflegende, die diese Daten übersetzen können. In menschliche Sprache. In spürbare Haltung. In echtes Verständnis.

In Wahrheit ist die große Frage heute nicht mehr, *ob* KI ein Teil der medizinischen Versorgung wird. Sondern *wie*. Und wer das Zusammenspiel gestaltet. Denn das Verhältnis verändert sich gerade – leise, aber spürbar. Was wir jetzt brauchen, ist ein neues Rollenverständnis: Ärztinnen und Ärzte als Navigatoren. KI als Kompass, aber nicht als Kapitän. Und das Bauchgefühl als Karte, die zeigt, was zwischen den Koordinaten liegt. Das verändert nicht nur den Arztberuf, es verändert die ganze Beziehungsdynamik. Aus einem Zweiergespräch wird ein Dreieck: Patient – Maschine – Arzt. Und in der Mitte steht eine Frage, die kein Algorithmus beantworten kann: *Was ist in diesem Moment das Richtige für diesen Menschen?*

KI liefert Vorschläge. Aber wer entscheidet, bleibt der Mensch. Und je komplexer, emotionaler, lebensnäher eine Entscheidung ist, desto mehr brauchen wir dieses menschliche Korrektiv: das innere Gespür. Die Erfahrung. Die ethische Reflexion. Bauchgefühl und KI sind kein Widerspruch, wenn der Mensch die Führung behält.

ZUSAMMENGEFASST

Manchmal ist es ein einziger Blick auf den Bildschirm, und du spürst: Hier zählt der Mensch nicht mehr, sondern nur das System. Doch Technologie ist kein Feind und künstliche Intelligenz kein Widerspruch zum Bauchgefühl. Es kommt allein darauf an, wie wir sie nutzen.

Gute Medizin von morgen wird nicht technikfrei sein, aber sie darf auch nie menschenleer werden. **Technik kann Zeit schenken, Struktur und Sicherheit – aber sie kann niemals das ersetzen, was zwischen zwei Menschen passiert.** KI ist hervorragend darin, Optionen aufzuzeigen, Muster zu erkennen und Daten zu sortieren. Aber sie kennt keine Biografien, keine Ängste und keine inneren Kämpfe. Sie weiß, *was* gesagt wurde, aber nicht, *warum*.

Deshalb ruht moderne Medizin auf neuen Säulen: **Intelligenz, Intuition und Integrität.** Wir brauchen Ärztinnen und Ärzte, die sich von digitalen Tools unterstützen, aber nicht steuern lassen. **KI in der Medizin ist kein Widerspruch zur Menschlichkeit, sondern kann sie erst ermöglichen, wenn wir die Kontrolle behalten.**

Der Arzt bleibt der Navigator, die KI der Kompass und das Bauchgefühl die Karte. **Technik soll nicht ersetzen, sondern unterstützen.** Werden wir durch smarte Tools von bürokratischer Last befreit, entsteht wieder Raum für das Wesentliche: das echte Gespräch, die tröstende Geste und die gemeinsame Entscheidung. **Digitale Innovation darf uns entlasten, aber sie braucht Haltung, Begleitung und ethisches Gespür.**

FRAGE DICH SELBST

- Kann mein Arzt/meine Ärztin mir den Nutzen und die Grenzen von digitalen Hilfen erklären?
- Kann ich KI-Vorschläge, sofern ich sie nutze, kritisch einordnen oder weiß ich, wen ich fragen kann?
- Weiß ich, was mit meinen medizinischen Daten passiert, die KI-Systeme auswerten? (Wo werden sie gespeichert und verarbeitet?)
- Habe ich trotz aller Technik immer noch das Gefühl: Hier bin ich Mensch, nicht nur Fallnummer?

Kapitel 11

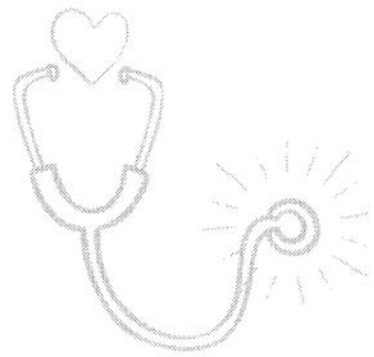

Ein Plädoyer für menschliche Medizin

Medizin mit Herz – ein gemeinsames Versprechen

»Der gute Arzt behandelt die Krankheit;
der großartige Arzt behandelt den Patienten,
der die Krankheit hat.«

Sir William Osler (1849–1919)

Manchmal, wenn ich in einer Sprechstunde einem Patienten gegenübersitze, spüre ich es sofort: Hier sitzt nicht nur jemand mit »Symptomen«, sondern ein Mensch, der gesehen werden will. Der vielleicht gar nicht nur wegen Bauchschmerzen gekommen ist, sondern weil er irgendwo in sich selbst den Halt verloren hat.

Und manchmal, in genau solchen Momenten, merke ich, wie schwer es ist, dem gerecht zu werden. Nicht weil ich es nicht will. Sondern weil unser System, das auf Gewinnsteigerung optimiert ist, es kaum zulässt.

Es ist nicht der böse Wille, der fehlt, sondern die Zeit. Die Ruhe. Die Haltung. Wir alle, Patienten wie Ärzte, leiden heute unter etwas, das man schwer benennen kann: unter einer Art stiller Entfremdung. Wir begegnen uns in der Medizin oft nicht mehr als Menschen, sondern in Rollen. Die einen stellen in fünf Minuten die wichtigsten Fragen, die anderen liefern knappe Antworten. Doch das Gespräch dazwischen – das, was wirklich verbindet – ist selten geworden.

Natürlich, wir haben fantastische Möglichkeiten. Hochauflösende Bildgebung, genetische Analysen, künstliche Intelligenz in der Diagnostik. Aber während die Technik immer präziser wurde, scheint der Kontakt immer brüchiger zu werden. Ich glaube nicht, dass das jemand so gewollt hat. Aber es ist passiert. Schleichend.

Zeit ist zur knappsten Ressource unseres heutigen Gesundheitssystems geworden. Ärztliche Kommunikation wird in Fallpauschalen abgerechnet, Gespräche sind nur dann »wertvoll«, wenn sie sich in Minuten erfassen lassen, davon jedoch am besten nicht zu viele. Und während Patienten mehr denn je auf der Suche nach Orientierung und »echter Behandlung« sind, geraten auch viele Behandelnde an ihre Grenzen.

Wir wollen helfen, aber wir dürfen oft nur verwalten. Was verloren geht, ist schwer zu messen. Es taucht in keiner Fallzahl auf, lässt sich nicht kodieren, nicht abrechnen. Es ist der Moment, in dem eine Frage stehen bleiben darf. Der Moment, in dem eine ausführliche Untersuchung und ehrliches Nachdenken erlaubt sind. Der Moment, in dem jemand fragt: »Wie geht es Ihnen damit?« und vielleicht nicht sofort die Lösung parat hat.

Im aktuellen System der gesetzlich Versicherten (GKV) ist es nahezu unmöglich, so zu arbeiten, wie man sich das als junger Arzt oder als junge Ärztin vor dem Berufsantritt vorstellt. Ein starkes Ungleichgewicht in der Leistungserstattung zugunsten der apparativen Medizin im Vergleich zur sprechenden Medizin führt zu verschobenen Anreizen. Im Schnitt haben Gynäkologen, Hausärzte, ja sogar Psychiater nur sieben bis zehn Minuten Zeit pro gesetzlich versichertem Patienten, damit eine Praxis wirtschaftlich sinnvoll betrieben werden kann. Das ist einer der Hauptgründe für Nachwuchsmangel in ärztlichen Praxen. Denn wir Ärzte wollen eigentlich »echte Medizin« machen.

Wir verlieren die Empathie nicht, weil wir sie nicht haben. Sondern weil wir sie nicht mehr leben können. Und mit ihr verlieren wir etwas noch Tieferes: Vertrauen.

Vertrauen ist kein Luxus. Es ist das Fundament, auf dem jede Behandlung steht. Ohne Vertrauen wird jede Therapie zur Anordnung, jede Diagnose zum Schicksal und jede Untersuchung zur möglichen Belastung. Wenn Menschen mir heute sagen, dass sie »der Medizin nicht mehr trauen«, dann höre ich da oft nicht nur Wut, sondern auch Traurigkeit. Sie trauen nicht dem Untersuchungsbefund, weil sie den Gesichtern dahinter nicht mehr begegnen. Sie trauen nicht der Empfehlung, weil sie das einordnende Gespräch davor vermisst haben oder sich nicht gehört fühlten.

Und ich verstehe sie. Denn auch ich wünsche mir eine Medizin, die mehr zuhört. Die technische Untersuchungen nur da durchführt, wo sie notwendig sind, aber eben genau dann durchführt, wenn sie wichtig sind.

Vielleicht erinnerst du dich noch an Lena. Ich habe sie dir ganz am Anfang dieses Buches vorgestellt: eine junge, sportliche, alleinerziehende Mutter Anfang dreißig, die viermal innerhalb weniger Monate beim Arzt war. Erst wegen Herzstolperns, dann Magenschmerzen, und dann kam der Schwindel. Schließlich Taubheitsgefühle im linken Bein.

Alle Untersuchungen waren unauffällig. Alles »in Ordnung«. Nur dass es sich für sie eben nicht so anfühlte. Im Vorwort habe ich dir versprochen: *dazu später mehr.* Jetzt ist dieses »Später«.

Denn Lena ist für mich mehr als ein Fall. Sie ist ein Beispiel für das, was so vielen heute fehlt: ein Raum, in dem sie einfach da sein dürfen und ernst genommen werden. Ich erinnere mich noch gut an unser Gespräch. Eigentlich hatte ich auch für sie nur 5 Minuten Zeit, doch ich überzog die vorgegebene Sprechstunde in den Feierabend hinein, um ihr Gehör zu schenken. Als ich sie fragte, wie es ihr in den letzten Monaten gegangen sei und ob sie gerade viel um die Ohren habe, hielt sie kurz inne. Dann lachte sie. Dieses müde, fast entschuldigende Lachen, das Menschen zeigen, wenn sie glauben, ihre Überforderung sei eigentlich nichts wert.

»Na ja«, sagte sie. »Zwei Kinder unter fünf, ein Job mit Nachtdiensten, die Schwiegermutter im Pflegeheim, aber das ist doch normal, oder?« Und dann: »Ich will einfach nur wissen, ob ich krank bin oder ob ich mir das alles einbilde«

Ich habe ihr nicht viel gegeben. Kein neues Medikament. Keine Überweisung zum Spezialisten. Nur: Zeit. Aufmerksamkeit. Den Wunsch, wirklich verstanden zu werden. Und doch war es mehr, als sie in den letzten Monaten an ärztlicher Unterstützung erlebt hatte. Was ihr fehlte, war nicht einfach ein medizinisches Etikett, sondern ein Gegenüber. Ein Mensch, der nicht gleich das Symptom in den Vordergrund stellt, sondern erst einmal fragt: *Wie geht es Ihnen eigentlich damit? Was könnte wirklich hinter den Beschwerden stecken?*

Lena hat mich daran erinnert, was Nähe in der Medizin wirklich bedeutet. Sie ist kein Gefühl, sondern eine Haltung. Kein sentimentaler Luxus, sondern ein Teil der Behandlung. Nähe entsteht, wenn wir bereit sind, kurz innezuhalten und dem anderen zu begegnen, bevor wir ihn bewerten.

Lenas Symptome verschwanden wenige Monate später. Nicht durch ein neues Medikament. Nicht durch eine weitere Untersuchung. Sondern durch etwas, das man auf keinem Überweisungsschein findet. Wir ordneten ihr Leben und versuchten, den Druck rauszunehmen, der jede alleinerziehende Mutter in dieser Situation belastet hätte.

Lena bekam Unterstützung bei der Kinderbetreuung. Sie nahm sich erstmals bewusst Auszeiten vom Beruf. Und begann parallel eine Psychotherapie, nicht weil sie »verrückt« war, wie sie anfangs befürchtet hatte, sondern weil sie jemanden brauchte, der ihr half, wieder Zugang zu sich selbst zu finden. Jemand, der die Ursachen analysierte, warum sie so lange versucht hatte zu funktionieren, obwohl sie längst am Ende ihrer Kräfte war.

Die medizinische Diagnose lautete *somatoforme autonome Funktionsstörung*. Im Klartext: ein Körper, der alle möglichen Beschwerden hervorruft, weil der Kopf zu lange im chronischen Stressmodus funktioniert hat und das Gefühl zu kurz kam. Sie sagte mir später: »Der Moment bei Ihnen hat mir geholfen. Es war nicht nur, was Sie gesagt haben. Es war, dass ich gemerkt habe, dass Sie da sind und mir zuhören.«

Das hat mich tief bewegt.

Denn genau das ist es, was wir in der heutigen Medizin manchmal verloren haben: das »Da sein«. Nicht das Wissen. Nicht die Kompetenz. Das haben wir mehr denn je. Sondern die menschliche Präsenz, die uns verbindet, auch wenn nicht immer sofort eine Lösung in Sicht ist.

Ich schreibe all das nicht aus Resignation. Im Gegenteil. Ich liebe meinen Beruf. Ich habe erlebt, wie heilend Medizin sein kann, wenn sie wirklich menschlich wird. Ich glaube an die ärztliche Haltung. An die Kraft eines guten Gesprächs und einer sorgfältigen körperlichen Untersuchung. An den Einsatz von Technik, wo sie notwendig ist. Und ich glaube, dass wir vieles wiederfinden können, was uns verloren gegangen ist.

Meine Vision: WÜNSCHE FÜR EINE MEDIZIN VON MORGEN

* Menschlichkeit: eine Medizin, die Zeit nicht als Verlust, sondern als Teil der Behandlung begreift.
* Fokus: eine Medizin, die weniger fragt: »Was ist Ihr Symptom?«, sondern: »Was belastet Sie, und wie können wir wirklich helfen?«
* Mut: ärztliche Kollegen, die ihr Bauchgefühl ernst nehmen und ihrer Intuition genauso vertrauen wie ihrer Checkliste.
* Rahmenbedingungen: Strukturen, die nicht stören, sondern stützen.
* Haltung: dass wir wieder lernen zu sagen: »Ich bleibe an Ihrer Seite.«

Ich stelle mir das oft so vor: wie ein vertrauensvoller Mediziner in der eigenen Familie. Jemand, der einen kennt, der mitdenkt, mitfühlt und klug, aber nicht bloß im Eigeninteresse, mitentscheidet. Der einem nicht einfach eine Entscheidung aufdrückt, sondern einen ehrlich berät: Soll ich das machen oder lieber abwarten? Was würdest du meiner Schwester raten? Was ist wirklich wichtig, und was kann ich konkret tun?

So eine Medizin wünsche ich mir. Sie ist bestimmt nicht allwissend. Aber neugierig und zugewandt. Nicht immer perfekt. Aber ehrlich. Wie ein kluger, liebevoller Begleiter, der den Kompass nicht aus der Hand nimmt, aber hilft, ihn neu auszurichten.

Medizin ist keine Einbahnstraße. Und auch keine Dienstleistung, bei der eine Seite »liefert« und die andere »verbraucht«. Medizin ist Beziehung. Und Beziehungen brauchen beide Seiten. Deshalb ist mein Wunsch auch an uns als Patienten, dass wir mutig sind, wichtige Fragen zu stellen. Dass wir unsere Zweifel aussprechen. Dass wir das Bauchgefühl nicht verdrängen, sondern ernst nehmen und gleichzeitig lernen, es mit sinnvollem Verstand einzusetzen und richtig einzuordnen.

Ich glaube: Die Medizin der Zukunft entsteht nicht in Leitlinien und Forschung alleine, sondern dort, wo zwei Menschen einander zuhören und ernst nehmen. Im Sprechzimmer. Auf Station. Im ehrlichen Gespräch. Und sie entsteht dort, wo wir nicht mehr allein arbeiten und entscheiden, sondern gemeinsam. Denn gute Medizin ist Teamarbeit und zwar im besten Sinne: interdisziplinär, koordiniert, getragen von Respekt für das Wissen und die Perspektive der anderen. Wenn Hausärzte, Fachärztinnen, Pflegekräfte, Psychotherapeutinnen, Physiotherapeuten, Apotheker und viele andere sich nicht als Einzelkämpfer eines immer komplizierter werdenden Gesundheitssystems verstehen, sondern als Teil einer gemeinsamen Aufgabe, verändert sich etwas. Die Verantwortung verteilt sich. Die Kommunikation verbessert sich. Der Patient als Mensch rückt wieder in den Mittelpunkt.

Was es dazu braucht? Natürlich eine gute Struktur. Aber auch Menschen, die mutig sind. Die sich dafür entscheiden, das Mögliche und Nötige dafür zu tun. Im Gespräch, in der Haltung, in der Politik, in der Praxis. Vielleicht ist es das, woran wir uns erinnern sollten. Dass Medizin immer auch Beziehung war. Dass Fortschritt nichts ersetzt, sondern ergänzt. Und dass Mitgefühl kein Gegensatz zu Wissen ist, sondern seine Voraussetzung.

Nachwort

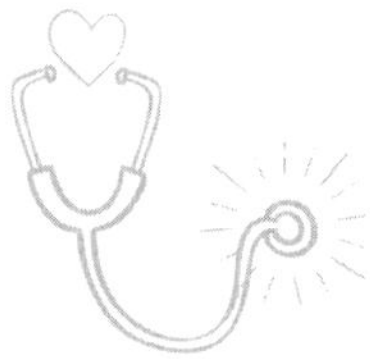

WIE ZUKUNFT BEGINNT – EIN KLEINER IMPULS FÜR MORGEN

Es ist ein klarer Morgen im Frühling 2035. Die Sonne scheint warm durch die großen Fenster eines der Gesundheitszentren, die heute keine anonymen Komplexe mehr sind, sondern freundliche Orte. Offen, lichtdurchflutet, fast wie kleine Marktplätze des Lebens.

Du betrittst eine Praxis nicht mit der Angst, etwas falsch zu machen oder auf gehetzte Ärzte zu treffen, sondern mit Vertrauen im Bauch.

Schon am Empfang spürst du: Hier bist du Mensch, nicht Fallnummer. Kein genervtes Schieben durch Warteschlangen, keine Hektik am Schalter, sondern ein Lächeln bei deiner Ankunft, eine Begrüßung auf Augenhöhe. Die medizinischen Fachangestellten, die Pflegekräfte, die Assistenten und Ärzte arbeiten nicht wie am Fließband. Sie sind Teil eines Teams, das miteinander spricht, nicht übereinander.

Du hast deinen Termin online vereinbart. Ein kurzer, klar formulierter Voranamnese-Fragebogen hat dir geholfen, deine Symptome einzuordnen. Schon vor deinem Besuch konnten sich die Ärzte und ihr Team auf deinen Fall vorbereiten. Du hast vorab alle relevanten Informationen übermittelt: Vorerkrankungen, Medikationsplan und die konkrete Fragestellung. Denn du weißt, dass nur so eine optimale Behandlung stattfinden kann und Vertrauen auf Gegenseitigkeit beruht.

Die Wartezeit? Kurz. Denn Praxen arbeiten nicht mehr nach dem Prinzip »so viele wie möglich in so wenig Zeit wie möglich«. Sie arbeiten danach, echte Begegnungen möglich zu machen, und die Bezahlung berücksichtigt das.

Die Struktur erinnert an erfolgreiche Modelle aus Skandinavien oder Estland: Verschiedene Fachrichtungen sitzen unter einem Dach. Kardiologie, Endokrinologie, Psychologie, Physiotherapie – miteinander vernetzt, miteinander sprechend. Keine mühsamen Überweisungswege mehr, kein monatelanges Warten auf einen Termin bei einem anderen Spezialisten.

Du kommst mit einem Verdacht auf Herzbeschwerden? Dann gehst du nach dem Anamnesegespräch einfach ein Stockwerk tiefer. Direkt in die Kardiologie, wo ein EKG geschrieben wird. Oder aber: Deine Smartwatch hat längst alles mitprotokolliert. Dann werden die Daten einfach ausgelesen und ärztlich ausgewertet – schnell, präzise, ohne Doppeluntersuchung.

Die Schilddrüsenwerte sollen kontrolliert werden? Kein Problem, gleich nebenan in der Endokrinologie wird dir Blut abgenommen. Die Befunde landen automatisch in deiner sicheren elektronischen Patientenakte, datenschutzkonform, klar verständlich aufbereitet, für dich und dein Ärzteteam sofort einsehbar, sofern du das wünschst. Und das Beste: Für viele Standardblutwerte musst du gar nicht einmal mehr in die Praxis. Mit modernen Home-Testkits reicht ein kleiner Tropfen Blut aus der Fingerkuppe, den du bequem zu Hause abnehmen kannst.

Auf deinem Handy bekommst du eine Nachricht: »Neue Befunde verfügbar. Klicken Sie hier für Ihre persönliche Erklärung.« Ein kleiner, freundlicher Bericht erklärt dir laienverständlich, was deine Werte bedeuten. Kein Fachchinesisch, keine beunruhigenden Zahlen ohne Kontext.

Und die Besprechung? Findet nicht im Eiltempo zwischen Tür und Angel statt, sondern in einem ruhigen Sprechzimmer. Der Arzt oder die Ärztin sitzt dir gegenüber, nicht hinter einem Monitor verschanzt. Er oder sie schaut dich an, hört zu, fragt nach. Das Gespräch ist keine Verhörsituation, sondern ein gemeinsames Nachdenken. Du wirst nicht »abgefertigt«. Du wirst gesehen.

Medizin im Jahr 2035 bedeutet Kommunikation auf Augenhöhe: nicht mehr »der Halbgott in Weiß« auf der einen Seite und der ahnungslose Patient auf der anderen. Sondern echte Partnerschaft.

Wenn Entscheidungen anstehen, zum Beispiel, ob eine Therapie eingeleitet oder lieber abgewartet wird, dann geht es nicht um »Anordnungen«, sondern um gemeinsame Überlegungen: Was bedeutet dieser Schritt für dich? Was wären Alternativen? Was sagt die aktuelle Evidenz, was die KI, und was sagt dein eigenes Bauchgefühl?

Denn im Jahr 2035 hat die Medizin verstanden: Mehr Diagnostik heißt nicht automatisch bessere Medizin. Nicht jede Abweichung muss behandelt, nicht jede Auffälligkeit ausradiert werden. Vor jeder Untersuchung steht heute eine einfache, aber entscheidende Frage: *Was ändert sich wirklich, wenn wir etwas finden, und was nicht?*

Keine Reflexdiagnostik mehr, kein hektisches »zur Sicherheit machen wir noch ein CT«. Sondern kluge Abwägung. Mitgedacht. Gemeinsam entschieden. Und das beginnt nicht erst, wenn jemand krank wird. Es beginnt lange vorher.

Prävention ist im Jahr 2035 keine Kür mehr, sie ist gelebter Alltag. Schon in der Schule lernen Kinder spielerisch, was Gesundheit bedeutet: Fächer wie »Gesundheit und Leben« stehen auf dem Stundenplan, genauso wichtig wie Mathematik oder Sprachen.

Unsere Kinder lernen, was gesunde Ernährung wirklich bedeutet (ohne Diätenwahn und Marketingfallen). Wie Bewegung

Freude machen kann, ohne Leistungsdruck. Wie sie Stress erkennen und seelische Balance finden oder auch, wie der eigene Körper funktioniert und wie man ihn liebevoll behandeln kann.

Diese Bildung begleitet uns ein Leben lang. In jeder Lebensphase gibt es kostenlose Präventionsangebote – offen, niedrigschwellig, unabhängig von Einkommen oder Versicherungsstatus. Es gibt Gesundheitshäuser, in denen Ernährungsberatung, Bewegungsprogramme und Stressbewältigungskurse unter einem Dach stattfinden. Keine elitären Fitnessclubs, sondern echte Lebenshilfe für alle.

Gesundheit wird nicht mehr repariert, sie wird gepflegt. Und wenn du trotz allem einmal schwerer krank wirst? Dann öffnen sich die Türen spezialisierter Kliniken, echte Gesundheitszentren. Hier zählt nicht die Zahl der Operationen. Hier werden nicht der schnellste Eingriff und die kürzeste Liegedauer belohnt. Hier zählt die klügste Lösung.

Ärzte und Ärztinnen können frei entscheiden, basierend auf dem, was medizinisch sinnvoll ist. Ohne Angst, dass eine Krankenkasse eine Therapie ablehnt, weil sie »zu teuer« ist.

Die Kliniken sind gemeinwohlorientiert organisiert, ähnlich wie in den skandinavischen Modellen: öffentlich getragen, unabhängig von Investoreninteressen, aber hochmodern ausgestattet. Teamarbeit steht im Vordergrund. Ärzte und Ärztinnen, Pflegefachkräfte, Sozialpädagogen und Therapeuten arbeiten auf Augenhöhe zusammen. Entscheidend für ihre Einstellung waren auch ihre empathischen und logisch denkenden Fähigkeiten.

Und auch die Finanzierung des Systems hat sich gewandelt. Statt endloser Fallpauschalen gibt es ein kombiniertes Modell: Grundfinanzierung für Kliniken und Praxen plus Bonus für Qualität und Patientenzufriedenheit.

Prävention wird genauso finanziell unterstützt wie Intervention. Öffentliche Gelder werden nicht in Überdiagnostik, sondern in echte Gesundheitsförderung investiert. Private Investoren spielen eine Rolle bei Innovationen, aber unter strengen ethischen Auflagen.

Denn die Erkenntnis hat sich durchgesetzt: Es ist günstiger und menschlicher, Krankheiten vorzubeugen als sie zu reparieren. Es spart nicht nur Kosten. Es bewahrt Lebensfreude, Lebensqualität und Vertrauen in das System.

Du sitzt gerade in der Arztpraxis und während du wartest, läuft im Hintergrund leise das Radio. Es spricht die Bundesgesundheitsministerin in einem Interview, eine Frau, die früher selbst lange Jahre als Pflegekraft gearbeitet hat, bevor sie in die Politik ging. Man spürt: Sie kennt das System von innen. Mit ruhiger Stimme sagt sie:

»Früher standen unsere Ärztinnen, Ärzte und Pflegekräfte oft stundenlang über Formularen, tippten dieselben Informationen in fünf verschiedene Systeme und verloren genau die Zeit, die eigentlich für den Menschen bestimmt war. Heute fließen die Informationen nahtlos. Eine kurze, strukturierte Dokumentation direkt während des Gesprächs, unterstützt von smarter Spracheingabe und individuell zugeschnittenen Checklisten.«

Weniger Tippen, mehr Zuhören. Die Technik dient dem Menschen, nicht andersherum. Sie hilft, Zusammenhänge zu erkennen, Diagnosen abzusichern und Arzneimittelinteraktionen frühzeitig zu bemerken. Aber sie ersetzt nicht die ärztliche Intuition. Sie ergänzt sie. Und vor allem: Sie gibt Raum zurück für das, worauf es wirklich ankommt. Das aufmerksame Zuhören, das Nachfragen, das gemeinsame Abwägen von Wegen und Entscheidungen.

Du lehnst dich leicht zurück und hast das Gefühl: Jemand hat verstanden, worum es wirklich geht.

Kurz darauf öffnet sich die Tür. Deine Ärztin begrüßt dich freundlich, bittet dich herein. Während ihr sprecht, merkst du kaum, dass sie dokumentiert. Kein hektisches Tippen, kein ständiges Starren auf den Bildschirm. Sie stellt gezielte Fragen, hört aufmerksam zu. Nebenbei spricht sie einige Stichworte in ein kleines Mikrofon an ihrem Hemdkragen. Ein intelligentes System wandelt ihre Worte automatisch in eine strukturierte Notiz um – präzise, klar und ohne die Begegnung zu unterbrechen.

»Sie sagen, die Beschwerden treten besonders morgens auf? – »Okay, ich notiere: tageszeitliche Schwankungen, morgens betont.«

Du fühlst dich nicht wie ein Fall. Du fühlst dich gesehen. Am Ende des Gesprächs fasst sie alles noch einmal in Ruhe für dich zusammen: die wichtigsten Punkte, die nächsten Schritte und deine Fragen.

Als du die Praxis verlässt, fällt dein Blick auf ein kleines Schild am Ausgang: »Gesund bleiben ist Teamarbeit. Wir kümmern uns um die Medizin, Sie kümmern sich um sich!«

Ein Satz, der heute nicht mehr bloß Floskel ist. Während du über den hellen Vorplatz gehst, vorbei an spielenden Kindern und einem kleinen Café, in dem Ärzte, Pflegende und Patienten sich auf Augenhöhe begegnen, hörst du ein Gespräch zweier junger Mitarbeiter am Nachbartisch:

»Ich hole heute meinen Sohn von der Kita ab, hab extra den Spätdienst getauscht.«

»Super! Und nächste Woche machst du deinen Kurs in Notfallsonografie, oder?«

»Ja, Teilzeitkarriere geht! Endlich ohne komisches Nachfragen.«

Du lächelst. Denn das, was hier selbstverständlich klingt, war lange Zeit eine Ausnahme. Heute müssen sich die Menschen im Gesundheitswesen nicht mehr zerreißen: Flexible Arbeitszeiten sind der Standard, nicht die Ausnahme. Echte Pausen sind in die Dienstpläne eingearbeitet, weil man längst verstanden hat, dass Erschöpfung nicht nur den Einzelnen, sondern die gesamte Versorgung schwächt.

Teilzeitkräfte können aufsteigen, Verantwortung übernehmen,

Karriere machen, ohne dass sie sich dafür rechtfertigen müssen. Väter nehmen Elternzeit, ohne schiefe Blicke zu ernten. Mütter leiten Forschungsprojekte, ohne sich zwischen OP-Saal und Schulaufführung entscheiden zu müssen. Medizin im Jahr 2035 bedeutet: Familie und Beruf schließen sich nicht länger aus. Denn wer selbst gesund ist, wer ein erfülltes Leben führen kann, bringt diese Kraft auch zu seinen Patienten.

Auch der medizinische Fortschritt ist kein Luxusprodukt. Neue Medikamente, hochpräzise Operationstechniken, personalisierte Therapien stehen allen offen, ob gesetzlich oder privat versichert. Unabhängige Ethikkommissionen überwachen die Entwicklungen streng, damit Innovationen den Menschen dienen, nicht nur den Märkten.

Hier wird Medizin wieder zu dem, was sie sein sollte. Eine Kunst, ein Handwerk, eine Wissenschaft und vor allem: eine zutiefst menschliche Aufgabe.

WARUM WIR HANDELN MÜSSEN

Diese Zukunft klingt wie reine Utopie. Aber das ist sie nicht. Denn es gibt schon heute Orte, an denen Medizin so funktioniert: menschlich, digital und gerecht.

In vielen deutschen Kliniken sind Elemente bereits spürbar. Dort, wo interdisziplinäre Teams auf Augenhöhe arbeiten. Wo intelligent dokumentiert wird, während echte Gespräche stattfinden. Wo Qualität vor Quantität steht. Und wo digitale Tools bereits sinnvoll unterstützen – etwa wenn Herzpatienten nach einer Operation nicht einfach entlassen werden, sondern mithilfe einer intelligenten Smartwatch, die ihr Herz überwacht, Telemedizinisch von Ärzten weiterbetreut werden.

Und ein Blick ins Ausland zeigt: Es geht noch weiter. In Dänemark etwa wurden viele kleine Krankenhäuser in hochspezialisierte Zentren umgewandelt, die nicht auf Fallzahlen, sondern auf Versorgungsqualität ausgerichtet sind. Auch Behördenprozesse sind dort weit digitalisiert. Wer ein Kind bekommt, erhält die Geburtsurkunde oft automatisch und digital, ganz ohne Papierformulare. In Norwegen und Schweden arbeiten Pflegende und Ärzte nicht nur im Team, sondern wirklich auf Augenhöhe. Pflegekräfte sind dort akademisch ausgebildet, übernehmen teilweise eigenständig Hausbesuche, koordinieren Behandlungen, dürfen bestimmte Medikamente verordnen und bringen sich als gleichwertige Fachpersonen aktiv in medizinische Entscheidungen ein. In Japan wird Robotik gezielt eingesetzt, um Pflegekräfte im Alltag zu entlasten, etwa bei der Messung von Vitalparametern, Blutabnahmen oder der Mobilisation von bettlägerigen Patienten. Selbst Toiletten sind dort teilweise so ausgestattet, dass sie den Urin automatisch auf Krankheiten analysieren können. Und in Singapur zeigt ein durchdachtes Zusammenspiel von Prävention, Digitalisierung und Gemeinwohlorientierung, wie ein Gesundheitssystem effizient und gleichzeitig menschlich funktionieren kann. Mit dem Programm Healthier SG werden Bürgerinnen und Bürger ermutigt, sich bei einer Hausarztpraxis einzuschreiben, um dort einen individuellen Gesundheitsplan zu entwickeln mit regelmäßiger Prävention, persönlicher Begleitung durch den Arzt und Zugang zu geförderten Vorsorgeangeboten.

Was all diese Systeme gemeinsam haben? Den politischen Willen, die richtigen Weichen zu stellen. Eine Finanzierung, die nicht nur Symptome kurieren will, sondern Gesundheit ermöglicht. Und eine Gesellschaft, die bereit ist, in etwas zu investieren, das nicht sofort Rendite bringt, dafür aber Vertrauen, Lebensqualität und Zukunftssicherheit.

Wir haben die Wahl. Diese Zukunft wird nicht einfach vom Himmel fallen. Aber wir können uns bewusst für sie entscheiden.

Und wir müssen es auch, wenn wir wollen, dass unser Gesundheitssystem seinem Namen gerecht wird. Vielleicht dauert es keine zehn Jahre, vielleicht können wir schon viel früher erste Schritte sehen, wenn wir jetzt beginnen.

Ich glaube nicht, dass ich mit diesem Wunsch allein bin. Viele Ärztinnen und Ärzte meiner Generation sind mit Herzblut dabei. Sie wollen nicht nur verwalten, sie wollen gestalten. Sie wollen für ihre Patienten da sein. Sie wollen wirklich Medizin machen, die ihnen entspricht: evidenzbasiert, menschlich und empathisch.

Ich wünsche mir, dass wir als Gesellschaft den Mut haben, diese Zukunft gemeinsam zu formen. Dass kluge, verantwortungsvolle, mutige Menschen sich einbringen, in der Politik, in der Pflege, in der Medizin, in der Technik und in der Verwaltung. Dass wir nicht darauf warten, bis alles zusammenbricht, sondern jetzt beginnen, neu zu denken.

Es wird nicht perfekt sein. Es wird ruckeln. Aber so, wie es jetzt läuft, wird es auf Dauer nicht weitergehen. Und ich glaube fest daran: Wenn wir es gemeinsam anpacken, kann aus dieser Vision Realität werden. Eine moderne, aber dennoch menschliche Form der Medizin, auf die Hippokrates stolz wäre.

Ich habe dieses Buch aus einem tiefen Grund geschrieben:

Um dich, lieber Leser und liebe Leserin, durch unser heutiges System zu lotsen. Um dir das Vertrauen in dein eigenes Bauchgefühl zurückzugeben. Damit du kluge Entscheidungen treffen kannst für deine Gesundheit und die deiner Liebsten. Und vielleicht liest dieses Buch ja auch jemand, der die Dinge ähnlich sieht wie ich. Jemand, der den Mut und den Willen hat, die Zukunft aktiv mitzugestalten. Jemand, der sich dafür einsetzt, dass Medizin das wird, was sie sein sollte:

Heilkunst.

Menschlichkeit.

Verantwortung füreinander.

Rechtlicher Hinweis

Alle im Buch geschilderten Fallbeispiele beruhen auf realen Begebenheiten. Sie wurden jedoch aus Gründen des Datenschutzes sorgfältig anonymisiert und teilweise verfremdet, etwa durch die Änderung von Namen, Altersangaben, Geschlecht oder anderen identifizierenden Merkmalen.

Die Inhalte dieses Buches dienen der Aufklärung und Information. Sie stellen keine Anleitung zur Selbstdiagnose oder Selbstbehandlung dar und ersetzen in keinem Fall eine individuelle ärztliche Beratung, Diagnose oder Therapie. Die Autorin übernimmt keine Haftung für Schäden, die aus der Anwendung von im Buch veröffentlichten Inhalten, Empfehlungen oder Meinungsäußerungen entstehen.

Beiträge, die Angaben zum Einsatz von Medikamenten oder anderen therapeutischen Verfahren machen, spiegeln die persönliche fachliche Einschätzung der Autorin wider. Sie ersetzen nicht die Empfehlungen der behandelnden Ärzte, Apotheker oder die Angaben der Hersteller.

Bei gesundheitlichen Beschwerden wende dich bitte immer an eine qualifizierte medizinische Fachperson.

Quellen

Kapitel 1

Kastorff T., Müller M., Selva C., Greiff S., Moser S.

Fake News oder Fakten? Wie Jugendliche ihre digitale Informationskompetenz einschätzen und welche Rolle Schulen und Lehrkräfte dabei spielen – Erkenntnisse aus PISA 2022.

Verlag Waxmann, Münster, 2025.

DOI: 10.31244/9783830999935

Zentrale Aussage: Laut Sonderauswertung der PISA-Studie fühlen sich nur 47 Prozent der 15-jährigen Schüler:innen in Deutschland dazu in der Lage, die Qualität von Informationen im Internet einzuschätzen oder Fake News zu erkennen.

Barmer, Technische Universität München, Hochschule Fulda.

Schüler suchen Gesundheitsinfos bei YouTube, WhatsApp & Co.

Barmer Pressemitteilung. 2023; 28. Juli.

www.barmer.de/presse/presseinformationen/pressearchiv/umfrage-schueler-recherchieren-auf-youtube-und-co-1235118

Zentrale Aussage: Eine Studie der TU München, Hochschule Fulda und der Barmer zeigt, dass Jugendliche ihre Gesundheitsinformationen vorwiegend über YouTube (22 Prozent), Messengerdienste (21 Prozent) und soziale Medien (19 Prozent) beziehen – lediglich 2,1 Prozent nutzen seriöse Gesundheitsportale.

Finnish National Agency for Education (2014).

National Core Curriculum for Primary and Lower Secondary (Basic) Education. *Helsinki.*

www.oph.fi/en/education-and-qualifications/national-core-curriculum-primary-and-lower-secondary-basic-education?utm_source=chatgpt.com

Zentrale Aussage: Im finnischen Pflichtschulsystem ist »Health Education« (Gesundheitserziehung) als eines der verbindlichen Unterrichtsfächer für alle Schüler:innen aufgeführt.

OECD / European Observatory on Health Systems and Policies.
Finland: Country Health Profile 2021. State of Health in the EU.
DOI: 10.1787/2e74e317-en
health.ec.europa.eu/system/files/2021-12/2021_chp_fi_english.pdf
Zentrale Aussage: In dem Report heißt es, dass die finnische Bevölkerung im Jahr 2019 im Schnitt nur 4,4 Arztkonsultationen pro Kopf hatte, deutlich weniger als der EU-Durchschnitt von 6,7.

Rajakariar K., Buntine P., Ghaly A. et al.
Accuracy of Smartwatch Pulse Oximetry Measurements in Hospitalized Patients With Coronavirus Disease 2019.
Mayo Clin Proc Digital Health 2(1): 152–158.
DOI: 10.1016/j.mcpdig.2024.02.001
Zentrale Aussage: In dieser prospektiven MulticenterStudie an 200 hospitalisierten Covid-19-Patient:innen fanden die Smartwatches Apple Watch Series 7 und Withings ScanWatch bei der Detektion klinisch relevanter Hypoxie nur eine Sensitivität von 34,8 Prozent bzw. 68,5 Prozent, was deutlich unter der für medizinische Geräte erforderlichen Zuverlässigkeit liegt.

Biles B., Serova N., Stanbrook G. et al.
What is indigenous cultural health and wellbeing? A narrative review.
Lancet Reg Health West Pac. 2024 Nov 10; 52:101220.
DOI: 10.1016/j.lanwpc.2024.101220
Zentrale Aussage: Gesundheit wird bei vielen indigenen Völkern Australiens nicht als rein körperliches Phänomen verstanden, sondern als Zusammenspiel von Verbindung zur Heimat (»Country«), Kultur und sozialen Beziehungen, Körper, Geist und Umwelt sind untrennbar verwoben.

Maher P.
A review of »traditional« aboriginal health beliefs.
Aust J Rural Health. 1999 Nov; 7(4): 229–236.
DOI: 10.1046/j.1440-1584.1999.00264.x
Zentrale Aussage: In traditionellen Gesundheitssystemen vieler Aboriginal-Gemeinschaften spielen soziale und spirituelle Balance eine zentrale Rolle. Krankheit wird oft nicht als rein physisches Problem gesehen, sondern als Ausdruck von Ungleichgewicht in Gemeinschaft, Umwelt und Spiritualität.

Kapitel 2

Barnett PG., Jacobs JC., Jarvik JG., Chou R., Nevedal A. et al.

Observational Study of the Downstream Consequences of Inappropriate MRI of the Lumbar Spine.

J Gen Intern Med. 2020; 35(12): 3605–3612.

DOI: 10.1007/s11606-020-06181-7

Zentrale Aussage: Eine frühzeitiges MRT der Lendenwirbelsäule (innerhalb der ersten 6 Wochen) war assoziiert mit einer höheren Rate an Rückenoperationen (1,48 Prozent vs. 0,12 Prozent), häufigerem Opioidgebrauch (35,1 Prozent vs. 28,6 Prozent), höheren Schmerzbewertungen nach einem Jahr (3,99 vs. 3,87) und höheren akuten Versorgungskosten (8082 $ vs. 5560 $), ohne langfristigen Nutzen.

Jarvik JG., Gold LS., Comstock BA., Heagerty PJ. et al.

Association of Early Imaging for Back Pain With Clinical Outcomes in Older Adults.

JAMA. 2015; 313(11): 1143–1153.

DOI: 10.1001/jama.2015.1871

Zentrale Aussage: Bei älteren Patient*innen (≥ 65 Jahre) mit erstmaligem Rückenschmerz führte eine Bildgebung innerhalb der ersten sechs Wochen im Vergleich zu keiner frühen Bildgebung zu keiner Verbesserung der Funktion oder des Schmerzniveaus nach zwölf Monaten, war aber assoziiert mit höheren Kosten (~30 Prozent mehr), insgesamt ohne klinischen Vorteil.

Miniaci A., Mascia AT., Salonen DC., Becker EJ.

Magnetic Resonance Imaging of the Shoulder in Asymptomatic Professional Baseball Pitchers.

Am J Sports Med. 2002; 30(1): 66–73.

PMID: 11798989.

DOI: 10.1177/03635465020300012501

Zentrale Aussage: 90 Prozent der beschwerdefreien Profibaseballspieler zeigten strukturelle Auffälligkeiten in der Schulter im MRT ohne klinische Relevanz.

Beecher HK.

The Powerful Placebo.

Journal of the American Medical Association (JAMA). 1955; 159(17): 1602–1606.

DOI: 10.1001/jama.1955.02960340022006

Zentrale Aussage: Der Placeboeffekt spielt eine bedeutende Rolle in nahezu jeder medizinischen Behandlung. Emotionen und Erwartungen können subjektive Beschwerden wie Schmerzen spürbar beeinflussen und die Heilung positiv verändern.

Hróbjartsson A., Gøtzsche PC.
Is the placebo powerless? An analysis of clinical trials comparing placebo with no treatment.
New England Journal of Medicine. 2001; 344(21): 1594–1602.
DOI: 10.1056/NEJM200105243442106
Zentrale Aussage: Placebos verbessern vor allem subjektive Symptome (z. B. Schmerzen, Übelkeit, Müdigkeit), weniger dagegen objektive Krankheitsparameter. Erwartung und Kontext beeinflussen das subjektive Erleben stark.

Finniss DG., Kaptchuk TJ., Miller FG., Benedetti F.
Biological, clinical and ethical advances of placebo effects.
The Lancet. 2010; 375(9715): 686–695.
DOI: 10.1016/S0140-6736(09)61706-2
Zentrale Aussage: Placeboeffekte sind biologisch messbare Reaktionen: Sie aktivieren körpereigene Opioid-, Dopamin- und Entzündungssysteme und verändern die Schmerzwahrnehmung und Emotionsverarbeitung im Gehirn.

Jutel AG.
Putting a Name to It: Diagnosis in Contemporary Society.
Johns Hopkins University Press, 2011.
ISBN: 9781421400679.
Zentrale Aussage: Diagnosen sind nicht nur medizinische Etiketten, sondern auch soziale Konstrukte, die Menschen helfen, ihre Beschwerden zu legitimieren und gesellschaftlich anerkannt krank zu sein. Sie bieten Orientierung, Deutungshoheit und eine Form der Entlastung in einem Umfeld, das oft nur sichtbare oder messbare Erkrankungen akzeptiert.

Choosing Wisely Initiative (American Board of Internal Medicine Foundation)
www.choosingwisely.org
Zentrale Aussage: Die Initiative empfiehlt, bei unspezifischen Rückenschmerzen ohne Warnzeichen (Red Flags) auf bildgebende Verfahren wie Röntgen, CT oder MRT zu verzichten, da diese oft zu Überdiagnostik, Überbehandlung und unnötigen Eingriffen führen können.

Welch WP., Garber AM., Jacobson PD.
The Overuse of Diagnostic Imaging and the Choosing Wisely Initiative.
Ann Intern Med. 2012; 157(8): 01–09.
DOI: 10.7326/0003-4819-157-8-201210160-00535
Zentrale Aussage: Ein beträchtlicher Anteil der radiologischen Untersuchungen wird ohne klinischen Mehrwert durchgeführt und kann mehr Schaden als Nutzen verursachen, durch unnötige Strahlenbelastung, Überdiagnostik, Fehlbehandlung und erhöhte Gesundheitskosten. Die Autoren empfehlen evidenzbasierte Leitlinien als Gegenmaßnahme.

Moynihan R., Doust J., Henry D. (2012)
Preventing overdiagnosis: how to stop harming the healthy.
BMJ, 344, e3502.
DOI: 10.1136/bmj.e3502
Zentrale Aussage: Überdiagnostik schadet gesunden Menschen durch unnötige Therapien, Angst, Belastungen und medizinische Komplikationen.

Van Ravesteijn H., van Dijk I., Darmon D. et al.
The reassuring value of diagnostic tests: a systematic review.
Patient Educ Couns. 2011; 85(3): e39–e47.
DOI: 10.1016/j.pec.2011.02.003
Zentrale Aussage: Diagnostische Tests haben häufig keinen anhaltenden beruhigenden Effekt. In vier von fünf randomisierten Studien ließ sich keine signifikante Reassurance feststellen; lediglich eine zeigte nach drei Monaten einen Effekt, der nach einem Jahr wieder verschwand. Die Autoren plädieren für alternative Strategien zur Patientenberuhigung, jenseits technischer Diagnostik.

DEGAM-Leitlinie S3: Funktionelle Körperbeschwerden
AWMF-Registernummer 051-001.
Verfügbar unter: register.awmf.org/de/leitlinien/detail/051-001
Zentrale Aussage: Patient:innen mit funktionellen oder psychosomatischen Beschwerden durchlaufen häufig übermäßige Diagnostik. Die Wahrscheinlichkeit für Überdiagnostik ist insbesondere erhöht, wenn keine tragfähige ärztliche Beziehung besteht oder Unsicherheit nicht adressiert wird.

Bleyer A., Welch HG.
Effect of three decades of screening mammography on breast-cancer incidence.
New England Journal of Medicine. 2012; 367(21): 1998–2005.

DOI: 10.1056/NEJMoa1206809

Zentrale Aussage: Etwa 31 Prozent der durch Mammografie entdeckten Brustkrebserkrankungen stellen eine Überdiagnose dar, d. h. sie hätten ohne Screening keine klinische Relevanz erlangt.

Draisma G., Boer R., Otto SJ., van der Cruijsen IW., Damhuis RA., Schröder FH., de Koning HJ.

Lead times and overdetection due to prostate-specific antigen screening: estimates from the European Randomized Study of Screening for Prostate Cancer.

J Natl Cancer Inst. 2003; 95(12): 868–878.

DOI: 10.1093/jnci/95.12.868

Zentrale Aussage: Nahezu die Hälfte (48 Prozent) der durch das PSA-Screening entdeckten Prostatakrebsfälle können Überdiagnosen darstellen.

Wiser Healthcare (University of Sydney)

www.wiserhealthcare.org.au

Zentrale Aussage: Überdiagnostik ist heute eine der bedeutendsten Ursachen vermeidbarer medizinischer Schäden. Sie belastet Patient:innen und Gesundheitssysteme gleichermaßen.

Sachverständigenrat Gesundheit (Deutschland). (Mehrere Jahresgutachten, u. a. 2018 und 2021)

www.svr-gesundheit.de

Zentrale Aussage: Es besteht in Teilen des deutschen Gesundheitssystems eine strukturelle Überversorgung, bei der zu viel diagnostiziert und behandelt wird mit fraglichem Nutzen für die Betroffenen.

Kaptchuk TJ., Kelley JM., Conboy LA. et al.

Components of placebo effect: randomised controlled trial in patients with irritable bowel syndrome.

BMJ. 2008; 336(7651): 999–1003.

DOI: 10.1136/bmj.39524.439618.25

Zentrale Aussage: Placeboeffekte bestehen nicht nur in der Einnahme von Substanzen, auch die ärztliche Zuwendung und Deutung (z. B. durch Diagnosen) können Symptome spürbar lindern.

Kapitel 3

Yildiz MC., Agca H., Kaya O. et al.
Comparison of the i-test COVID-19 Rapid Antigen Test with Real-Time Reverse Transcriptase PCR.
Infect Dis Clin Microbiol. 2024; 6(1):1–7.
DOI: 10.36519/idcm.2024.295
Zentrale Aussage: Die Studie zeigt, dass der i-test COVID-19 Antigentest bei symptomatischen Patienten eine Sensitivität von 80,6 Prozent und eine Spezifität von 93,7 Prozent erreicht (bei Ct < 30).

Torres I., Poujois S., Albert E. et al.
Point-of-care evaluation of a rapid antigen test (CLINITEST® Rapid COVID-19 Antigen Test) for the diagnosis of SARS-CoV-2 infection in symptomatic and asymptomatic individuals.
J Infect. 2021; 82(3): e11–e12.
DOI: 10.1016/j.jinf.2021.02.010
Zentrale Aussage: Die Studie ergab bei symptomatischen Personen innerhalb der ersten fünf Tage nach Symptombeginn eine Sensitivität von 60–90 Prozent und eine Spezifität von bis zu 100 Prozent.

Morgan DJ., Pineles L., Owczarzak J. et al.
Accuracy of Practitioner Estimates of Probability of Diagnosis Before and After Testing in Primary Care: A Multicenter Survey Study.
JAMA Intern Med. 2021; 181(6): 747–755.
DOI: 10.1001/jamainternmed.2021.0269
Zentrale Aussage: Viele Ärzt:innen überschätzen die Wahrscheinlichkeit einer Erkrankung nach einem positiven Testergebnis erheblich. In der Studie wurde zum Beispiel die Wahrscheinlichkeit einer Lungenentzündung nach positivem Testergebnis auf durchschnittlich 95 Prozent geschätzt, obwohl sie real nur bei etwa 46–65 Prozent lag. Dieses Muster birgt das Risiko von Überdiagnostik und unnötiger Behandlung.

Ataç A., Küçükali H., Yıldız M. et al.
Family Physicians Overestimate Diagnosis Probabilities Regardless of Test Results: A Cross-Sectional Study.
Front Med (Lausanne). 2024; Jan 8; 10:1123689.
DOI: 10.3389/fmed.2023.1123689
Zentrale Aussage: Hausärzt:innen überschätzten in sechs verschiedenen klinischen Szenarien systematisch die Wahrscheinlichkeit für eine Erkrankung nach einem Testergebnis, unabhängig davon, ob der Test positiv oder

negativ ausfiel. Die Studienautoren weisen darauf hin, dass diese Fehleinschätzung der Basisrate unnötige Therapien und zusätzliche Belastungen für Patient:innen nach sich ziehen kann.

Wegwarth O., Schwartz LM., Woloshin S., Gaissmaier W., Gigerenzer G.
Do physicians understand cancer screening statistics? A national survey of primary care physicians in the United States.
Ann Intern Med. 2012; 156(5): 340–349.
DOI: 10.7326/0003-4819-156-5-201203060-00005
Zentrale Aussage: Viele Ärzt:innen verwechseln verbesserte Überlebensraten mit einem tatsächlichen Nutzen von Screeningverfahren. In der Studie empfahlen 69 Prozent das Screening, wenn die Überlebensrate genannt wurde, aber nur 23 Prozent, wenn die Sterberate präsentiert wurde.

McNeil BJ., Pauker SG., Sox HC. Jr., Tversky A.
On the elicitation of preferences for alternative therapies.
N Engl J Med. 1982; 306(21): 1259–1262.
DOI: 10.1056/NEJM198205273062103
Zentrale Aussage: Ärzt:innen entscheiden sich häufiger für eine Operation, wenn die Überlebenswahrscheinlichkeit betont wird, und deutlich seltener, wenn das Risiko als Sterbewahrscheinlichkeit formuliert ist, ein klassisches Beispiel für den Framing-Effekt in der ärztlichen Entscheidung.

Aschwanden C.
Convincing the Public to Accept New Medical Guidelines.
Pacific Standard Magazine. 2010, Apr 20.
psmag.com/social-justice/convincing-the-public-to-accept-new-medical-guidelines-11422
Zentrale Aussage: Barry Kramer vom National Institutes of Health beschreibt Tumoren anhand von Tiermetaphern: »Schildkröten« sind ungefährliche, langsam wachsende Tumoren, »Vögel« hochaggressive Krebsarten, die selbst bei früher Diagnose schwer behandelbar sind, und »Bären« gefährliche, aber therapierbare Tumoren. Nur bei den »Bären« ist Früherkennung tatsächlich sinnvoll und lebensrettend.

Wolter B., Ernst A.-S.
Institut für Qualität und Wirtschaftlichkeit im Gesundheitswesen (IQWiG). *Auf den Punkt gebracht – Zahlen und Fakten aus dem IQWiG 2017*. Köln: IQWiG; 2017.

www.iqwig.de/printprodukte/2017_iqwig_auf_den_punkt_gebracht.pdf
Zentrale Aussage: Internationale Analysen des IQWiG zeigen, dass Überdiagnosen bei Krebsfrüherkennungsuntersuchungen systematisch auftreten mit geschätzten Raten von 30–40 Prozent beim PSA-Test, 15–20 Prozent bei der Mammografie, etwa 20 Prozent beim Lungen-CT und bis zu 70 Prozent beim Schilddrüsenultraschall. Dies bringt erhebliche Risiken für unnötige Behandlungen mit sich.

Barry MJ., Simmons LH.

Prevention of Prostate Cancer Morbidity and Mortality: Primary Prevention and Early Detection.

Med Clin North Am. 2017; 101(4): 787–806.

DOI: 10.1016/j.mcna.2017.03.009

Zentrale Aussage: PSA-Screening führt zwar zu einer geringen Reduktion der Prostatakrebs-spezifischen Mortalität, doch es erhöht signifikant das Risiko von Überdiagnosen und Therapiefolgeschäden (z. B. Inkontinenz, erektile Dysfunktion), insbesondere bei Tumoren, die ohne Intervention niemals symptomatisch geworden wären.

Bell KJ., Del Mar C., Wright G., Dickinson J., Glasziou P.

Prevalence of incidental prostate cancer: A systematic review of autopsy studies.

International Journal of Cancer. 2015 Oct 1; 137(7): 1749–1757.

DOI: 10.1002/ijc.29538

Zentrale Aussage: Diese systematische Übersichtsarbeit analysierte 29 Autopsiestudien mit insgesamt 6024 Männern und fand, dass die Prävalenz von latentem (asymptomatischem) Prostatakrebs mit dem Alter zunimmt. Bei Männern über 80 Jahren lag die Prävalenz bei etwa 59 Prozent. Die Autoren betonen, dass viele dieser Tumoren klinisch unbemerkt bleiben und nie Symptome verursachen würden.

Welch HG., Albertsen PC.

Prostate cancer diagnosis and treatment after the introduction of prostate-specific antigen screening: 1986–2005.

J Natl Cancer Inst. 2009; 101(19): 1325–1329.

DOI: 10.1093/jnci/djp278

Zentrale Aussage: Seit Einführung des PSA-Screenings ist die Zahl der Prostatakrebsdiagnosen stark gestiegen ohne entsprechende Reduktion der Sterblichkeit. Ein erheblicher Anteil sind Überdiagnosen.

Duffy SW., Nagtegaal ID., Wallis M. et al.
Correcting for lead time and length bias in estimating the effect of screen detection on cancer survival.
Am J Epidemiol. 2008; 168(1): 98–104.
DOI: 10.1093/aje/kwn120
Zentrale Aussage: Der sogenannte Length-Time Bias führt dazu, dass Screeningprogramme vor allem langsam wachsende, harmlose Tumoren entdecken und dadurch den Nutzen von Früherkennung systematisch überschätzen.

Robert Koch-Institut, Zentrum für Krebsregisterdaten
www.krebsdaten.de/Krebs/DE/Content/Krebsarten/Brustkrebs/brustkrebs_node.html
Zentrale Aussage: Brustkrebs ist die häufigste Krebserkrankung bei Frauen in Deutschland. Etwa jede achte Frau erkrankt im Laufe ihres Lebens daran. Die Früherkennung durch das Mammografiescreening kann helfen, Tumoren in einem heilbaren Stadium zu entdecken und die Sterblichkeit zu senken.

Kaufman DJ., Bollinger JM., Dvoskin RL., Scott JA., Hudson KL.
Risky business: Risk perception and the use of medical services among customers of DTC personal genetic testing.
Journal of Genetic Counseling. 2012; 21(3): 413–422.
DOI: 10.1007/s10897-012-9483-0
Zentrale Aussage: Diese Studie untersuchte, wie Kunden von Direct-to-Consumer (DTC)-Gentests ihre genetischen Risikoinformationen wahrnehmen und darauf reagieren. Die Ergebnisse zeigten, dass viele Teilnehmer ihre Risiken überschätzten und medizinische Dienstleistungen in Anspruch nahmen, die möglicherweise nicht notwendig waren.

Dinulos M. B., Vallee S. E. (2020)
The Impact of Direct-to-Consumer Genetic Testing on Patient and Provider.
Clinics in Laboratory Medicine, 40(1), 191–200.
DOI: /10.1016/j.cll.2019.11.003
Zentrale Aussage: Die Studie zeigt, dass Direct-to-Consumer (DTC) Gentests häufig zu Fehlinterpretationen führen. Dies führt in vielen Fällen zu unnötigen Arztbesuchen, medizinischen Folgeuntersuchungen oder Bestätigungstests, obwohl diese medizinisch nicht indiziert sind. Gleichzeitig berichten die Autoren von trügerischer Beruhigung bei Patienten, wenn Testergebnisse fälschlicherweise als unbedenklich interpretiert werden.

Schmidlen TJ., Wawak L., Kasper RS. et al.
Personalized Genomic Results: Analysis of Informational Needs.
Journal of Genetic Counseling. 2014; 23(4): 578–587.
DOI: 10.1007/s10897-014-9693-8
Zentrale Aussage: Die qualitative Analyse genetischer Beratungsgespräche zeigt, dass viele Nutzer Schwierigkeiten haben, genetische Konzepte und Risikoinformationen korrekt zu verstehen – insbesondere bei der Unterscheidung zwischen relativen und absoluten Risiken –, was zu Unsicherheit, Missverständnissen und gelegentlicher Besorgnis führt.

Zipkin DA., Umscheid CA., Keating NL. et al.
Evidence-Based Risk Communication: A Systematic Review.
Annals of Internal Medicine. 2014; 161(4): 270–280.
DOI: 10.7326/M14-0295
Zentrale Aussage: Die Studie zeigt, dass die Art und Weise, wie Risikoinformationen präsentiert werden, die Wahrnehmung und das Verständnis der Patienten erheblich beeinflusst. Insbesondere die Darstellung von relativen Risiken ohne den Kontext absoluter Risiken kann zu einer Überschätzung des tatsächlichen Risikos führen.

Kapitel 4

Hübl W.
Referenzbereich (Normalbereich) und davon abweichende Laborbefunde.
Med4You.at. 2005.
www.med4you.at/laborbefunde/allgemeines/pdf_lbef_referenzbereiche.pdf
Zentrale Aussage: Referenzbereiche werden durch die Untersuchung einer großen Anzahl gesunder Personen ermittelt. Dabei wird der Bereich festgelegt, in dem 95 Prozent dieser gesunden Individuen liegen. Das bedeutet, dass 5 Prozent der gesunden Menschen Werte außerhalb dieses Bereichs haben können, ohne dass dies auf eine Krankheit hinweist.

Kapitel 5

Birkmeyer JD., Stukel TA., Siewers AE., Goodney PP., Wennberg DE., Lucas FL.
Surgeon Volume and Operative Mortality in the United States.
New England Journal of Medicine. 2003; 349(22): 2117–2127.

DOI: 10.1056/NEJMsa035205

Zentrale Aussage: Chirurgen mit höherem Operationsvolumen haben signifikant niedrigere Komplikations- und Sterblichkeitsraten. Besonders bei komplexen Eingriffen wie Herzchirurgie oder Krebsoperationen steigt die Patientensicherheit mit der Zahl der durchgeführten Eingriffe.

Waljee JF., Greenfield LJ., Dimick JB., Birkmeyer JD.

Surgeon age and operative mortality in the United States.

Ann Surg. 2006; 244(3): 353–362.

DOI: 10.1097/01.sla.0000234803.11991.6d

Zentrale Aussage: In dieser Beobachtungsstudie mit über einer Million Patient:innen zeigte sich eine signifikante Assoziation zwischen dem Alter der Chirurg:innen und der Sterblichkeitsrate. Chirurg:innen im mittleren Alter (zwischen 41 und 60 Jahren) erzielten die besten Ergebnisse. Jüngere (< 40) und ältere (> 60) Operateur:innen wiesen eine leicht erhöhte Mortalität auf, vermutlich bedingt durch geringere operative Erfahrung bzw. nachlassende Praxisroutine.

Street RL. Jr., Makoul G., Arora NK., Epstein RM.

How does communication heal? Pathways linking clinician-patient communication to health outcomes.

Patient Education and Counseling. 2009; 74(3): 295–301.

DOI: 10.1016/j.pec.2008.11.015

Zentrale Aussage: Eine gute Arzt-Patienten-Kommunikation fördert nicht nur Zufriedenheit und Therapietreue, sondern kann messbar die Gesundheitsergebnisse verbessern, indem sie Angst reduziert, Selbstwirksamkeit stärkt und Behandlungsentscheidungen unterstützt.

U.S. Food and Drug Administration.

FDA Drug Safety Communication: FDA approves new label changes and dosing for zolpidem products and a recommendation to avoid driving the day after using Ambien CR. 2013.

www.fda.gov/drugs/drug-safety-and-availability/fda-drug-safety-communication-fda-approves-new-label-changes-and-dosing-zolpidem-products-and

Zentrale Aussage: Die FDA senkte die empfohlene Dosis von Zolpidem bei Frauen, weil Frauen den Wirkstoff langsamer abbauen als Männer; höhere Wirkstoffspiegel am Morgen können zu Beeinträchtigungen führen, deshalb warnte sie vor dem Risiko für »next-morning impairment«, etwa beim Autofahren.

Kapitel 6

Han PK., Klein WM., Arora NK.
Varieties of Uncertainty in Health Care: A Conceptual Taxonomy.
Med Decis Making. 2011; 31(6): 828–838.
DOI: 10.1177/0272989X11393976
Zentrale Aussage: Ärzte und Ärztinnen, die Unsicherheit offen kommunizieren und gemeinsam mit Patienten nach Lösungen suchen, stärken die therapeutische Allianz und verbessern die Arzt-Patienten-Beziehung.

Schneider P., Zerbini G., Reicherts P., Reicherts M. et al.
Smiling doctor, satisfied patient – the impact of facial expressions on doctor-patient interactions.
Front Med (Lausanne). 2025; 12: 1518517.
DOI: 10.3389/fmed.2025.1518517
Zentrale Aussage: Diese randomisierte Studie zeigte, dass ein echtes Lächeln von medizinischem Personal die Patientenzufriedenheit signifikant erhöhen kann. Freundliches nonverbales Verhalten fördert Vertrauen, senkt Angst und trägt zu einer positiven Wahrnehmung der Behandlung bei.

Beamish AJ., Foster JJ., Edwards H., Olbers T.
What's in a smile? A review of the benefits of the clinician's smile.
Postgrad Med J. 2019; 95(1119): 91–95.
DOI: 10.1136/postgradmedj-2018-136286
Zentrale Aussage: Das Lächeln von medizinischem Personal wird als Ausdruck von Mitgefühl, Empathie und Freundlichkeit wahrgenommen. Es stärkt die Arzt-Patienten-Beziehung, erhöht die Patientenzufriedenheit und kann Heilungsprozesse positiv beeinflussen, sofern es authentisch ist.

Stiwi K., Rosendahl J.
Efficacy of laughter-inducing interventions in patients with somatic or mental health problems: A systematic review and meta-analysis of randomized-controlled trials.
Complementary Therapies in Clinical Practice. 2022; 47: 101552.
DOI: 10.1016/j.ctcp.2022.101552
Zentrale Aussage: Diese systematische Übersichtsarbeit und Meta-Analyse zeigt, dass Interventionen, die Lachen fördern, signifikante positive Effekte auf psychische und physische Gesundheitsprobleme haben. Dazu gehören Stressreduktion, Verbesserung der Lebensqualität und Linderung von Schmerzen.

Kaldjian LC., Jones EW., Wu BJ., Forman-Hoffman VL., Levi BH., Rosenthal GE.
Disclosing medical errors to patients: attitudes and practices of physicians and trainees.
J Gen Intern Med. 2007; 22(7): 988–996.
DOI: 10.1007/s11606-007-0227-z
Zentrale Aussage: Eine offene und konstruktive Kommunikation über medizinische Fehler ist ein wichtiger Schritt zur Stärkung des Patientenvertrauens und zur nachhaltigen Verbesserung der Behandlungsqualität.

Hinds J.
»Are My Intentions Honourable?« – Ethical Reflections on Emergency Thoracotomy.
Vortrag auf dem SMACC-Kongress, 2015.
SMACC.net.au
Zentrale Aussage: Dr. Hinds appelliert an die ethische Integrität von Mediziner:innen, insbesondere in der Notfall- und Intensivmedizin. Er warnt davor, medizinische Eingriffe aus Gründen wie Routine, Machbarkeit oder persönlichem Ego durchzuführen. Stattdessen sollte stets geprüft werden, ob die Handlung im besten Interesse des Patienten liegt. Seine Frage »Sind meine Absichten ehrenhaft?« dient dabei als moralischer Kompass für klinische Entscheidungen.

Kapitel 7

Hampton JR., Harrison MJG., Mitchell JRA., Prichard JS., Seymour C.
Relative contributions of history-taking, physical examination, and laboratory investigation to diagnosis and management of medical outpatients.
BMJ. 1975; 2(5969): 486–489.
DOI: 10.1136/bmj.2.5969.486
Zentrale Aussage: In dieser Studie wurde festgestellt, dass bei 82,5 Prozent der Patienten in einer allgemeinen internistischen Ambulanz die korrekte Diagnose allein durch das Anamnesegespräch gestellt werden konnte. Dies unterstreicht die zentrale Bedeutung von Anamnese und körperlicher Untersuchung sowie klinisches Bauchgefühl in der medizinischen Diagnostik.

FOCUS-Online-Redaktion
Leukämie-Diagnose war ein Zufall: Schock bei Knie-Untersuchung – Westerwelle ahnte nichts vom Blutkrebs!

FOCUS Online 2014
www.focus.de/politik/deutschland/ex-aussenminister-im-krankenhaus-bei-der-knie-untersuchung-kam-die-schock-diagnose-fuer-westerwelle_id_3936153.html
Zentrale Aussage: Guido Westerwelle suchte aufgrund von Knieschmerzen einen Arzt auf. Im Rahmen der Voruntersuchungen für eine geplante Arthroskopie wurde vorsorglich ein Blutbild erstellt, das auffällige Werte zeigte. Weitere Untersuchungen bestätigten die Diagnose einer akuten myeloischen Leukämie (AML). Die frühzeitige Erkennung ermöglichte eine sofortige Therapie, die Westerwelle wertvolle Lebenszeit schenkte.

Business-Insider-Redaktion
Céline Dion has Stiff Person Syndrome, a rare neurological disorder. Here's a timeline of her condition.
Business Insider 2024
www.businessinsider.com/celine-dion-stiff-person-syndrome-health-update-timeline-2024-2
Zentrale Aussage: Céline Dion erklärte, dass ihre gesundheitlichen Probleme schon 2008 begannen, sie aber jahrelang keine klare Diagnose erhielt. Erst 2022 wurde das seltene Stiff-Person-Syndrom offiziell diagnostiziert. Der Fall zeigt, wie schwierig die Erkennung seltener Erkrankungen selbst bei prominenten Patient:innen sein kann.

Kapitel 8

Damasio AR.
Descartes' Error: Emotion, Reason, and the Human Brain.
New York: Putnam Publishing; 1994.
Zentrale Aussage: Antonio Damasio beschreibt in seiner »Somatic Marker Hypothesis«, wie Emotionen und körperliche Signale (somatische Marker) eine Schlüsselrolle bei Entscheidungsprozessen spielen – oft, bevor der Verstand vollständig erfasst, was vor sich geht.

Hsueh B., Chen R., Jo YJ., Tang D., Raffiee M., Kim YS. et al.
Cardiogenic control of affective behavioural state.
Nature. 2023 Mar 9; 615(7951): 292–299.
DOI: 10.1038/s41586-023-05748-8
Zentrale Aussage: Durch optogenetisch induzierte Beschleunigung des Herzschlags (bis zu 900 Schläge/Minute) bei Mäusen steigerte sich ängstliches Verhalten in potenziell bedrohlichen Kontexten. Dies weist auf einen

kausalen Einfluss körperlicher Signale auf emotionale Zustände hin, vermittelt über den posterioren Inselkortex als Schlüsselregion für body-to-brain-Interozeption.

Craig AD.
How do you feel? Interoception: the sense of the physiological condition of the body.
Nat Rev Neurosci. 2002 Aug; 3(8): 655–66.
DOI: 10.1038/nrn894
Zentrale Aussage: Die bewusste und unbewusste Wahrnehmung innerer Körperzustände (Interozeption) beeinflusst emotionale Erlebnisse und schnelle Entscheidungen, ein biologisches Fundament für das sogenannte Bauchgefühl.

Mayer EA.
The Mind-Gut Connection: How the Hidden Conversation Within Our Bodies Impacts Our Mood, Our Choices, and Our Overall Health.
Harper Wave; 2016.
Zentrale Aussage: Der Neurowissenschaftler beschreibt die enge Verbindung zwischen Darm und Gehirn über das enterische Nervensystem und den Vagusnerv und zeigt auf, wie körperliche Empfindungen unsere Emotionen und Entscheidungen beeinflussen.

Gershon MD.
The Second Brain: A Groundbreaking New Understanding of Nervous Disorders of the Stomach and Intestine.
Harper Perennial; 1999.
Zentrale Aussage: Das enterische Nervensystem ist ein autonomes Nervensystem im Darm mit über 100–500 Millionen Nervenzellen. Es steuert nicht nur Verdauungsprozesse, sondern kommuniziert auch intensiv mit dem zentralen Nervensystem und beeinflusst emotionale Zustände.

Farb NAS., Segal ZV., Mayberg H., Bean J., McKeon D., Fatima Z., Anderson AK.
Attending to the present: mindfulness meditation reveals distinct neural modes of self-reference.
Soc Cogn Affect Neurosci. 2007; 2(4): 313–322.
DOI: 10.1093/scan/nsm030
Zentrale Aussage: Diese Studie zeigt, dass Achtsamkeitstraining die neuronale Selbstwahrnehmung verändert und dadurch die Fähigkeit verbessert, innere Körpersignale (Interozeption) bewusster wahrzunehmen.

Mehling WE., Wrubel J., Daubenmier JJ., Price CJ., Kerr CE., Silow T., Gopisetty V., Stewart AL.
Body Awareness: A Phenomenological Inquiry into the Common Ground of Mind-Body Therapies.
Philosophy, Ethics and Humanities in Medicine. 2011; 6(1): 6.
DOI: 10.1186/1747-5341-6-6
Zentrale Aussage: Diese Arbeit untersucht, wie Körperwahrnehmung eine zentrale Ressource in verschiedenen Mind-Body-Therapien ist und warum sie für Gesundheit und Wohlbefinden essenziell sein kann.

Mulder J., Boelens M., van der Velde LA., Brust M., Kieftede Jong JC. et al.
The role of interoception in lifestyle factors: A systematic review.
medRxiv. 2024 Oct 2; 2024.10.02.24314756.
DOI: 10.1101/2024.10.02.24314756
Zentrale Aussage: Diese systematische Übersicht wählte 73 Studien aus und fand, dass interozeptive Fähigkeiten – insbesondere Genauigkeit, Aufmerksamkeit und Awareness – positiv mit gesundheitsförderlichem Verhalten wie Bewegung, achtsamer Entspannungspraxis und intuitivem Essen korrelieren.

Robinson E., Foote G., Smith J., Higgs S., Jones A.
Interoception and obesity: a systematic review and meta-analysis of the relationship between interoception and BMI.
International Journal of Obesity. 2021; 45(2): 232–246.
DOI: 10.1038/s41366-021-00950-y
Zentrale Aussage: Diese systematische Übersicht mit anschließender Meta-Analyse ergab, dass Defizite in der Interozeption signifikant mit einem höheren BMI verbunden sind. Die Ergebnisse legen nahe, dass eine schlechtere Wahrnehmung innerer Körpersignale häufig mit Übergewicht und Adipositas einhergehen könnte.

Greenhouse-Tucknott A., Butterworth JB., Wrightson JG., Harrison NA., Dekerle J.
Effect of the subjective intensity of fatigue and interoception on perceptual regulation and performance during sustained physical activity.
PLoS ONE. 2022; 17(1): e0262303.
DOI: 10.1371/journal.pone.0262303
Zentrale Aussage: In dieser experimentellen Studie wurde gezeigt, dass Personen mit höherer Herzschlagwahrnehmungsgenauigkeit (interoceptive accuracy) ein subjektiv geringeres Ermüdungsgefühl bei körperlicher Belastung erfahren. Das deutet darauf hin, dass ein besser entwickeltes interozeptives Bewusstsein dabei helfen könnte, frühe Hinweise auf Er-

schöpfung oder Krankheit wahrzunehmen und die Belastung besser zu regulieren.

de Jong M., Lazar SW., Hug K., Mehling WE., Hölzel BK.
Effects of Mindfulness-Based Cognitive Therapy on Body Awareness in Patients with Chronic Pain and Comorbid Depression.
Frontiers in Psychology. 2016; 7: 967.
DOI: 10.3389/fpsyg.2016.00967
Zentrale Aussage: Diese Studie zeigt, dass Patienten mit chronischen Schmerzen und Depressionen durch achtsamkeitsbasierte Therapieformen (wie Body Scan) ihre Körperwahrnehmung verbessern können mit positiven Auswirkungen auf ihre Gesundheit.

Conrad A., Müller A., Doberenz S., Kim S., Meuret AE., Wollburg E., Roth WT.
Psychophysiological Effects of Breathing Instructions for Stress Management.
Applied Psychophysiology and Biofeedback. 2007; 32(2): 89–98.
DOI: 10.1007/s10484-007-9034-x
Zentrale Aussage: Gezielte Atemübungen können Stress reduzieren, die Körperwahrnehmung fördern und das autonome Nervensystem positiv beeinflussen.

Manzoni GM., Pagnini F., Castelnuovo G., Molinari E.
Relaxation Training for Anxiety: A Ten-Years Systematic Review with Meta-Analysis.
BMC Psychiatry. 2008; 8: 41.
DOI: 10.1186/1471-244X-8-41
Zentrale Aussage: Progressive Muskelentspannung (PMR) ist eine effektive Methode zur Reduktion von Angst und Stress und verbessert die Wahrnehmung von Anspannung und Entspannung im Körper.

Groß D., Kohlmann C.-W.
Increasing Heart Rate Variability through Progressive Muscle Relaxation and Breathing: A 77-Day Pilot Study with Daily Ambulatory Assessment.
International Journal of Environmental Research and Public Health. 2021; 18(21): 11357.
DOI: 10.3390/ijerph182111357
Zentrale Aussage: Regelmäßige Progressive Muskelentspannung führte in dieser 77-Tage-Pilotstudie zu einer signifikanten Erhöhung der Herzfrequenzvariabilität (HRV) bei gesunden jungen Erwachsenen, ein Hinweis auf gesteigerte parasympathische Aktivität und eine gedämpfte Stressreaktion des autonomen Nervensystems.

Zou L., Yeung A., Li C., Wei G., Chen K., Kinser P. et al.
Effects of Meditative Movements on Major Depressive Disorder: A Systematic Review and Meta-Analysis of Randomized Controlled Trials.
Journal of Clinical Medicine. 2018; 7(8): 195.
DOI: 10.3390/jcm7080195
Zentrale Aussage: Meditative Bewegungsformen wie Yoga, Tai-Chi und Qigong führten in mehreren randomisierten Studien zu einer signifikanten Verbesserung depressiver und angstbezogener Symptome.

Zhou Y., Wang Q., Larkey L., James D., Cui H.
Tai Chi Effects on Heart Rate Variability: A Systematic Review and Meta-Analysis. J Integr Complement Med. 2024 Feb; 30(2): 121–132.
DOI: 10.1089/jicm.2022.0682.
Zentrale Aussage: Die Meta-Analyse zeigt, dass regelmäßige Tai-Chi-Praxis positive Effekte auf die Herzfrequenzvariabilität (HRV) hat, ein physiologischer Marker für eine stärkere parasympathische Aktivität und bessere Stressregulation.

Cuddy AJ., Wilmuth CA., Yap AJ., Carney DR.
Preparatory Power Posing Affects Nonverbal Presence and Job Interview Performance.
Journal of Applied Psychology. 2015; 100(4): 1287–1296.
DOI: 10.1037/a0038543
Zentrale Aussage: Körperhaltung beeinflusst nicht nur, wie andere uns wahrnehmen, sondern auch, wie wir uns selbst fühlen, ein Beispiel für die Rückkopplung zwischen Körpersprache und innerer Haltung.

Kapitel 9

Beckman HB., Frankel RM.
The effect of physician behavior on the collection of data.
Ann Intern Med. 1984 Nov; 101(5): 692–696.
DOI: 10.7326/0003-4819-101-5-692
Zentrale Aussage: Ärzte unterbrechen Patient:innen im Durchschnitt nach nur 18 Sekunden. Diese frühe Unterbrechung kann dazu führen, dass wesentliche Informationen verloren gehen und die Anamnese unvollständig bleibt.

Stewart MA.
Effective physician-patient communication and health outcomes: a review.

CMAJ. 1995; 152(9): 1423–1433.
PMCID: PMC1337906
Zentrale Aussage: Eine gute Arzt-Patienten-Kommunikation verbessert die gesundheitlichen Ergebnisse, reduziert Diagnostik und invasive Maßnahmen und steigert die Patientenzufriedenheit.

Kelley JM., Kraft-Todd G., Schapira L., Kossowsky J., Riess H.
The influence of the patient-clinician relationship on healthcare outcomes: a systematic review and meta-analysis of randomized controlled trials.
PLoS One. 2014; 9(4): e94207.
DOI: 10.1371/journal.pone.0094207
Zentrale Aussage: Eine empathische Arzt-Patienten-Beziehung reduziert Krankenhausaufenthaltsdauer, Komplikationen und Behandlungskosten. Sie wirkt sich positiv auf Gesundheitsoutcomes aus.

Langewitz W., Denz M., Keller A., Kiss A., Rüttimann S., Wössmer B.
Spontaneous talking time at start of consultation in outpatient clinic: cohort study.
BMJ. 2002; 325(7366): 682–683.
DOI: 10.1136/bmj.325.7366.682
Zentrale Aussage: Wenn Ärzte Patient:innen zu Beginn der Konsultation nicht unterbrechen, dauert die freie Erzählzeit im Mittel weniger als zwei Minuten. Meist liefern Patient:innen in dieser Zeit bereits die entscheidenden Informationen für die Diagnosefindung.

Assing Hvidt E., Ulsø A., Thorngreen CV., Søndergaard J., Andersen CM.
Empathy as a learning objective in medical education: using phenomenology of learning theory to explore medical students' learning processes.
BMC Medical Education. 2022; 22(1): 628.
DOI: 10.1186/s12909-022-03696-x
Zentrale Aussage: Diese qualitative Studie zeigt, dass dänische Medizinstudierende Empathie nicht nur als theoretisches Konzept lernen, sondern durch praktische Erfahrungen und Interaktionen mit Patienten und Mentoren verinnerlichen. Kommunikation und Empathie werden als zentrale Bestandteile der ärztlichen Ausbildung betrachtet und aktiv gefördert.

Eide T. B., Straand J., Braend A. M.
Good communication was valued as more important than accessibility according to 707 Nordic primary care patients: a report from the QUALICOPC study.

Scandinavian Journal of Primary Health Care, 39(3), 296–304.
DOI: 10.1080/02813432.2021.1928837
Zentrale Aussage: Diese Studie zeigt, dass Patient:innen in Dänemark, Schweden, Norwegen, Finnland und Island der ärztlichen Kommunikation eine zentrale Bedeutung beimessen. Sie möchten sich ernst genommen und verstanden fühlen. Die Arzt-Patienten-Kommunikation ist ein entscheidender Faktor für Zufriedenheit und Vertrauen in das Gesundheitssystem.

Kim SY., Yun YH., Oh YJ., Shin HY., Yoo HJ., Kim HK. et al.
Does awareness of terminal status influence survival and quality of life in terminally ill cancer patients?
Psycho-Oncology. 2013; 22(10): 2206–2213.
DOI: 10.1002/pon.3275
Zentrale Aussage: In dieser Studie mit schwer kranken Krebspatienten zeigte sich: Wer offen darüber informiert wurde, dass seine Erkrankung nicht mehr heilbar ist, lebte im Durchschnitt kürzer und berichtete von einer niedrigeren Lebensqualität im Vergleich zu jenen, die keine klare Einschätzung zum Verlauf erhielten. Die Forschenden vermuten, dass dieses Wissen seelische und vielleicht sogar körperliche Prozesse auslöst, die den Krankheitsverlauf beeinflussen können.

Kapitel 10

Bitkom Research
Viele Deutsche recherchieren ihre Krankheits-Symptome im Internet.
Berlin: Bitkom e.V.; 2023.
www.bitkom.org/Presse/Presseinformation/Deutsche-recherchieren-Symptome-Internet
Zentrale Aussage: Laut einer repräsentativen Umfrage von Bitkom Research informieren sich 62 Prozent der Internetnutzer:innen in Deutschland vor einem Arztbesuch online oder per App über ihre Symptome. Dieser Anteil ist gegenüber den Vorjahren gestiegen (2020: 53 Prozent, 2021: 56 Prozent). Zudem recherchieren 63 Prozent nach einem Arztbesuch erneut online, um Informationen zu Symptomen, Diagnosen oder verschriebenen Medikamenten zu erhalten.

Ayers JW., Poliak A., Dredze M., Leas EC., Zhu Z., Kelley D. et al.
Comparing physician and artificial intelligence chatbot responses to patient questions posted to a public social media forum.
JAMA Intern Med. 2023; 183(6): 589–596.

DOI: 10.1001/jamainternmed.2023.1838

Zentrale Aussage: In dieser randomisierten Studie wurden Antworten von ChatGPT und echten Ärzt:innen auf medizinische Patientenfragen verglichen. ChatGPT schnitt in den Kategorien Empathie und Qualität der Antworten signifikant besser ab.

Gilson A., Safranek CW., Huang T., Socrates V., Chi L. et al.

How does ChatGPT perform on the United States Medical Licensing Examination? The implications of large language models for medical education and knowledge assessment.

JMIR Medical Education. 2023; 9: e45312.

DOI: 10.2196/45312

Zentrale Aussage: In dieser Studie wurde die Leistungsfähigkeit von ChatGPT anhand von Originalfragen aus dem amerikanischen Staatsexamen für Ärzt:innen (USMLE) untersucht. Das Sprachmodell erzielte diagnostisch vergleichbare oder teils bessere Ergebnisse als Mediziner:innen, besonders bei der Erstdiagnose und bei seltenen Erkrankungen. Die Ergebnisse deuten darauf hin, dass KI-Systeme perspektivisch als klinische Assistenzsysteme nutzbar sein könnten.

Riad R., Denais M., de Gennes M., Lesage A., Oustric V., Cao XN., Mouchabac S., Bourla A.

Automated Speech Analysis for Risk Detection of Depression, Anxiety, Insomnia and Fatigue: Algorithm Development and Validation Study.

J Med Internet Res. 2024; 26: e58572.

DOI: 10.2196/58572

Zentrale Aussage: In dieser Studie wurde ein KI-gestütztes System entwickelt und validiert, das anhand von Sprachaufnahmen Hinweise auf Depressionen, Angstzustände, Schlaflosigkeit und Müdigkeit erkennen kann. Die Analyse berücksichtigte Merkmale wie Tonfall, Satzstruktur und Wortwahl, um psychische Belastungen zu identifizieren.

Peterson MC., Holbrook JH., Von Hales D., Smith NL., Staker LV.

Contributions of the history, physical examination and laboratory investigation in making medical diagnoses.

West J Med. 1992; 156: 163–165.

PMID: 1536065

Zentrale Aussage: In dieser prospektiven Studie zeigte sich, dass 76 Prozent der Diagnosen allein durch die Anamnese gestellt werden konnten. Die körperliche Untersuchung war in 12 Prozent der Fälle ausschlaggebend. Die Studie gilt als klassischer Beleg dafür, dass eine gründliche Befragung des Patienten der wichtigste diagnostische Schritt ist.

The-Guardian-Redaktion
Teen killed himself after months of encouragement from ChatGPT, lawsuit claims.
The Guardian. 2025.
Verfügbar unter: www.theguardian.com/technology/2025/aug/27/chatgpt-scrutiny-family-teen-killed-himself-sue-open-ai
Zentrale Aussage: Der Artikel berichtet über den Fall eines 16-jährigen US-Schülers, der nach monatelangen Gesprächen mit ChatGPT Suizid beging. Laut der Klage seiner Eltern soll der Chatbot den Jugendlichen in suizidalen Gedanken teilweise bestätigt und ihm beim Formulieren eines Abschiedsbriefs geholfen haben. Der Fall wirft grundlegende Fragen zum Einsatz ungefilterter KI-Systeme in hochsensiblen psychischen Krisensituationen auf.

Maples-Keller JL., Bunnell BE., Kim SJ., Rothbaum BO.
The Use of Virtual Reality Technology in the Treatment of Anxiety and Other Psychiatric Disorders.
Harv Rev Psychiatry. 2017; 25(3): 103–113.
DOI: 10.1097/HRP.0000000000000138
Zentrale Aussage: Diese Übersichtsarbeit zeigt, dass VR-gestützte Expositionstherapien (VRET) bei Angststörungen, Phobien und PTBS wirksam sind und vergleichbare oder bessere Ergebnisse als traditionelle Methoden erzielen können.

Kim D-Y, Lee J-H.
The effects of training to reduce automatic action tendencies toward alcohol using the virtual alcohol approach-avoidance task in heavy social drinkers.
Cyberpsychol Behav Soc Netw. 2019; 22(2): 105–111.
DOI: 10.1089/cyber.2019.0121
Zentrale Aussage: Diese Studie zeigt, dass VR-basierte Interventionen helfen können, automatische Annäherungstendenzen bei Alkoholkonsum zu reduzieren und somit zur Suchtbehandlung beitragen können.

Shen M., Chen S., Ding X.
The effectiveness of digital twins in promoting precision health across the entire population: a systematic review.
npj Digit Med. 2024; 7(1): 145.
DOI: 10.1038/s41746-024-01146-0
Zentrale Aussage: Diese systematische Übersichtsarbeit analysiert die Wirksamkeit digitaler Zwillinge im Bereich der Präzisionsgesundheit auf

Bevölkerungsebene. Die Autoren bewerten verschiedene Studien, die den Einsatz digitaler Zwillinge zur Verbesserung individueller Gesundheitsstrategien untersuchen, und zeigen auf, dass diese Technologie das Potenzial hat, die personalisierte Medizin durch präzisere Diagnosen und Therapien zu fördern.

GKV-Spitzenverband

Bericht des GKV-Spitzenverbandes über die Inanspruchnahme und Entwicklung der Versorgung mit digitalen Gesundheitsanwendungen (DiGA-Bericht).

Berlin: GKV-Spitzenverband; 2023.

www.gkv-spitzenverband.de/media/dokumente/krankenversicherung_1/telematik/digitales/2023_DiGA_Bericht_GKV-Spitzenverband.pdf

Zentrale Aussage: Über alle DiGA hinweg werden schätzungsweise bis zu 20 Prozent der genehmigten Freischaltcodes nicht genutzt. Gründe dafür sind technische und organisatorische Hürden nach der Verordnung (z. B. komplizierte Beantragung, fehlende digitale Kompetenz).

Chandra S., Mohammadnezhad M., Ward P.

Trust and Communication in a Doctor-Patient Relationship: A Literature Review.

Primary Healthcare: Open Access. 2018; 8(1): 1–6.

DOI: 10.4172/2472-1654.100146

Zentrale Aussage: Vertrauen und Kommunikation sind essenziell für die Wirksamkeit der Arzt-Patienten-Beziehung. Sie fördern Therapieadhärenz, Patientenzufriedenheit und den Behandlungserfolg. Vertrauen entsteht durch patientenzentrierte Haltung, empathische Kommunikation und die Qualität der Beziehung, nicht durch technische Mittel.

Topol E.

Deep Medicine: How Artificial Intelligence Can Make Healthcare Human Again.

New York: Basic Books; 2019.

ISBN: 9781541644632

Zentrale Aussage: KI kann dabei helfen, Ärzt:innen von Dokumentationspflichten zu entlasten und so mehr Raum für Menschlichkeit im klinischen Alltag schaffen. Topol plädiert für eine »humanisierte Digitalisierung« der Medizin, mit KI als Werkzeug, nicht als Ersatz.

Kapitel 11

Birk HO., Vrangbæk K., Rudkjøbing A., Krasnik A., Eriksen A., Richardson E., Smith Jervelund S.

Denmark: Health system review.

www.saluteinternazionale.info/wp-content/uploads/2025/06/Denmark-Heatlth-System-review-2024.pdf

Zentrale Aussage: Der dänische Reformprozess hat zur Umstrukturierung des Krankenhauswesens geführt, bei dem viele kleinere Kliniken zu größeren, spezialisierten Zentren zusammengeführt wurden, um Qualität und Effizienz zu verbessern; gleichzeitig gehört die umfassende Nutzung digitaler Gesundheitsdaten und elektronischer Patientenakten seit Jahren zum etablierten Alltag des Gesundheitssystems.

Ljungbeck B.

Exploring the pioneering nurse practitioner role in Sweden: Insights and perspectives for potential role development into municipal healthcare. Malmö University, Doctoral Dissertation 2024: 8.

www.diva-portal.org/smash/get/diva2%3A1860519/FULLTEXT01.pdf

Zentrale Aussage: Pflegekräfte in Schweden übernehmen zunehmend eigenständige Aufgaben in der Primärversorgung. Diese Entwicklung ist Ergebnis gezielter Professionalisierung, akademischer Ausbildung und struktureller Gleichstellung im Gesundheitssystem.

Japan Robotics in Elder Care Report.

Robots and the future of elderly care: Lessons from Japan.

Sinolytics 2025

https://sinolytics.de/global-business-news/blog/geolytics/robots-elderly-care-lessons-from-japan/

Zentrale Aussage: Berichtet über den Einsatz von Robotik und Assistenztechnologien in Japans Pflege, die Pflegekräfte bei körperlich belastenden Tätigkeiten und der Überwachung älterer Menschen unterstützen.

Deutschlandfunk Kultur – Hightech für die Pflege in Japan.

Dirk Asendorpf, 17.01.2011

www.deutschlandfunkkultur.de/hightech-fuer-die-pflege-in-japan-100.html

Zentrale Aussage: In Japan werden Hightech-Toiletten vorgestellt, die mit Sensoren die Menge und Zusammensetzung von Urin messen und innerhalb von Sekunden Analysedaten wie pH-Wert, Temperatur oder Zuckergehalt liefern, die auf Wunsch auch automatisch per Internet an behandelnde Ärzte übermittelt werden.

Healthier SG – About.
Healthier SG 2025
www.healthiersg.gov.sg/about/what-is-healthier-sg/
Zentrale Aussage: Das nationale Präventionsprogramm »Healthier SG« in Singapur integriert Vorsorge, Lebensstilberatung und langfristige Arzt-Patient-Beziehungen als zentralen Teil der Gesundheitsversorgung.

Ganzheitliche Psychotherapie

Jeder Mensch hat eine einzigartige Persönlichkeit, die sein Verhalten im Alltag prägt. Doch genau dieses Verhalten entscheidet, wie gesund wir körperlich und geistig sind. Wer seine Symptome verstehen und nachhaltig verändern möchte, braucht deshalb einen ganzheitlichen Ansatz.

Dr. med. Frank Wassmuth zeigt in diesem unterhaltsam und persönlich erzählten Ratgeber auf, was die geistigen Kräfte schwächt und was hilft, diese wieder aufzufüllen. Damit wir unser Leben neu gestalten können.

»Gesundheit entsteht aus vielen kleinen Einzelteilen. Alle Teile schauen wir uns an und verbessern sie. Egal, ob sie im Körper, im Alltag oder tief in der Persönlichkeit verborgen sind. Und das machen wir mit Humor. Also habt Spaß beim Lesen, das Leben ist ernst genug.«

D. MED. FRANK WASSMUTH

www.scorpio-verlag.de

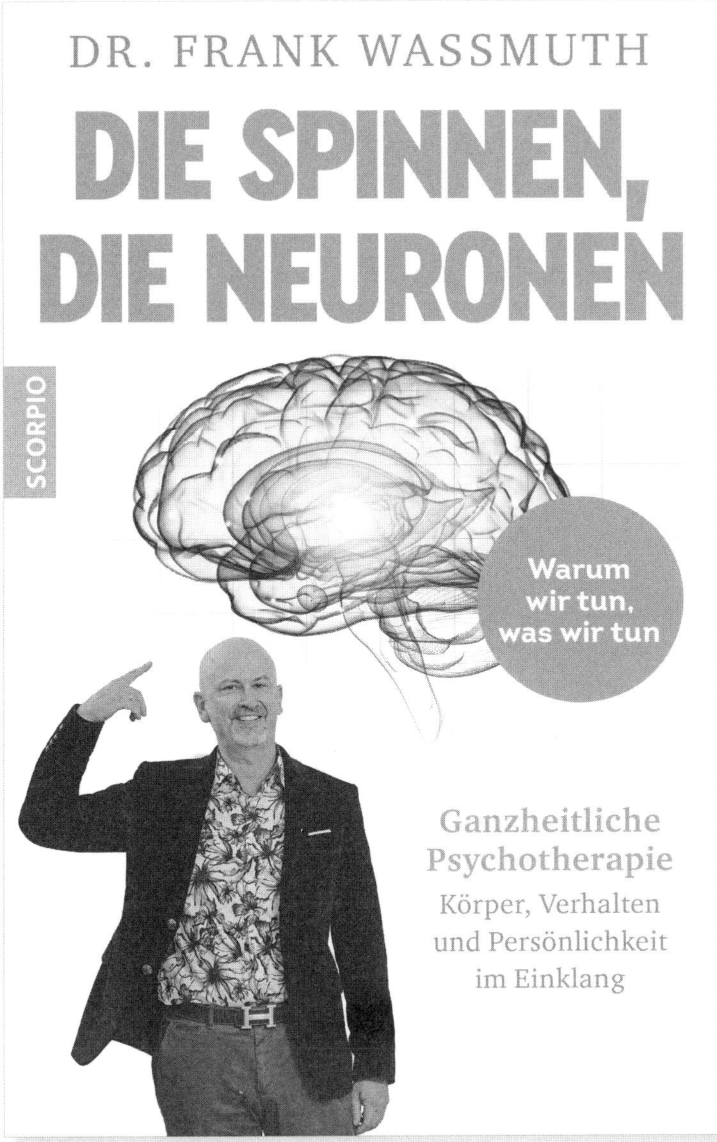

Klappenbroschur, 240 Seiten, ISBN 978-3-95803-648-2

SCORPIO